临床心肾交互疾病前沿与争鸣

主 编 王 勇

科学出版社

北 京

内 容 简 介

心肾交互影响是近年研究的热点问题,随着"CKD-CVD 交互存在"和"心肾综合征"等概念被各个层面的临床医生广泛熟知,作者联合心内科和肾内科医生共同撰写了本书,梳理了近年来心肾交互疾病的研究进展和临床诊治方案,以使广大临床医生和科研工作者系统地了解目前心肾疾病的前沿进展。

本书面对的读者主要是广大心内科、肾内科和内科全科医生,读者通过阅读本书可了解心肾交互疾病的最新进展,为解决临床实际问题提供帮助。同时,本书采撷了近年来该领域有趣的新话题和治疗中有争议的问题,能够使读者耳目一新,对心肾交互疾病产生新的认识和思考。

图书在版编目(CIP)数据

临床心肾交互疾病前沿与争鸣/王勇主编.—北京:科学出版社,2017.3
ISBN 978-7-03-051289-5

Ⅰ.临…　Ⅱ.王…　Ⅲ.①心脏血管疾病–治疗②肾疾病–诊疗　Ⅳ.①R54②R692

中国版本图书馆 CIP 数据核字(2016)第 314812 号

责任编辑:杨卫华　戚东桂/责任校对:刘亚琦
责任印制:徐晓晨/封面设计:陈　敬

科 学 出 版 社 出版
北京东黄城根北街 16 号
邮政编码:100717
http://www.sciencep.com

北京建宏印刷有限公司 印刷
科学出版社发行　各地新华书店经销

*

2017 年 3 月第 一 版　开本:720×1000　1/16
2018 年 3 月第二次印刷　印张:16 1/4
字数:278 000
定价:68.00 元
(如有印装质量问题,我社负责调换)

《临床心肾交互疾病前沿与争鸣》编写人员

主 编 王 勇

副主编 李文歌

编 者（以姓氏汉语拼音为序）

陈 莉　陈改玲　董 哲　范书英　方 静

付东亮　高瑞龙　韩治伟　姜 红　李 菁

李 靖　李 楠　李佳慧　李文歌　李宪伦

刘 芃　刘晓飞　罗 荷　彭文华　秦廷莉

王 放　王 勇　王 云　王嘉莉　王晓莉

吴文静　杨 鹏　叶小钧　张 虎　张 凌

张筠婷　张丽芳　张宇梅　郑 铮　郑金刚

周 颖　周益锋　卓 莉

序

心脏和肾脏是人体维持生命的两个重要器官，这两个器官的疾病，特别是心血管疾病，在人群中有很高的发病率，是我国患者死亡的主要原因之一。

心脏和肾脏这两个器官代表的循环系统和泌尿系统是密切相关的，这不仅是因为它们在解剖结构上相互沟通连接，更重要的是它们在功能上相互依赖、相互影响，有着千丝万缕的联系。一旦心脏发生疾病，会影响到肾脏，而肾脏发生疾病也会影响到心脏。例如，心力衰竭患者由于心排血量减少导致肾血流量减少，可以引起肾前性的肾功能恶化，而相当一部分慢性肾脏病患者不是死于肾衰竭，而是可能死于心血管病并发症。有些心血管病，如高血压和动脉粥样硬化，可能会同时累及心、脑和肾的动脉，而使心、脑、肾等多个器官发生疾病。心血管病患者如合并肾脏疾病及肾功能不全，可能会影响心血管病医生的治疗决策。

人体是一个整体，医学也应当有整体观，而不应将人体的各个系统互相割裂。医生在做出医疗决策时，应当考虑患者的整体状况。但是，由于学科深入发展的需要，长期以来，心脏病和肾脏病分属两个不同的专科。医学分科细化有利于对各种疾病进行深入研究，从而提高疗效。但是分科过细可能带来的弊端是，专科医生对非本专科疾病的知识了解不够深入，因而可能造成一些负面影响。因此，研究人体各个器官、各个系统疾病之间的交互影响就显得十分重要。把患者当做一个整体，树立整体观念，对各专科的交叉领域多一些关注，在医学日益专科化的今天，也是值得提倡的方向。

中日友好医院心内科的医生队伍是一支训练有素、技术精湛的团队，多年来他们与肾内科的医生团队紧密联系、相互学习、共同关注心和肾交叉领域，曾多次举办心肾交互影响的国家级继续教育学习班。在此基础上，总结编写了《临床心肾交互疾病前沿与争鸣》一书，相信对心内科和肾内科专科医生会大有裨益。在该书即将出版之际，很高兴为之作序，并将其推荐给大家。

柯元南

2016 年 11 月 19 日于北京

前　言

随着"心肾综合征"等概念被各个层面的临床医生广泛熟知，在心肾交互疾病领域，近年涌现了大量研究成果和文献综述，其中不乏有新意、有价值的理念；临床证据的积累也催生了最新指南。本书梳理了近年来心肾交互疾病的研究进展和临床诊治方案，以使广大临床医生和科研工作者系统地了解目前心肾疾病的前沿进展，将视角从"小园地"中的精耕细作扩展到"心肾一体"这个更广阔的角度，启发新的临床思路和研究兴趣点。

本书由心内科和肾内科医生共同撰写，主要介绍了心血管危险因素与慢性肾脏病、高血压与心肾疾病、血脂异常与心肾疾病、慢性肾脏病与心血管疾病、心肾综合征、肾血管狭窄与心脏疾病、心脏疾病与急性肾损伤等临床常见心肾交互疾病的前沿进展和优化诊治方案，可为解决临床实际问题提供帮助。同时，本书采撷了近年来这一领域中有趣的新话题和治疗中有争议的问题，能够使读者耳目一新，对心肾交互疾病产生新的认识和新的思考。

由于编者水平有限，书中难免有不足之处，恳请广大读者提出宝贵意见。

编　者
2016 年 11 月 10 日

目　　录

第一篇　高血压与心肾疾病

第二篇　肾动脉狭窄与心肾疾病

第三篇　血脂异常与心肾疾病

第四篇　慢性肾脏病与冠状动脉粥样硬化性疾病

第五篇　心力衰竭与肾脏

第六篇　心脏疾病与急性肾损伤

第七篇　慢性肾脏病与心血管疾病预后

第一篇

高血压与心肾疾病

第一章　高血压患者血压昼夜节律对肾功能的影响

随着高血压研究的不断深入，血压昼夜节律与靶器官损害的关系日益受到人们的关注。高血压与肾脏关系密切，肾脏是高血压的一个重要靶器官，也是调节血压和水盐平衡的基本器官，在血压水平及血压节律的调节中发挥着重要作用。

正常人体24小时的血压变化为"双峰一谷"型，分别在早晨6:00～10:00 和下午16:00～20:00各有一水平较高的峰，之后逐渐下降，凌晨2:00～3:00为最低点。血压昼夜节律分为以下4型：①杓型，即夜间血压下降超过日间血压的10%～20%；②非杓型，夜间血压下降<10%；③深杓型，夜间血压下降>20%；④反杓型，夜间血压水平高于日间血压[1]。大部分正常人和部分高血压患者是杓型血压即正常的血压昼夜节律。研究表明，杓型血压在人体正常生理功能的活动中具有重要作用，是机体适应环境应激，保护心、脑、肾等靶器官的重要机制，血压昼夜节律异常与靶器官损害密切相关，是反映靶器官受损的敏感指标[2]。已有研究发现，在原发性高血压患者中非杓型血压的发生率高达40.6%～61.8%[3, 4]。

一、血压昼夜节律异常的机制

血压昼夜节律异常的机制尚不十分清楚，目前认为许多外源性和内源性因素都可以影响人体血压的昼夜节律。其原因可能与下列因素有关。

（一）神经体液因素

（1）交感神经系统（sympathetic nervous system，SNS）：SNS 的兴奋性增高不仅在高血压的发生机制中起着重要作用，同时与原发性高血压和肾性高血压患者非杓型血压的形成也密切相关。自主神经功能障碍时，SNS 和副交感神经系统的平衡失调，睡眠状态下 SNS 活跃，副交感神经兴奋性降低可导致夜间血压下降减少或持续增高，引起血压昼夜节律异常[5, 6]。

（2）肾素-血管紧张素-醛固酮系统（renin angiotensin aldosterone system，RAAS）：具有明显的昼夜节律特征，并且参与血压昼夜节律的调节。RAAS 在调节血管张力、水和电解质平衡、心脏和血管重塑方面发挥着重要作用，当 RAAS 过度活化时，可引起血管收缩，刺激血管平滑肌细胞生长，导致心室压力负荷增加、水钠潴留，进一步提高交感神经的兴奋性，从而引起血压水平增高和节律异常[7, 8]。

（3）褪黑素等：褪黑素是松果体分泌的一种激素，在调节人体生理功能的昼夜节律中发挥着重要作用。其合成和分泌有明显的昼夜节律，白天分泌较少，黑夜分泌较多，发挥降压作用，引起夜间血压下降，从而形成昼高夜低的血压节律。在严重高血压和高血压合并非杓型血压节律患者中，夜间褪黑素分泌减少，而白天分泌正常，与褪黑素产生规律破坏有关[9]。另外甲状腺素与甲状旁腺激素通过影响 SNS、RAAS 而在血压昼夜节律的调节中也发挥一定作用[10, 11]。

（二）疾病因素

（1）慢性肾脏病（chronic kidney disease，CKD）：CKD 是导致血压昼夜节律异常最重要的一种原因。CKD 患者血压昼夜节律异常的发生率非常高，血液透析患者的发生率为 82%，腹膜透析患者的发生率为 75%，肌酐升高患者的发生率为 78%，接受肾移植患者术后发生率为 74%[12]，儿童 IgA 肾病发生率为 75%，IgA 肾病伴高血压患者发生率高达 93%[13]。引起 CKD 患者出现血压昼夜节律异常的原因主要有外周血管的顺应性降低、自主神经功能障碍、RAAS 变化、体内水负荷过多、夜间低氧血症、睡眠障碍、应用环孢素等。

（2）糖尿病：患者出现血压昼夜节律异常的主要原因有胰岛素抵抗、糖尿病肾损害、糖尿病自主神经病变、血糖控制不佳。胰岛素抵抗与非杓型血压的形成密切相关[14]，其主要是通过钠滞留和促进平滑肌细胞增殖改变动脉的结构和功能，从而引起非杓型血压的形成。糖尿病自主神经病变与夜间血压下降减少和尿白蛋白排泄增加密切相关，其机制主要是通过减少迷走神经的兴奋性和增加夜间心脏的心排血量，从而引起夜间血压增高[15]。

（3）代谢相关性疾病：包括肥胖、高尿酸血症（hyperuricemia，HVA）等。肥胖的高血压患者动态血压节律多呈非杓型，其可能的机制是肥胖或超重患者体内存在较高水平的炎症反应、交感兴奋、胰岛素抵抗和氧化应激，上述因素共同作用导致血压昼夜节律异常[16]。高尿酸血症在血压节律异常的形成中也发挥了重要作用，其通过氧化应激介导内皮功能紊乱，引起一氧化氮（nitric oxide，NO）分泌减少或活性降低[17]。

（三）其他原因

睡眠对血压昼夜节律有影响，夜尿次数和夜间活动是引起血压昼夜节律异常的重要因素[18]。盐敏感活化 SNS 也是导致血压昼夜节律的重要原因，尿钠排泄和血压昼夜节律密切相关,尤其在 CKD 患者肾脏排泄功能减弱,白天钠盐排泄减少,夜间排钠代偿性增加,从而导致夜间血压水平增高[19]。此外,年龄、绝经期、种族及社会心理等因素都会在一定程度上影响血压的昼夜节律。

二、血压昼夜节律异常对肾脏的影响

高血压的肾损害不仅与血压水平有关,而且与血压昼夜节律异常密切相关。血压昼夜节律异常,可使肾脏处于高压力负荷状态更长时间,导致肾小球和肾小管的结构和功能发生改变;同时还可激活全身和肾脏的 SNS,促进肾动脉甚至全身动脉的硬化,从而使肾脏受到损害,肾功能下降。微量白蛋白尿是高血压早期肾功能损伤的敏感指标,研究表明,在肾功能正常的高血压患者中,非杓型血压患者尿微量蛋白尿的发生率更高,随访 3.2 年后肾小球滤过率(glomerular filtration rate,GFR)下降是杓型血压患者的 12 倍[20, 21]。

CKD 与高血压关系密切、互为因果。高血压患者血压昼夜节律异常是 CKD 的高危因素,血压昼夜节律异常使 CKD 患者昼夜大部分时间处于高血压状态,加重肾小球高压力、高滤过、高灌注状态,导致肾小球和肾小管的结构和功能发生改变,加快肾功能的恶化。而 CKD 本身又可导致肾脏调节血压和节律的内在机制失控,引发高血压和血压昼夜节律异常,反过来加重高血压程度,加剧肾功能的恶化,从而形成恶性循环,最终发展成终末期肾衰竭。荟萃研究分析发现,非杓型血压是 CKD 患者蛋白尿、肌酐清除率(creatinine clearance rate,Ccr)或 GFR降低的独立危险因素[22]。目前认为,非杓型血压或夜间高血压是 CKD 进展的独立预报因子[23]。另外,心脑血管事件是终末期肾脏疾病死亡的首位原因,血压昼夜节律异常与 CKD 患者心血管事件风险的发生也密切相关。研究发现,CKD 接受血液透析患者非杓型血压节律异常发生率高达 82%;在接受血液透析和腹膜透析的患者中,非杓型血压节律与心脏质量指数和左心室肥厚密切相关,且非杓型血压组心血管事件发生率和死亡率分别是杓型血压组的 3.5 倍和 9 倍[24, 25]。

三、治　　疗

研究显示,非杓型血压节律和夜间高血压是可以控制和纠正的。无论原发性高血压或 CKD 患者,针对血压节律异常的原因给予相应的干预措施,可以将75%～87.5% 的异常血压节律转为杓型血压节律[26]。对于血压昼夜节律异常的患者,睡前给药与传统的晨间给药是同等必要的。目前已有研究证实,改变降压药的给药时间、改善血压的昼夜节律或降低夜间血压，可改善蛋白尿、左室肥厚和颈动脉内中膜厚度[27, 28]。

综上可见，高血压患者的血压昼夜节律异常和肾损害密切相关。临床上控制血压的同时应关注血压昼夜节律的改变，给予相应治疗，防治肾脏等靶器官的损害，以改善高血压患者的预后。

（陈　莉　姜　红）

参 考 文 献

[1] Bastos JM, Bertoquini S, Silva JA, et al. Relationship between ambulatory blood pressure monitoring values and future occurrence of ischemic cerebrovascular and coronary events in hypertensive patients. Rev Port Cardiol, 2006, 25(3): 305-316.

[2] Hoshide S, Kario K. Hypertension and circadian rhythm. Nippon Rinsho, 2013, 71(12): 2109-2113.

[3] Myers MG. Recent advances in automated blood pressure measurement. Curr Hypertens Rep, 2008, 10(5): 355-358.

[4] Pickering TG, Shimbo D, Haas D. Ambulatory blood-pressure monitoring. N Engl J Med, 2006, 354(22): 2368-2374.

[5] Grassi G, Seravalle G, Quarti-Trevano F, et al.Adrenergic, metabolic, and reflex abnormalities in reverse and extreme dipper hypertensives.Hypertension, 2008, 52(5): 925-931.

[6] Agarwal R. Regulation of circadian blood pressure: from mice to astronauts. Curr Opin Nephrol Hypertens, 2010, 19(1): 51-58.

[7] Cugini P, Lucia P. Circadian rhythm of the renin angiotensin aldosterone system: a summary of our research studies. La Clin Ter, 2004, 155(7-8): 287-291.

[8] Uzu T, Sakaguchi M, Yokomaku Y, et al. Effects of high sodium intake and diuretics on the circadian rhythm of blood pressure in type 2 diabetic patients treated with an angiotensin II receptor blocker.Clin Exp Nephrol, 2009, 13(4): 300-306.

[9] Grossman E, Laudon M, Zisapel N, et al. Effect of melatonin on nocturnal blood pressure: meta-analysis of randomized controlled trials.Vasc ular Health Risk Manag, 2011, 7: 577-584.

[10] Ripoli A, Pingitore A, Favilli B, et al. Does subclinical hypothyroidism affect cardiac pump performance? Evidence from a magnetic resonance imaging study.J Am CollCardiol, 2005, 45(3): 439-445.

[11] Kanbay M, Isik B, Akcay A, et al. Relation between serum calcium,　phosphate, parathyroid hormone and'nondipper'circadian blood pressure variability profile in patients with normal renal function. Am J Nephrol, 2007, 27(5): 516-521.

[12] Paoletti E, Bellino D, Amidone M, et al. Relationship between arterial hypertension and renal damage in chronic kidney disease: insights from ABPM.J Nephrol, 2006, 19(6): 778-782.

[13] Seeman T, Pohl M, John U, et al. Ambulatory blood pressure, proteinuria and uric acid in children with IgA nephropathy and their correlation with histopathological findings. Kidney Blood Press Res, 2008, 31(5):337-342.

[14] Lurbe E, Redon J, Kesani A, et al. Increase in nocturnal blood pressure and progression to microalbuminuria in type 1 diabetes. N Engl J Med, 2002, 347 (11):797-805.

[15] Tartan Z, Uyarel H, Kasikcioglu H, et al. Metabolic syndrome as a predictor of non-dipping hypertension.Tohoku J Exp Med, 2006, 210(1): 57-66.

[16] Napan S, Kwagyan J, Randall OS, et al. Nocturnal blood pressure nondipping in obese African-Americans. Blood Press Monit, 2011, 16(3): 111-116.

[17] Erden M, Kocaman SA, Poyraz F, et al. Incremental effects of serum uric acid levels, autonomic dysfunction, and low-grade inflammation on nocturnal blood pressure in untreated hypertensive patients and normotensive individuals.Turk Kardiyol Dern Ars, 2011, 39(7): 531-539.

[18] Agarwal R, Light R P, Bills J E, et al. Nocturia, nocturnal activity, and nondipping. Hypertension, 2009, 54(3):646-651.

[19] Kimura G, Dohi Y, Fukuda M. Salt sensitivity and circadian rhythm of blood pressure: the keys to connect CKD with cardiovascular events. Hypertens Res, 2010, 33(6):515-520.

[20] Routledge FS, McFetridge-Durdle JA, Dean CR, et al.Night-time blood pressure patterns and target organ damage: a review.Can J Cardiol, 2007, 23(2):132-138.

[21] Davidson MB, Hix JK, Vidt DG, et al. Association of impaired diurnal blood pressure variation with a subsequent decline in glomerular filtration rate.Arch Intern Med, 2006, 166(8):846-852.

[22] Tsioufis C, Andrikou I, Thomopoulos C, et al. Comparativeprognostic role of nighttime blood pressure and nondipping profile onrenal outcomes.Am J Nephrol.2011, 33（3）:277-288.

[23] Cohen DL, Huan Y, Townsend RR. Ambulatory blood pressure in chronic kidney disease. Curr Hypertens Rep, 2013, 5(3):160-166.

[24] Liu M, Takahashi H, Morita Y, et al. Non-dipping is a potent predictor of cardiovascular mortality and is associated with autonomic dysfunction in haemodialysis patients.Nephrol Dial Transplant, 2003, 18(3): 563-569.

[25] Wang C, Zhang J, Liu X, et al. Reversed dipper blood-pressure patternis closely related to severe renal and cardiovascular damage in patients with chronic kidney disease. PLoS One, 2013, 8(2): e55419.

[26] Mahabala C, Kamath P, Bhaskaran U, et al. Antihypertensive therapy: nocturnal dippers and

nondippers. Do we treat the mdifferently? Vasc Health Risk Manag, 2013, 9:125-133.

[27] Stergiou GS, Nasothimiou EG. Does dosing antihypertensive drugs at night alter renal or cardiovascular outcome: do we have the evidence? Curr Opin Nephrol Hypertens, 2008, 17(5):464-469.

[28] Crespo JJ, Piñeiro L, Otero A, et al. Administration-time-dependent effects of hypertension treatment on ambulatory blood pressure inpatients with chronic kidney disease. Chronoboil Int, 2013, 30(1-2): 159-175.

第二章　肾实质性高血压

由各种原发或继发性肾实质疾病引起的高血压统称为肾实质性高血压，发病率仅次于原发性高血压，在成人高血压中占 5%，是青少年患高血压急症的主要原因。与同等血压水平的原发性高血压相比，肾实质性高血压常为难治性，预后比原发性高血压差，更易引起严重心脑血管并发症，更易进展成高血压急症。反过来肾实质性高血压又会加速肾损害，形成恶性循环[1~3]。

一、病因与发病机制

肾实质性高血压在继发性高血压中占第一位，尤以慢性肾小球肾炎最为常见，其他包括原发性肾小球疾病（急性肾炎、急进性肾炎或肾病综合征等）、继发性肾小球疾病（狼疮性肾炎、糖尿病肾病或过敏性紫癜肾炎等）、肾小管间质肾病（慢性肾盂肾炎、镇痛剂肾病）、血栓性微血管病（溶血尿毒症综合征、血栓性血小板减少性紫癜）、结构性肾病（多囊肾）和梗阻性肾病等。虽然不同肾实质疾病高血压的发生率不同，但总体来看肾功能损害越严重，肾小球硬化及肾间质纤维化越弥漫，高血压的发生率就越高，慢性肾脏病（chronic kindey disease，CKD）人群中 30%～60%合并高血压，而慢性肾衰竭患者中约 80%合并高血压[3, 4]。

肾实质疾病，尤其伴 GFR 下降时，易出现水钠潴留及高血容量，诱发高血压；其次，肾实质疾病可以导致一系列神经体液因素失调，如 RAAS 激活、交感神经活化、花生四烯酸代谢紊乱、内皮素（endothelin，ET）增加等，造成血管阻力增加、容量负荷增大，发生高血压[1~4]。近年来研究发现肾实质疾病时常常存在与 CKD 相关的非传统危险因素，如 GFR 下降、贫血、蛋白尿、钙磷代谢紊乱、继发性甲状旁腺功能亢进、高同型半胱氨酸血症、微炎症状态、氧化应激、容量负荷过重、RAAS 过度激活及 SNS 异常兴奋等，这些复合因素将明显升高心脑血管并发症的发生率[5~11]。

二、临 床 表 现

肾实质性高血压患者多以舒张压（DBP）升高、脉压小、血压中重度升高为特点，表现为顽固性高血压，更易进展成高血压急症，心脑血管并发症常更易发生。肾实质性高血压患者眼底病变常较重，当 DBP 超过 130mmHg 时，患者易眼底出血、渗出（高血压眼底Ⅲ级病变）或视盘水肿（高血压眼底Ⅳ级病变）。

有以下临床表现者需警惕肾实质性高血压：①既往有肾脏病史；②年轻时发病；③明显水肿、少尿；④肉眼血尿；⑤夜尿量显著增多；⑥尿常规出现蛋白尿、血尿、病理管型；⑦肾功能受损：血肌酐（serum creatinine，Scr）和尿素氮升高，GFR 下降；⑧影像学检查发现肾脏结构或形态异常；⑨一般降压药物疗效不理想。肾实质性高血压与高血压肾损害的鉴别见表 2-1。

表 2-1　肾实质性高血压与高血压肾损害的鉴别

	肾实质性高血压	高血压肾损害
年龄	青中年	中老年
病史	血尿、蛋白尿或肾功能损害先于高血压或同时出现	多年高血压病史后出现肾损害
尿沉渣（变形红细胞、病理管型）	可以出现肉眼血尿或大量红细胞尿，常见病理管型	一般少量红细胞及病理管型
蛋白尿	少量至大量蛋白尿	蛋白尿一般在 1g/d 以内，当血压很高时可增至 2g/d 以上
肾小球损害（Scr 升高、GFR 下降）、肾小管损害（尿比重和尿渗透压低下）	肾小球功能损害常早于及重于肾小管功能损害	肾小管功能损害早于肾小球功能损害
肾性贫血	与肾功能进展程度	相对出现较晚、程度轻
肾损害进展速度	持续进展	控制血压后进展缓慢
高血压靶器官损害	如高血压病程短，靶器官损害不明显	常伴随高血压视网膜病变及高血压心、脑并发症等

三、诊断与鉴别诊断

肾实质性高血压的诊断依赖于：①肾脏病史；②血尿、蛋白尿的检查；③肾小球和肾小管功能的检查；④肾脏超声；⑤必要时肾穿刺活检。

四、治　　疗

肾实质性高血压患者的降压治疗措施包括生活方式的调整及应用降压药物两个方面同时启动。生活方式调整中特别重要的是低盐饮食（氯化钠≤6g/d 或钠≤2.4g/d），因为 CKD 患者盐敏感性显著增加，高盐摄入明显增加 CKD 患者所需降压药物的剂量，并且高盐摄入增加蛋白尿及肾功能进展的风险。临床医生应该根据年龄、脉压、心血管和其他合并症、CKD 进展的风险、是否存在糖尿病，以及对治疗的耐受情况，进行个体化的血压目标设定及药物的选择。

（一）降压目标值

治疗高血压，降血压是手段，保护心、脑、肾等靶器官才是目的。关于启动降压治疗界值目前仍有争议。为制订肾实质性高血压的降压目标值，20 世纪 90 年代初美国国立卫生研究院（National Institutes of Health，NIH）在美国组织 15 个肾病中心进行了历时 5 年的前瞻性、对照性大样本临床研究，比较了不同降压目标值对延缓 CKD 患者肾损害进展的影响，即 MDRD（Modification of Diet in Renal Disease）试验，推荐尿蛋白超过 1g/d 的患者应将血压控制达 125/75mmHg，而对于尿蛋白少于 1g/d 的患者，平均动脉压（mean arterial pressure，MAP）降到 92mmHg 与降到 97mmHg 预后无差异[12~14]。

但是，近些年这一观点已受到许多大规模临床循证医学试验挑战，研究发现血压和风险呈线性关系，但是降压药物在较低血压水平的治疗益处并未建立。美国国家联合委员会（Joint National Committee，JNC）关于高血压预防、检测、评价和治疗的第 8 次报告（JNC 8）明确指出对于<60 岁的高血压患者无论其是否合并糖尿病或肾病，血压≥140/90 mmHg 者即可启动降压治疗；对于≥60 岁的高血压患者，启动降压治疗的血压则为≥150/90 mmHg[15]。欧洲高血压学会（European Society of Hypertension，ESH）和欧洲心脏病学会（European Society of Cardiology，ESC）工作组共同起草（2013 年 ESH/ESC）的高血压治疗指南指出血压控制范围为收缩压（SBP）<140mmHg；当患者有明显的蛋白尿时，应在严密监测 GFR 的前提下使 SBP<130mmHg[16]。2012 年改善全球肾脏病预后组织（Kidney Disease: Improving Global Outcomes，KDIGO）发布 CKD 患者的高血压指南，明确指出无白蛋白尿的 CKD 患者血压靶目标为持续≤140/90mmHg；有白蛋白尿和接受肾移植的 CKD 患者为持续≤130/80mmHg[17]。2012~2014 年高血压指南关于 CKD 患者血压控制范围见表 2-2。

表 2-2 2012～2014 年高血压指南关于 CKD 患者血压控制范围

指南	人群	血压目标值（mmHg）
JNC 8	CKD <60 岁	<140/90
ESH/ESC 2013	CKD 无蛋白尿	<140/90
	CKD 伴蛋白尿	<130/90
KDIGO 2012	CKD 无白蛋白尿	≤140/90
	CKD 伴白蛋白尿	≤130/80

（二）降压药物的选择

在将血压降至目标值前提下，可能首选的降压药物有所不同。JNC 8 对肾素-血管紧张素系统（renin angiotensin system，RAS）抑制剂作为起始治疗方案之一给予了推荐，18 岁及以上合并 CKD 的高血压患者，起始治疗或联合治疗应包含用血管紧张素转化酶抑制剂（angiotensin converting enzyme inhibitor，ACEI）或血管紧张素 II 受体阻滞剂（angiotensin II receptor blocker，ARB）来改善肾脏预后，而不论其种族或糖尿病状态如何[15]。2013 年 ESH/ESC 明确提出 RAS 阻滞剂较其他降压药物能更好地降低蛋白尿，适合于有微量蛋白尿或明显蛋白尿的高血压患者[16]。2012 年 KDIGO 指出对无白蛋白尿和接受肾移植的 CKD 患者，依据患者合并症及所有其他用药情况选择合适降压药物；对有白蛋白尿的 CKD 患者，首选 ACEI/ARB[17]。2012～2014 年高血压指南关于 CKD 患者降压药物的选择见表 2-3。

表 2-3　2012～2014 年高血压指南关于 CKD 患者降压药物的选择

指南	推荐内容	推荐级别
JNC 8	对于≥18 岁伴 CKD 的高血压患者，起始或加用降压治疗应包含 ACEI 或 ARB，以改善肾脏预后，而不论其种族或糖尿病状态如何	B
ESH/ESC 2013	RAAS 抑制剂较其他降压药物可更有效降低白蛋白尿，推荐用于伴微量白蛋白尿或明显蛋白尿的高血压患者	I A
	降压达标常需联合治疗，推荐 RAAS 抑制剂与其他降压药物的联合方案	
KDIGO 2012	合并白蛋白尿>300mg/24h 的非透析 CKD 患者（糖尿病或非糖尿病）推荐 ACEI/ARB 治疗	1B
	合并白蛋白尿为 30～300mg/24h 的非透析 CKD 患者（糖尿病或非糖尿病）推荐 ACEI/ARB 治疗	2D

1. ACEI/ARB类药物

该类药物能通过两种效应延缓肾损害进展，即血流动力学效应及非血流动力学效应[1~4, 18~26]。血流动力学效应是指改善肾小球内"三高"（高压、高灌注及高滤过）而发挥的效应：①ACEI/ARB 能从血管阻力及血容量两个方面有效地降低系统高血压，系统高血压降低即能间接改善肾小球内"三高"；② ACEI/ARB 还能扩张肾小球入出球小动脉，且扩张出球小动脉作用强于扩张入球小动脉，故又能直接使肾小球内"三高"降低。早在 20 世纪 80 年代初即已证实，肾小球内"三高"能加速残存肾单位的肾小球硬化，所以降低球内"三高"即能有效延缓肾损害进展。非血流动力学效应主要包括两个方面，即改善肾小球滤过膜选择通透性及减少肾小球内细胞外基质蓄积，使尿蛋白（尤其中、大分子尿蛋白）排泄减少，减慢肾小球硬化进展。虽然全部降压药均具有血压依赖性肾脏保护效应，但是其中多数却缺乏非血压依赖性效应，因此 ACEI/ARB 在所有降压药中肾脏保护作用最显著。

应用 ACEI/ARB 治疗肾实质性高血压时的注意事项：①当 Scr>265μmol／L 时要谨慎应用，因其易诱发 Scr 及血钾升高；②用药前两个月（多发生在 2 周内）Scr 可能轻度上升，若升幅<30％属正常反应[与ACEI/ARB 阻断血管紧张素Ⅱ（angiotensin Ⅱ，Ang Ⅱ）生成，导致出球小动脉适度扩张，GFR 下降相关]，勿停药；但是如果 Scr 上升>30％，提示肾缺血，应及时停用，寻找肾缺血病因，若能纠正病因且使 Scr 下降至用药前水平，可恢复应用 ACEI/ARB；③如果患者已出现肾缺血，仍继续盲目服用 ACEI/ARB，可能诱发急性肾小管坏死，老年人 [可能已存在肾动脉粥样硬化（atherosclerotic renovascular disease，ARVO）] 更易发生；④一直使用 ACEI/ARB 的患者，Scr 逐渐上升超过 265μmol/L 时可继续应用，停药并不能使 Scr 降低，反而造成血压难以控制；⑤双侧肾动脉狭窄（renal artery stenosis，RAS）患者禁用 ACEI/ARB；单侧肾动脉狭窄对侧肾功能正常患者可用 ACEI/ARB，但需从最小剂量用起，并应密切监测血压及 Scr 变化；⑥血透患者需注意所用 ACEI/ARB 药物的蛋白结合率，结合率低者易被透析清除，需透析后服药；⑦非甾体抗炎药与 ACEI/ARB 合用可导致 Scr 异常升高（因非甾体抗炎药能收缩肾脏入球小动脉，使肾脏有效血容量减少，GFR 下降）；⑧对于肾功能减退的患者要高度警惕高钾血症的发生，可以联合使用排钾利尿剂以减轻高钾血症的发生，但要避免过度利尿脱水。

应用 ACEI/ARB 治疗肾实质性高血压时具体选药原则，除应选择长效降压作用药物外，还有如下原则可供选药时参考[3, 26]：①药物体内排泄途径：肾实质性高血压患者常有肾功能不全，此时药物若仅能从肾脏排泄则易蓄积而增加不良反应，故宜选用双通道（肾脏及肝胆）排泄药，如 ACEI 中福辛普利从胆汁排泄量最大，至终末衰竭前无需调整剂量，ARB 类药物主要从肝胆排泄，所以肾功能不全时多数不需要调整剂量；②药物血浆蛋白结合率：血浆蛋白结合率高者不易被透析清除，透析后不必追加给药，如 ARB 类药物及 ACEI 中的贝那普利；③应选用对肾组织渗透力高的药物，对肾组织渗透力高才能最有效地抑制肾脏局部 RAS，发挥最大治疗效益。

2. 降压药物的联合应用

尽管 ACEI/ARB 具有较好的肾脏保护作用，但是，如果单用此药，尤其在未限制食盐情况下，其降压疗效有限，很难将血压降达目标值。所以，在用 ACEI/ARB

治疗肾实质性高血压时，常需联合应用其他降压药，联合用药的原则是：药物的作用机制互补、降压作用相加、不良反应减少或抵消。优先选择的联合降压方案：ACEI/ARB 分别与低剂量噻嗪类利尿剂和钙通道阻滞剂（calcium channel blocker，CCB）联合[27]。

（1）ACEI/ARB 配合小剂量噻嗪类利尿剂应用：噻嗪类利尿剂可以降低血管平滑肌内 Na^+ 浓度，通过离子交换机制使细胞内 Ca^{2+} 减少，从而增强 ACEI/ARB 的扩血管作用；而且 ACEI/ARB 可减少噻嗪类利尿剂所致的 RAS 激活和低血钾等不良反应。但是，利尿剂一定不能过量，如果出现血容量不足，正如前所述将导致 Scr 异常增高。由于氢氯噻嗪的肾脏清除包括被动滤过和主动分泌入肾小管，肾功能对其药代动力学参数有很大影响，故肾功能不全患者还要参考 GFR 水平选用利尿剂：GFR≥30ml/（min・1.73m^2）时，可用噻嗪类利尿剂；而 GFR<30ml/（min・1.73m^2）时，只能用袢利尿剂治疗，因为此时噻嗪类利尿剂已无疗效[28, 29]。但是 ACEI/ARB 联合小剂量利尿剂具有局限性，如双侧肾动脉狭窄、妊娠和痛风为禁忌证。

（2）ACEI/ARB 与 CCB 联用：CCB 主要引起动脉舒张，而 ACEI/ARB 则对动脉和静脉均有舒张作用，可以通过舒张静脉减少 CCB 引起的踝部水肿，ACEI/ARB 能够减弱 CCB 代偿性激活 SNS，进而导致 RAS 活化的不良影响。ACEI/ARB 具有减少心力衰竭发生、保护肾脏功能；而长效 CCB 具有抗动脉粥样硬化、减少心肌缺血作用，两类药物联合提供更全面的靶器官保护作用。与 ACEI/ARB 比较，CCB 具有如下优点：①降血压效果强，疗效不受食盐摄入量影响；②不诱发高血钾，不升高 Scr，肾功能不全时无需减量。这些优点使 CCB 虽不是治疗肾实质性高血压的首选药，但却是肾实质性高血压治疗中应用最多的药物[20,26]。

五、预　　后

肾实质性高血压常预后不良，心血管并发症的发生率高。Scr 水平是预测肾实质性高血压患者心血管事件的一个重要指标，终末期肾衰竭患者中有 50% 死于心血管并发症，此为第一死亡原因。

（方　静）

参 考 文 献

[1] Galla JH, Luke RG. Hypertension in renal parenchymal disease//Brenner BM ed. The Kidney. 6th

ed. Philadelphia: W.B. Saunders: 2000, 2035-2058.

[2] Izzo Jr JL, Campese VM. Hypertension and renal disease//Brenner BM ed. The Kidney, 7th ed. Philadelphia: Saunders: 2000, 2109-2138.

[3] 谌贻璞.肾脏疾病与高血压//余振球, 马长生, 赵连友, 等. 实用高血压学. 2 版. 北京：科学出版社, 2000, 1178-1197.

[4] Smith MC, Rahman M, Dunn MJ. Hypertension Associated with Renal Parenchymal Disease // Schrier RW ed. Disease of the Kidney and Urinary Tract. 7th ed. Philadelphia: Lippincott Williams & Wilkins, 2001, 1363-1397.

[5] Nishioka T, Akiyama T, Nose K, et al. Organic and functional evaluation of atherosclerosisin renal transplant recipients. Hinyokika Kiyo, 2007, 53: 681-686.

[6] Hallnn S, Astor B, Romnndstad S, et al. Association of kidney funetlon and albuminuriawith cardiovascular mortality in older vs younger individuals：The HUNT Ⅱ Study. Arch Intern Med, 2007, 167: 2490-2496.

[7] Nurko S. Anemia in chronic kidney disease：causes, diagnosis, treatment. Cleve Clin J Med, 2006, 73: 289-297.

[8] Raggi P, Boulay A, Chasanllaber S, et al. Cardiac calcification in adult hemodialysis patients. A link between end-stage renal disease and cardiovascular disease? J Am Coil Cardiol, 2002, 39: 695-701.

[9] Tsutsui T, Tsutamoto T, Wada A, et al. Plasma oxidized low-density lipoprotein as a prognostic predictor in patients with chronic congestive heart failure. J Am Coll Cardiol, 2002, 39: 957-962.

[10] Dursun B, Dursun E, Suleymanlar G, et al. Carotid artery intima-media thickness correlates with oxidative stress in chronic haemodialysis patients with accelerated atherosclerasis. Nephrol Dial Transplant, 2008, 23: 1697-1703.

[11] Rrrier N, Senecal L, Dupuy AM, et al.Association between novel indication of malnutrition-inflammation complex syndrome and cardiovascular disease in hemodialysis patients. Hemodial Int, 2005, 9: 159-168.

[12] Peterson JC, Adler S, Burkart J M, et al. Blood pressure control , proteinuria and the progression of renal disease. The Modification of Diet in Renal Disease Study. Ann Intern Med, 1995, 123: 754-762.

[13] Lazarus JM, Bourgoignie JJ, Buckalew VM, et al. Achievement and safety of a low blood pressure goal in chronic renal disease. The Modification of Diet in Renal Disease Study Group. Hypertension, 1997, 29: 641-650.

[14] Hebert LA, Kusek JW, Greene T, et al. Effects of blood pressure control on progressive renal disease in blacks and whites. Modification of Diet in Renal Disease Study Group. Hypertension,

1997, 30: 428-435.

[15] James PA, Oparil S, Carter BL, et al. 2014 evidence-based guideline for the management of high blood pressure in adults: report from the panel members appointed to the Eighth Joint National Committee (JNC 8). JAMA, 2014, 311: 507-520.

[16] Mancia G, Fagard R, Narkiewicz K, et al. 2013 ESH/ESC guidelines for the management of arterial hypertension: the Task Force for the management of arterial hypertension of the European Society of Hypertension (ESH) and of the European Society of Cardiology (ESC). J Hypertens, 2013, 31: 1281-1357.

[17] Kidney Disease: Improving Global Outcomes (KDIGO) Blood Pressure Work Group. KDIGO clinical practice guideline for the management of blood pressure in chronic kidney disease. Kidney Int Suppl, 2012, 2: 337-414.

[18] Hsu TW, Liu JS, Hung SC, et al. Renoprotective effect of renin-angiotensin-aldosterone system blockade in patients with predialysis advanced chronic kidney disease, hypertension, and anemia. JAMA Intern Med, 2014, 174: 347-354.

[19] Molnar MZ, Kalantar-Zadeh K, Lott E H, et al. Angiotensin-converting enzyme inhibitor, angiotensin receptor blocker use, and mortality in patients with chronic kidney disease. J Am Coll Cardiol, 2014, 63: 650-658.

[20] Weir MR, Hanes DS, Klassen DK. Antihypertensive Drugs//Brenner BM. The kidney. 7th ed. Philadelphia: Saunders, 2004, 2381-2451.

[21] Marin R, Ruilope LM, Aljama P, et al. A random comparison of fosinopril and nifedipine GITS in patients with primary renal disease. J Hyperten, 2001, 19: 1871-1876.

[22] Brenner BM, Cooper ME, de Zeeuw D, et al. Effects of losartan on renal and cardiovascular outcomes in patients with type 2 diabetes and nephropathy. New Engl J Med , 2001, 345: 861-869.

[23] Viberti G, Wheeldon NM. Microalbuminuria reduction with valsartan in patients with type 2 diabetes mellitus. A blood pressure-independent effect. Circulation, 2002, 106: 672-678.

[24] Parving H-H, Lehnert H, Brochner-Mortensen J, et al. The effect of irbensartan on the development of diabetic nephropathy in patients with type 2 diabetes. New Engl J Med, 2001, 345: 870-878.

[25] Lewis EJ, Hunsicker LG, Clarke WR, et al. Renoprotective effect of the angiotensin-receptor antagonist inbesartan in patients with nephropathy due to type 2 diabetes. Engl J Med, 2001, 345: 851-860.

[26] 谌贻璞. 肾实质性高血压//王海燕. 肾脏病学. 3 版. 北京：人民卫生出版社, 2009, 1631-1637.

[27] Fried LF, Emanuele N, Zhang JH, et al. Combined angiotensin inhibition for the treatment of diabetic nephropathy. N Engl J Med, 2013, 369: 1892-1903.

[28] Nicholas SB, Vaziri ND, Norris KC. What should be the blood pressure target for patients with chronic kidney disease? Curr Opin Cardiol, 2013, 28: 439-445.

[29] Bakris GL, Sowers JR. American Society of Hypertension Writing Group. ASH position paper: treatment of hypertension in patients with diabetes-an update. J Clin Hypertens (Greenwich), 2008, 10: 707-713.

第三章　慢性肾脏病高血压的治疗

CKD 与高血压密切相关，两者互为因果、相互促进。由 CKD 引起的高血压发病率在继发性高血压中占第一位，CKD 患者高血压发生率很高，成人高血压患者中 CKD 的患病率居第二位，仅次于原发性高血压，约占全部高血压患者的 5%～10%；而在儿童高血压患者中约占 2/3，占儿童高血压发病原因第一位。如不积极控制血压，将引起严重心、脑并发症，并加速肾损害进展，促进慢性肾衰竭发生。与同等水平的原发性高血压比较，CKD 高血压患者的眼底病变更严重，心、脑血管并发症更多，更易进展成恶性高血压（发病率比原发性高血压约高一倍）。合理的血压管理对延缓 CKD 进展具有重要意义。

一、高血压与慢性肾脏疾病的关系

肾脏与高血压关系极为密切，据 NHANES 2003～2004 年对 4646 名成年人的调查显示，在 23.1% 无心血管并发症的高血压患者中，81.8% 的患者合并 CKD。高血压与 CKD 的关系有如下几点：高血压是 CKD 的始动因素。USRDs 2008 年度报告对2005～2006 年度终末期肾脏病（end-stage renal disease，ESRD）患者病因分析显示由高血压所致者占 1/3[1]。早期发现、干预高血压显得十分重要，因此 2007 年 ESC 高血压指南对高血压肾损害诊断标准进行了修订，强调提高微量白蛋白尿在诊断中的作用。高血压又是 CKD 的进展因素。Jafar 等对 1977～1999 年 11 项有关非糖尿病 CKD 患者的随机对照研究（n=22 610，平均随访 2.2 年）进行荟萃分析，证实血压升高是 CKD进展的独立危险因素。据统计，在 CKD 患者中，如果 SBP 下降 4.9mmHg、4.6mmHg、1.5mmHg，对应 ESRD 危险降低 26%、23%、10%[2]。高血压还是 CKD 患者发生心血管疾病（cardio vascular diseases，CVD）的高危因素。CKD 3 期以后 50% 以上患者死于 CVD。HOT 等多项研究显示，高血压促使 ESRD 患者 CVD 事件发生率显著升高。因此，2007 年 ESC 明确指出对于肾性高血压必须进行积极治疗。

二、慢性肾脏疾病合并高血压的病理生理

CKD 合并高血压涉及多种神经体液因素异常。

（一）容量增加

肾脏是排水和钠的主要器官，当肾实质受累时，水、钠排泄障碍，水、钠潴留，导致血容量和细胞外液量扩张，心搏出量增加，产生高血压。心搏出量增加，流经各组织器官的血液增加，通过自身调节机制，全身小动脉收缩，周围血管阻力增加而产生高血压。肾性高血压的早期是容量扩张和心搏出量增加的结果，外周血管阻力增加则是 CKD 时血压持续升高的主要原因，其机制有：①肾上腺素能使神经兴奋性持续增高，外周血管壁敏感性增强，使血管收缩，管腔狭窄；② 水、钠潴留，血管内皮肿胀，细胞外基质增多，管腔狭窄，致血管阻力增加，血压升高。

（二）肾素-血管紧张素-醛固酮系统活化

血液中肾素主要来源于肾脏的肾小球旁器。肾素-血管紧张素系统由肾素、血管紧张素及其受体构成。CKD 时肾组织缺血即可激活导致 RAAS，使体内肾素、Ang II 及醛固酮生成增多。Ang II 能与血管壁上血管紧张素 I 型受体（AT1R）结合，发挥缩血管效应，导致血管阻力增加，血压升高；醛固酮也能与远端肾小管及集合管上的醛固酮受体结合，增加 Na^+ 重吸收和循环容量。血管阻力及循环容量增加可导致高血压。RAAS 激活是肾性高血压的常见因素[3]。

（三）交感神经系统激活

经有效纠正容量负荷及抑制 RAAS 后血压仍未达标者，应考虑有 SNS 的参与。

CKD 患者 SNS 激活的机制包括：①下丘脑的调节作用：肾实质的损伤可刺激肾内感受器，使信号通过脊髓上传至下丘脑，促进下丘脑调节中枢儿茶酚胺水平上调，从而导致交感神经兴奋性增高；②RAAS 的激活作用：肾脏损伤使局部RAAS 激活，Ang II 又可增强中枢交感神经信号的传出；③瘦素及不对称二甲基精氨酸（asymmetric dimethylarginine，ADMA）的作用：当 CKD 患者瘦素及 ADMA水平过高时，可使交感神经兴奋性上调，影响血管内皮功能，诱发高血压；④其他：肾损伤时 NO 的产生下降，活性氧簇（reactive oxygen species，ROS）生成增加，加上代谢性酸中毒等因素，进一步促进 SNS 的活化[4]。

肾组织损伤促使 SNS 过度兴奋后可产生一系列的病理生理改变及临床症状[5]：①升高血压：去甲肾上腺素（norepinephrine，NE）作用于中枢 β1 受体，可使外周去甲肾上腺素释放增加；与肾脏入球小动脉 β2 受体结合，可激活 RAAS，从而引起高血压或进一步加重原有的高血压状态。②损伤肾脏：NE 与血管平滑肌上 α1 受体结合，可导致外周及肾脏内血管收缩及阻力增高，使肾血流量（renal blood flow）下降，加重肾组织损伤。③促进心脏重塑：SNS 的过度活化可下调心肌 β 受体密度，上调 β 肾上腺素受体激酶及增强抑制性 G 蛋白活性。同时，严重时还可诱导部分心肌细胞凋亡，刺激心肌细胞和成纤维细胞增生，最终促进心脏结构重塑。④增加心脑血管意外的危险：NE 与 β 受体结合可影响心肌的正性变力及变速作用，使心肌耗氧量增加，血压进一步升高。加之交感神经兴奋性亢进可加重糖、脂代谢紊乱等，故使心脑血管意外事件发生的风险增加。因此，SNS 活化在心、脑、肾及血管病变的发生、发展中起重要作用，抑制交感活性可有效控制血压，减轻靶器官损害，降低 CKD 患者心脑血管事件的发生率，改善患者长期预后。

（四）内皮素合成增加，肾分泌的降压物质减少

内皮素（endothelin，ET）是目前所知道的体内最强和作用时间最持久的缩血管活性多肽，能广泛地引起各类血管平滑肌收缩。CKD 致 ET-1 合成增加，导致肾及外周血管收缩，血管阻力增高。有研究表明，ET 除了在血管平滑肌中起作用外，在 SNS 中也起调节作用。拮抗 ET 受体对降低 CKD 患者的血压及尿蛋白是有效的。肾组织中生成的前列环素、激肽及 NO 等可引起血管扩张，降低血压。而在肾实质疾病中，这些物质分泌减少，导致血压增高[6]。

（五）其他血管活性物质作用减弱

心房钠尿肽及脑钠尿肽（brain natriuretic peptide，BNP）与其在肾脏上的受体结合可增加 GFR，增加尿钠排泄，并且抑制肾素、醛固酮和抗利尿激素的分泌。在 CKD 时肾单位损坏，利钠肽效应减弱，而使利尿降压作用下降[7]。

三、慢性肾脏病高血压的治疗

（一）降压治疗靶目标

传统血压控制目标为<140/90mmHg，近年这一观点在肾脏及心血管疾病等领

域都已受到挑战。

美国国家肾脏基金会（National Kidney Foundation，NKF）所属"肾脏病预后质量倡议"（Kidney Disease Outcomes Quality Initiative，KDOQI）工作组基于2001年及以前的研究证据，于2004年发布了CKD高血压及降压药临床实践指南（以下简称"KDOQI指南"），首次明确提出将降低蛋白尿作为CKD患者高血压治疗的附加目标。提出CKD患者如果尿总蛋白/肌酐>500～1000mg/g，血压可降得更低，并且可能减少蛋白尿到最低水平（<500～1000mg/g）[8]。

国际肾脏病组织KDIGO在该指南基础上增加了2012年2月及以前的证据，针对非透析CKD患者的血压控制策略及目标值等进行了修订和更新，颁布了2012年KDIGO慢性肾脏疾病血压管理临床实践指南（以下简称"KDIGO指南"）。2012年KDIGO指南根据蛋白尿水平的不同而制订了不同的血压靶目标值，即尿白蛋白排泄率（UAER）<30mg/24h的非透析CKD患者，无论是否合并糖尿病，若SBP和（或）DBP持续超过140mmHg和（或）90mmHg，则推荐使用降压药物维持血压≤140/90mmHg（1B）。30mg/24h≤UAER≤300mg/24h（2D）和UAER>300mg/24h（2C）的非糖尿病非透析CKD患者及UAER>30mg/24h（2D）的糖尿病非透析CKD患者，若SBP和（或）DBP持续超过130mmHg和（或）80mmHg，则推荐使用降压药物维持血压≤130/80mmHg[9]。

近日，《美国医学会杂志》发表了JNC8专家组成员报告《2014成人高血压管理指南》。推荐要点如下：①≥60岁的一般人群（无糖尿病和CKD），在SBP≥150mmHg或DBP≥90mmHg时起始药物治疗，将血压降至SBP<150 mmHg和DBP<90mmHg的目标值。②<60岁的一般人群（无糖尿病和CKD），在DBP≥90mmHg时起始药物治疗，将血压降至DBP<90mmHg的目标值。在SBP≥140mmHg时起始药物治疗，将血压降至SBP<140mmHg的目标值。③≥18岁的CKD患者和糖尿病患者，在SBP≥140mmHg或DBP≥90mmHg时起始药物治疗，将血压降至SBP<140mmHg和DBP<90mmHg的目标值。④对除黑种人外的一般人群（包括糖尿病患者），初始降压治疗应包括噻嗪类利尿剂、CCB、ACEI或ARB。对一般黑种人（包括糖尿病患者），初始降压治疗包括噻嗪类利尿剂或CCB。⑤在≥18岁的CKD患者中，初始（或增加）降压治疗应包括ACEI或ARB，以改善肾脏预后。该推荐适用于所有伴高血压的CKD患者，无论其为何种人种及是否伴糖尿病。

（二）生活方式的调整

改变生活方式可降低血压或心血管风险已得到广泛认可，2012年KDIGO指南再次强调了生活方式对 CKD 患者血压控制及降低 CVD 风险的重要性[9]，并推荐 CKD 1~4 期合并高血压者每日摄入钠盐<2.4g、胆固醇<200mg、脂肪<总热卡的 30%、糖类占总热卡的 50%~60%；CKD 1~2 期每日摄入蛋白质 1.4g/kg、磷 1.7g、钾>4g；CKD 3~4 期每日摄入蛋白质 0.6~0.8g/kg、磷 0.8~1.0g、钾 2~4g。CKD 患者应戒烟，但可以少量饮酒，即女性不超过 1 个饮酒单位/日，男性不超过 2 个饮酒单位/日（1 个标准饮酒单位为 8~19.7g 乙醇，各国标准存在差异）。此外，该指南还指出 CKD 患者宜坚持 30min/d 的中等强度锻炼，维持体重指数（BMI）<25kg/m^2。锻炼的强度和频率应符合以下几点：①心血管能够耐受；②5 次/周；③30min/d（1D）。具体措施包括戒烟、减肥(及维持体重，BMI<25kg/m^2)、减少乙醇摄入、体育锻炼、减少盐摄入及增加水果和蔬菜的摄入、减少饱和脂肪酸及总脂肪的摄入。在所有的生活方式调整方面的建议，尤其重要的是减少盐的摄入。近期多个研究发现在 CKD 合并高血压的患者人群中，过量盐摄入影响 ACEI、ARB 的降压作用。一项纳入了 1117 个研究对象的归因分析发现，饮食中盐摄入(采用 24 小时尿钠排出量来评价)严重影响 ARB 延缓 CKD 患者肾脏病变的作用[10]。另外对减少体重在控制血压方面的作用也得到了有力的证明。肥胖是高血压、CKD 及胃食管反流疾病（ESRD）的重要危险因子。一项研究入选了 112 名肥胖患者，分别处于 CKD 1~5 期，平均肌酐清除率为 32ml/min，发现持续减重可以明显降低这些患者的血压及延缓肾功能恶化[11]。

（三）降压药物的选择

当患者单纯依靠调整生活方式不能达到降压治疗目的或不能主动改善生活方式时，选择合理药物治疗显得十分重要。2007 ESC/ESH 明确指出降压治疗的主要获益在于降压本身，针对不同的靶器官保护需求、药物的药代动力学特点及不良反应等则应考虑个体化。

1. 常用的降压药物

常用的降压药包括 RAAS 抑制剂（ACEI、ARB、醛固酮受体拮抗剂）、利尿剂、β 受体阻滞剂、CCB、中枢 α 肾上腺素能受体激动剂、α 肾上腺素能阻断剂、直接血管舒张剂。

2. RAAS阻断剂（ACEI/ARB）

对于 CKD 患者的降压治疗，在血压达标前提下，能减少蛋白尿者优先考虑，同时参考 CKD 合并的 CVD 类型进行选择，基于大量循证医学证据，ACEI/ARB

在 CKD 中的应用被凸显。《KDOQI CKD 高血压与降压药物的临床实践指南》明确提出 ACEI/ARB 应作为 CKD 患者首选降压药物。同时提出 ACEI 和 ARB 联合应用效果更佳。有关 ACEI/ARB 在 CKD 的应用剂量目前认为应使用中到大剂量，可从中等剂量开始，每 4～8 周增加一次。除非有不良反应，否则建议采用更高剂量的 ACE/ARB。在 RAAS 抑制剂中，除 ACEI 和 ARB 外，醛固酮拮抗剂和直接肾素抑制剂（direct renin inhibitor，DRI，2007 年上市）均能在一定程度上降低尿蛋白，且与 ACEI 或 ARB 联用似乎能降低 UAER[9]。

关于 ACEI 和 ARB 的应用，2012 KDIGO 指南根据是否存在糖尿病及白蛋白尿分期的不同而提出了相应的推荐方案[9]：①当 30mg/24h≤UAER≤300mg/24h 时，建议需要降压治疗的非糖尿病 CKD ND 患者或合并糖尿病的 CKD ND 患者使用 AECI 或 ARB（2D）；②当 UAER>300mg/24h 时，推荐需要降压治疗的非糖尿病 CKD ND 患者或合并糖尿病的 CKD ND 患者使用 AECI 或 ARB（1B）。

3. 钙离子拮抗剂

与 ACEI 和 ARB 相比，CCB 类降压药因其确切的降压效果、较少的不良反应和禁忌证而在肾实质性高血压中广泛应用。2007 ESC/ESH 指南推出后 CCB 成为高血压治疗的最佳配伍用药。值得一提的是，T 型 CCB 能够降低肾小球囊内压，从而降低 UAER，L 型 CCB 却相反。一般来说，二氢吡啶类 CCB 作用于 L 型钙通道可增加 UAER，而非二氢吡啶类却无此不良反应，但新研发的二氢吡啶类 CCB 如西尼地平（cilnidipine）却不易增加 UAER，甚至具有降低 UAER 的作用。

4. β受体阻滞剂

近 20～30 年来，β 受体阻滞剂一直作为抗高血压的一线药物使用。LIFE 研究首先阐明氯沙坦在降低 CVD 事件方面优于传统一线降压药物阿替洛尔。

ASCOT-BPLA 试验结果显示 β 受体阻滞剂组发生脑卒中的相对危险性较其他组高 16%，β 阻滞剂的一线地位受到挑战。2007 ESC/ESH 指南仍把其列为一线用药，但应该避免 β 受体阻滞剂与噻嗪类利尿剂在高危人群（易发糖尿病者、代谢综合征患者）中的应用。对于 β 受体阻滞剂是否具有独立的肾脏保护作用目前尚不清楚。

5. 噻嗪类利尿剂

噻嗪类利尿剂具有代谢相关不良反应，用于存在代谢综合征风险者时需慎重；袢利尿剂治疗水肿及替代或联用噻嗪类利尿剂用于治疗 CKD 4～5 期高血压患者尤为有效；保钾利尿剂中的氨苯蝶啶和阿米洛利降低细胞外容量的能力不如噻嗪类利尿剂和袢利尿剂，且易致高血钾，应尽量避免用于 CKD 患者。

6. 中枢α肾上腺素能受体激动剂

中枢 α 肾上腺素能受体激动剂通过减少交感神经冲动传出，舒张血管实现降压。临床常用的中枢 α 肾上腺素能受体激动剂包括甲基多巴、可乐定、莫索尼定，其中莫索尼定于 2004 年后上市。此类药物因其不良反应而限制了用药剂量，但它与其他降压药和免疫抑制剂相互作用极小，在 CKD 难治性高血压中具有重要价值。α 受体阻滞剂可用于 ACEI、ARB、利尿剂、CCB、β 受体阻滞剂不耐受或者降压不达标的 CKD 患者。

7. α/β受体阻滞剂

作为第三代非选择性的 β 受体阻滞剂，α/β 受体阻滞剂同时兼有选择性阻断 α1 受体的作用，以达到保护心、脑、肾等靶器官的目的[12]。其独特的双受体阻滞作用对 CKD 合并高血压患者具有独特的应用价值[13]。它是一种具有特殊化学结构的单一化合物性质的药物，可同时选择性阻滞 α1 受体，非选择性阻滞 β1 和 β2 受体。

常用药物为卡维地洛、阿罗洛尔、拉贝洛尔。三者仅 α 受体和 β 受体阻滞作用的比例有所不同，而其各自的口服及静脉制剂间的阻滞比例同样存在差异。β 受体阻断可使心率减慢、心排血量降低、心耗氧量降低致血压下降，而 α 受体阻断使外周血管阻力降低、冠脉阻力减小，同时能激活脂蛋白酶活性来抵消 β 受体阻滞剂对它的抑制作用。因此，α/β 受体阻滞剂在协同降压的同时，其不良反应可因同时存在另一受体的阻滞效应而减轻，使其既具有扩张血管、降低周围血管阻力、减少心搏出量、抑制肾素释放的作用，同时又具备抑制反射性心动过速、改善胰岛素抵抗、不加重脂代谢紊乱等优点[14]。

α/β 受体阻滞剂具有心、肾保护作用：通过阻断 β 受体发挥负性肌力的作用，降低心肌氧耗而保护心脏。还能降低血浆肾素、醛固酮活性，清除和抑制 ROS 的生成，减轻心、肾组织的纤维化，其抗氧化活性是维生素 E 的 4～6 倍，长期治疗对肾功能无不利影响。对于合并高血压、心力衰竭或存在猝死高危的 CKD 患者，可提供心、肾保护作用[15~17]。

α/β 受体阻滞剂在血液透析患者中应用具有独特优势。阿罗洛尔等药物具有以下特点：①脂溶性高，蛋白结合率高达 80%～90%，血液透析不能清除；②主要通过肝脏代谢，2% 由肾脏排泄，在血液透析患者中应用不需调整剂量；③对于无残余肾功能的血液透析患者，不会诱发或加重高钾血症。

8. 直接血管舒张剂——肼屈嗪

肼屈嗪治疗 CKD 慢性高血压价值甚微，而米诺地尔常用于难治性高血压，在 CKD 高血压治疗中具有重要意义。

（四）降压药物的联合

大量研究证明肾性高血压的控制多需联合 3 种或 3 种以上药物，其目的在于更好地控制血压和蛋白尿。因此，2007 ESC/ESH 提出对 CKD 高血压治疗应以联合起步。初始治疗为 ACEI/ARB 的患者首先加用利尿剂，其次加用 CCB 或 β 受体阻滞剂。初始治疗为利尿剂的患者加用 ACEI/ARB、CCB 或 β 受体阻滞剂。

联合用药也是 KDIGO 高血压工作组重点关注的内容。2012 年 KDIGO 指南指出：①限制钠盐摄入量或加用利尿剂可以增强 ACEI 和 ARB 的降压及降尿蛋白作用。此外 ACEI 和 ARB 还可联用 β 受体阻滞剂和 CCB。有研究[18] 指出，在延缓 CKD 进展方面，ACEI（贝那普利）联用 CCB（氨氯地平）优于与利尿剂（氢氯噻嗪）联用。ACEI 和 ARB 与非甾体抗炎药（NSAID）、环氧合酶 2（COX-2）抑制剂或保钾利尿药联用时应谨防高钾血症。②醛固酮拮抗剂为保钾利尿药，宜与排钾利尿剂联用，当与 AECI、ARB 和其他保钾利尿药联用时需高度谨慎。虽然其与 NSAID 和 COX-2 抑制剂联用的证据很少，但也宜慎重。螺内酯和依普利酮与细胞色素 P450 具有交互作用，与此类药物联用时也应慎重。③不推荐阿替洛尔和比索洛尔等 β 受体阻滞剂联用其他可降低心率的药物如非二氢吡啶类 CCB。亲脂性 β 受体阻滞剂可通过血脑屏障，与其他中枢作用药物（如可乐定）联用可导致困倦、意识混乱。④ CCB 尤其是二氢吡啶类易致液体潴留，宜避免联用其他血管扩张药。此外，二氢吡啶类还可影响代谢，并能与环孢霉素及他克莫司相互作用。非二氢吡啶类与 β 受体阻滞剂联用易致严重缓慢性心律失常，在进展性 CKD 中尤为明显。⑤中枢 α 肾上腺素能受体激动剂与噻嗪类利尿剂联用可减轻血管舒张所致的液体潴留，而与其他药物联用时虽无特殊限制，但联用具有相似不良反应的药物时仍需慎重。⑥ α 受体阻滞剂与其他药物联用的数据相对较少。因其可致周围性水肿，宜与利尿剂联用。⑦直接血管舒张剂可致心动过速和液体潴留，常与 β 受体阻滞剂和袢利尿剂联用。

常用降压药物的肾脏清除情况及透析清除情况见表 3-1。

表 3-1 常用降压药物的肾脏清除情况及透析清除情况

药物	剂量	是否经过肾脏清除	透析能否清除	
			血液透析	腹膜透析
ACEI				
雷米普利	5~10mg/d	是	是（20%）	不明确
赖诺普利	0.4~4mg/d	是	是	不明确
培哚普利	2~8mg/d	是	是	不明确
ARB				
替米沙坦	40~80mg/d	否	否	否
氯沙坦	50~100mg/d	否	否	否
奥美沙坦	10~40mg/d	中度	不明确	否
缬沙坦	80~320mg/d	否	否	否
β 受体阻滞剂				
美托洛尔	50~100mg, bid	否	否	不明确
比索洛尔	2.5~20mg/d	是	中度	不明确
卡维地洛	25mg, bid	否	否	不明确
阿替洛尔	50~100mg/d	是	是	否
二氢吡啶类 CCB				
氨氯地平	2.5~10mg/d	否	否	否
硝苯地平	30~90mg/d	否	否	否
非洛地平	5~10mg/d	否	否	否
非二氢吡啶类 CCB				
地尔硫䓬	180~360mg/d	否	否	否
维拉帕米	180~360mg/d	否	否	否
利尿剂				
呋塞米	40~80mg, bid	是	否	否
氢氯噻嗪	25~50mg/d	是	否	否
吲达帕胺	2.5mg/d	是	否	否
螺内酯	50~100mg/d	是	否	否
托拉塞米	5~10mg, bid	否	否	否
中枢 α 受体拮抗剂				
可乐定	0.1~0.3mg, bid	是	否	否
甲基多巴	250~500mg, bid	是	是	是
α1 受体拮抗剂				
多沙唑嗪	1~16mg/d	否	否	否
哌唑嗪	1~15mg, bid	否	否	否
特拉唑嗪	1~20mg/d	否	否	否
血管扩张剂				
肼屈嗪	20~50mg, tid	否	否	否
米诺地尔	5~30mg, bid	否	否	是

（五）降压药物的用药时间

为了达到血压靶目标，CKD 高血压患者常需使用 3 种或 3 种以上降压药，并可以通过使用长效制剂或复合制剂[19] 提高患者依从性。虽然已有研究[20~22]发现睡前予以降压药并制造夜间血压谷值可以降低原发性高血压患者心血管事件风险，但其对改善 CKD 高血压患者预后的价值尚有待确定，CKD 患者降压治疗的理想给药时间尚有待进一步研究。

（六）儿童 CKD 患者的血压管理

CKD 患儿（0~18 岁）常合并高血压，由于该类患者出现 CKD 和高血压的年龄较小，故在一生中出现高血压相关并发症的风险较高。KDOQI 指南强调应根据病因和年龄选择降压药物，并指出此类患者的血压应维持<第 90 百分位数 90th 或<130/80 mmHg（选择两者中的较低者为血压靶目标）。KDIGO 指南则建议 CKD ND 儿童血压持续超过 90th 即开始降压治疗（1C），并指出 CKDND 患儿（尤其是合并蛋白尿者）在不出现低血压相关症状和体征的情况下，尽量维持血压≤50th（2D），这主要是基于 ESCAPE 试验（充血性心力衰竭与肺动脉插管作用评估研究，evaluation study of congestive heart failure and pulmonary artery catheterization effectiveness）的研究数据[23]，该试验发现维持血压<50th 更有益于延缓 CKD 进展。在 2010 年美国肾脏病学会年会上对 CKiD 研究（儿童慢性肾脏病研究，chronic kidney disease in children study）所做的报告[24] 与 ESCAPE 试验的观点也基本一致。在降压治疗方面，KDIGO 指南指出，无论是否存在蛋白尿，均建议 CKD ND 儿童在接受降压治疗时选用 ACEI 或 ARB（2D）。

（七）肾移植 CKD 患者的血压管理

大多数肾移植患者合并高血压，而高血压是促进肾移植患者 CKD 进展和 CVD 发生的重要危险因素之一。2012 年 KDIGO 指南对肾移植患者血压管理的建议基本遵循 2009 年的 KDIGO 肾移植指南[25]。2009 年 KDIGO 肾移植指南指出：<18 岁的未成年人，血压靶目标值小于年龄、性别、身高所对应参考值范围的 90th；关于降压治疗，可以应用任何种类的降压药，但必须密切监测不良反应、药物相互作用等；年龄≥18 岁且尿蛋白排泄率>1000mg/24h 及年龄<18 岁且 UPCR>600mg/24h 者，可将 ACEI 或 ARB 作为一线降压药物。

（周　颖）

参 考 文 献

[1] Wasse H, Speckman RA, McClellan WM. Arteriovenous fistula use is associated with lower cardiovascular mortality compared with catheter use among ESRD patients. Semin Dial, 2008, 21(5): 483-489.

[2] Jafar TH, Agarwal SK. A decade after the KDOQI CKD guidelines:a perspective from South Asia. Am J Kidney Dis, 2012, 60(5): 731-733.

[3] Simões E Silva AC, Flynn JT. The renin-angiotensin-aldosterone system in 2011: role in hypertension and chronic kidney disease. Pediatr Nephrol, 2012, 27(10): 1835-1845.

[4] Escobales N, Crespo MJ. Oxidative nitrosative stress in hypertension. Curr Vasc Pharmacol, 2005, 3: 231-246.

[5] Ewen S, Ukena C, Linz D, et al. The sympathetic nervous system in chronic kidney disease. Curr Hypertens Rep, 2013, 15(4): 370-376.

[6] Dhaun N, Webb DJ, Kluth DC. Endothelin-1 and the kidney-beyond BP. Br J Pharmacol, 2012, 167(4): 720-731.

[7] Dhar S, Pressman GS, Subramanian S, et al. Natriuretic peptides and heart failure in the patient with chronic kidney disease:a review of current evidence.Postgrad Med J,2009, 85(1004): 299-302.

[8] Kidney Disease Outcomes Quality Initiative (K/DOQI). K/DOQI clinical practice guidelines on hypertension and antihypertensive agents in chronic kidney disease. Am J Kidney Dis, 2004, 43(5 Suppl 1): S1-S290.

[9] Kidney Disease: Improving Global Outcomes (KDIGO) blood pressure work group. KDIGO clinical practice guideline for the management of blood pressure in chronic kidney disease. Kidney Inter, 2012, 2(5): S337-S414.

[10] Lambers Heerspink HJ, Holtkamp FA, Parving HH, et al. Moderation of dietary sodium potentiates the renal and cardiovascular protective effects of angiotensin receptor blockers. Kidney Int, 2012, 2: 330-337.

[11] MacLaughlin HL, Cook SA, Kariyawasam D, et al. Nonrandomized trial of weight loss with orlistat, nutrition education, diet, and exercise in obese patients with CKD: 2-year follow-up. Am J Kidney Dis, 2010, 55: 69-76.

[12] Antelava N, Gabunia L, Gambashidze K, et al. Effects of carvedilol, losartan and trimetazidin on functional parameters of isolated heart of rats at oxidative stress. Georgian Med News, 2009, 81-84.

[13] 兆慧, 钱家麒, 丁小强, 等. 盐酸阿罗洛尔治疗慢性肾功能不全合并高血压的多中心研

究. 上海：上海第二医科大学学报. 2004, 24: 1038-1041.

[14] Watanabe K, Yaoita H, Ogawa K, et al. Attenuated cardioprotection by ischemic preconditioning in coronary stenosed heart and its restoration by carvedil. Cardiovasc Res, 2006, 71: 537-547.

[15] Kanoupakis EM, Manios EG, Mavrakis HE, et al. Electmphysiological effects of carvedilol administration in patients with dilated eardiomyopathy. Cardiovasc Drugs Ther, 2008, 22: 169-176.

[16] Rhodes J, Margossian R, Darras BT, et al. Safety and efficacy of carvedilol therapy for patients with dilated cardiomyopathy secondary to muscular dystrophy. Pediatr Cardiol, 2008, 29: 343-351.

[17] Fan CM, Yang H, Li YS, et al. Effect of arotinolol on left ventficular function in patients with idiopathic dilated cardiomyopathy. Chin Med Sci J, 2007, 22: 224-227.

[18] Bakris GL, Sarafidis PA, Weir MR, et al. Renal outcomes with different fixed-dose combination therapies in patients with hypertension at high risk for cardiovascular events (ACCOMPLISH): a prespecified secondary analysis of a randomised controlled trial. Lancet, 2010, 375(9721): 1173-1181.

[19] Gupta AK, Arshad S, Poulter NR. Compliance, safety, and effectiveness of fixed-dose combinations of antihypertensive agents: a meta-analysis. Hypertension, 2010, 55(2): 399-407.

[20] Hermida RC, Ayala DE, Mojon A, et al. Influence of circadian time of hypertension treatment on cardiovascular risk: results of the MAPEC study. Chronobiol Int, 2010, 27(8): 1629-1651.

[21] Hermida RC, Ayala DE, Mojon A, et al. Decreasing sleep-time blood pressure determined by ambulatory monitoring reduces cardiovascular risk. J Am Coll Cardiol, 2011, 58(11):1165-1173.

[22] Hermida RC, Ayala DE, Mojon A, et al. Bedtime dosing of antihypertensive medications reduces cardiovascular risk in CKD. J Am Soc Nephrol, 2011, 22(12): 2313-2321.

[23] Wuhl E, Trivelli A, Picca S, et al. Strict blood-pressure control and progression of renal failure in children. N Engl J Med, 2009, 361(17): 1639-1650.

[24] Furth SL, Flynn JT, Pierce CB, et al. Lower systolic BP associated with slower CKD progression in the CKiD study. J Am Soc Nephrol, 2010, 21: 551A.

[25] Kidney Disease: Improving Global Outcomes (KDIGO) Transplant Work Group. KDIGO clinical practice guideline forthe care of kidney transplant recipients. Am J Transplant, 2009, 9(Suppl 3): S1-S157.

第四章 难治性高血压与慢性肾脏病

难治性高血压（resistant hypertension，RH）是造成心脑血管疾病和肾脏功能损伤的重要原因之一。临床上难治性高血压是一个常见的问题，尽管有相对详尽的管理办法和有效的治疗药物，但仍是一个棘手的问题。CKD作为继发性高血压常见的原因不仅增加了高血压治疗难度，同时还与高血压互为因果，造成更严重的后果。

一、难治性高血压的定义

难治性高血压指在改善生活方式的基础上，应用了合理可耐受的足量3种或3种以上降压药物（包括利尿剂）治疗1个月以上血压仍未达标，或服用4种或4种以上降压药物血压才能有效控制，是高血压治疗中的一个难点。

二、难治性高血压与慢性肾脏病的流行病学

2008年美国心脏病协会（American Heart Association，AHA）发布《难治性高血压诊断、评估和治疗建议》，指出难治性高血压精确患病率尚不明确，认为难治性高血压并不少见，占研究人群的20%～30%。中国高血压最佳治疗试验（Hypertension Optimal Treatment Study，HOT-CHINA）研究人群难治性高血压比例占1.9%[6]。另一项205 750例高血压大型研究也显示，在排除基线数据缺失、随访丢失、白大衣性高血压、药物依从性差和继发性高血压等原因后，发现在原发性高血压人群中，难治性高血压患者也占1.9%[14]。难治性高血压因其诊断的复杂性、治疗的困难性及较差的预后而越来越受到人们的关注。

在慢性肾功能不全队列（the Chronic Renal Insufficiency Cohort，CRIC）研究中，入选了3612例各种肾脏疾病患者，其基线数据表明87.5%的患者有高血压，是美国高血压患病率的3倍（28.5%）。CKD患者中血压升高者明显增加，美国CKD患者中血压正常者仅有10%，13.9%的CKD患者为高血压前期，32%诊断为高血压。美国全国健康和营养检查调查（National Health and Nutrition Examination Surveys，NHANES）研究表明， CKD高血压患者同单纯高血压患者相比，难治

性高血压的患病率增加了 2.5～3 倍，CKD 合并难治性高血压患病率明显增加，并显著增加了 ESRD 和 CVD 风险[7, 8]。

三、难治性高血压与慢性肾脏病的相互作用机制

RAAS 激活、水钠潴留和交感神经兴奋性增高是肾性高血压的主要发病机制[9]。此外，内皮功能紊乱、动脉结构改变、肾缺血、毛细血管液体转运、血管扩张压力感受器敏感性损害致大动脉僵硬度升高等也是其发病机制之一[11]。肾脏实质性病变引起的高血压不仅可加重肾血管病变，导致肾动脉硬化并加重肾功能损害，还可诱发高血压脑病和急性左心功能不全等急症[5]。同时，高血压是肾病进展和 CVD 的危险因素。长期高血压可导致肾小球缺血，继发性损害肾小球前肾动脉和小动脉，进行性血管狭窄及肾血流量下降，导致肾小球后肾缺血发生及进行性肾单位的进一步丧失，最终导致肾衰竭[2]。

四、难治性高血压的诊断方法

血压测量是高血压诊断和分级及疗效评估的基本手段，规范操作、准确测量血压也是检出难治性高血压的关键。目前测量方法包括诊室血压测量、家庭自测血压、动态血压监测。3 种测量方法互为补充、不可替代。

常规诊断方法：在诊室血压测量的基础上，结合连续家庭自测血压和 24 小时动态血压监测（24-hour ambulatory blood pressure monitoring，ABPM）。使用家庭自测血压对新诊断的高血压患者连续监测 2 周、血压波动明显的患者监测 3～7 天，早晚 2 次（早晨服药前测定、睡前测定），每次测量 3 遍，计算最接近的 2 次血压的平均值。

家庭自测血压计的选择：建议采用上臂式肱动脉全自动血压表，应为经过独立认证的全自动血压表。建议患者就诊时把全自动血压表带到诊室，以便检查患者的测量技术及仪器的准确性（与台式水银血压计对比）[3]。对于情绪障碍和焦虑患者，不建议进行家庭血压监测。同时需鉴别影响血压控制不良的原因，进一步排除其他原因所致的假性难治性高血压。例如，血压测量方法不准确，治疗依从性不好；服用影响血压的药物如甘草、非甾体抗炎药物、口服避孕药物、类固醇药物、环孢素、红细胞生成素、麻黄碱等[10]；是否存在高盐摄入、过度焦虑、重度肥胖、慢性疼痛等；抗高血压药物治疗是否充分，联合方案是否合适；注意寻找继发性高血压的线索。

24 小时动态血压监测：目的是了解全天血压的波动及增高的程度，排除假性高血压。

五、难治性高血压中继发性高血压的鉴别

继发性高血压患者血压水平往往较高且经多种降压药物联合治疗血压仍不能达标，但通过针对病因的治疗却可使血压得到很好的控制。因此，检出继发性高血压并给予相应的治疗是控制难治高血压的关键环节之一。对所有难治性高血压均应警惕继发性高血压的可能性。

在鉴别诊断中除了考虑常见继发性高血压睡眠呼吸暂停综合征、原发性醛固酮增多症、肾实质性高血压、肾血管性高血压、嗜铬细胞瘤外，还应特别注意是否存在精神心理因素所致的血压控制不佳。

对怀疑为继发性高血压的患者，围绕疑似病因进行相应的专科检查，避免盲目进行继发性高血压的病因筛查。主要检查包括：肾动脉超声和电子计算机断层扫描（computed tomography，CT），对肾功能受损者可进行钆造影[16]；肾上腺CT；血浆醛固酮、肾素及其比值的测定；醛固酮抑制或激发试验；血、尿儿茶酚胺测定及碘 131 间位碘苄胍闪烁扫描示踪；皮质醇节律和地塞米松抑制试验；睡眠呼吸监测[12]。

六、难治性高血压的治疗

难治性高血压的基本治疗包括改善不良生活方式，主要有减轻体重[4]、适度摄入乙醇、限盐、增加体力活动、注意心理调节、减轻精神压力、保持心理平衡。

在改善不良生活方式的同时还要注意降压药物的合理使用。停用干扰血压的药物，根据患者具体情况和耐受性，选择适合患者的降压药物，合理使用利尿剂及联合用药方案，以达到最大降压效果和最小不良反应。同时在抗高血压治疗中应考虑时间治疗学，依据患者家庭自测血压、动态血压监测结果来调整抗高血压药物用药时间，以达到较为理想的治疗效果。

降压药物应选择联合≥3 种不同降压机制的药物，对于高肾素及高交感活性的患者以肾素-血管紧张素系统阻断剂（renin-angiotensin system inhibitor，RASI）[1]和 β 受体阻滞剂为主。对于容量增高的患者（如高盐饮食及老年患者）以 CCB 和利尿剂为主。对于估算肾小球滤过率（estimate glomerular filtration rate，eGFR）

≤30ml/（min·1.73m^2）的患者应采用袢利尿剂，非透析的肾功能不全患者应增加 CCB 的剂量，甚至将二氢吡啶类与非二氢吡啶类 CCB 合用[12]。

通常的三药联合方案推荐 RASI＋CCB＋噻嗪类利尿剂。血压仍不能达标时可以考虑加用螺内酯（需要评估肾功能和潜在高血钾的风险），或联合 β 受体阻滞剂、α/β 受体阻滞剂或 α 受体阻滞剂。血压仍不能达标时，可乐定、利血平等中枢神经抑制药物可作为联合方案的第五种降压药物的选择。

对于以往未使用 ACEI/ARB 或合并有高血钾的 CKD3～5 期未透析患者应选用 CCB 或 β 受体阻滞剂、α 受体阻滞剂或作用于中枢的降压药或利尿剂。对于 CKD3 期以上的高血压患者，若需使用利尿剂，建议使用呋塞米，不宜使用氢氯噻嗪。对于 CKD3 期以上的难治性高血压患者，可采用如下联合方案[15]。

（1）未透析患者（以往未使用 ACEI/ARB）：长效 CCB+β 受体阻滞剂+α 受体阻滞剂+呋塞米联合，如经剂量调整后降压效果仍不好，可严密观察血 eGFR，试用 ACEI/ARB。

（2）未透析患者（一直在使用 ACEI/ARB）：长效 ACEI/ARB＋长效 CCB＋β 受体阻滞剂＋呋塞米；若降压效果不好，可考虑加用 α 受体阻滞剂、吲达帕胺等；若仍无效，特别是有明显水钠潴留者，提前进入透析。

（3）已透析患者：长效 ACEI/ARB＋长效 CCB＋β 受体阻滞剂，降压效果仍不好时，可加用 α 受体阻滞剂、吲达帕胺等；若仍无效，加做血液透析滤过和（或）血液灌流，或者选用腹膜透析方式。

对于降压疗效评估，除诊室血压外，需结合家庭自测血压和 24 小时动态血压监测评估降压疗效。对于血压波动性大的患者，应嘱咐患者在每次服药前、清晨、午前、傍晚、睡前测量血压并记录结果，并携带就诊。对于诊室血压与家庭自测血压不符、血压波动明显、需要了解夜间血压情况和全天血压平稳情况时，推荐进行 24～48 小时 ABPM。肾功能受损且应用 RASI、醛固酮拮抗剂、合并袢利尿剂治疗的患者，必须定期测定血钾和 Scr，计算 eGFR。

难治性高血压患者心血管风险明显增加，进行规范合理的强化治疗后，仍有部分患者的血压控制不满意。近年以肾动脉交感神经射频消融术（renal denervation，RDN）为代表的介入性治疗逐渐引起人们的关注，有望成为药物治疗控制不良的难治性高血压患者的一种新的治疗方法[12]。

（高瑞龙 陈改玲 王 云）

参 考 文 献

[1] Schmieder RE, Redon J, Grassi G, et al. ESH position paper: renal denervation-an interventional

therepy of resistant hypettension.J Hypertens, 2012, 30(5):837-841.

[2] Tsioufis, Kordalis A, Flessas D, et al. Pathophysiology of resistant hypertension:the role of sympathetic nervous system.Int J Hypertens, 2011, 2011(7)：642416.

[3] Laurent S, Schlaich M, Esler M.Newdrugs, procedures, anddivices for hypertension.Lancet, 2012, 380(9841): 591-600.

[4] Jordan J, Yumuk V, Schlaich M, et al.Joint statement of the European Association for the Study of Obesity and the European Society of Hypertens: obesity and difficult to treat arterial hypertension. J Hypertens, 2012, 30(6): 1047-1055.

[5] DiBona GF, Esler M.Translational medicine:the antihypertensive effect of renal denervation. Am J PhysiolRegulintgr Comp physiol, 2010, 298(2): R245-253.

[6] MaW, Zhang Y, HOT-CHINA Working Group.Low rate of resistant hypertension in Chinese patients with hypertension-an analysis of the HOT-CHINA study. J Hypertens, 2013, 31(12): 2386-2390.

[7] Tanner RM.Prevalence of apparent treatment-resistant hypertension among individuals with CKD.Clin J Am Soc Nephrol, 2013, 8(9): 1583-1590.

[8] Moss J, Vorwerk D, Belli AM, et al.Cardiovascular and interventional radiological society of Europe(CIRSE)position statement on renal denervation for resistant hypertension.Cardiovasc Intervent Radiol, 2014, 37(1): 11-12.

[9] Bhatt DL, Kandzari DE, O'Neill WW, et al.A controlled trial of renal denervation for resistant hypertension.N Engl J Med, 2014, 370(15): 1393-1401.

[10] Lloberes P, Sampol G, Espinel E, et al.A randomized controlled study of CPAP effect on plasma aldosterone concentration in patients with resistant hypertension and obstructive sleep apnea.J Hypertens, 2014, 32(8): 1650-1657.

[11] Kuriyama S, Yokoyama K, Hara Y, et al.Effect of aliskirenin chronic kidney disease patients with refractory hypertension undergoing hemodialysis: a randomized controlled multicenter study.ClinExp Nephrol, 2014, 18(5): 821-830.

[12] 孙宁玲, 霍勇, 王继光, 等.难治性高血压诊断治疗中国专家共识.中国医学前沿杂志, 2013, 5(6): 5-10.

[13] Okada T, Wada T, Nagaoka Y, et al.Clinical practice of two measurements of home blood pressure on each occasion in patients with chronic kidney disease.Cardiorenal Med, 2015, 6(1): 8-15.

[14] Daughter SL, Power JD, Magid DJ, et al.Incidence and progonsisi of resistant hypertension in hypertension pationts.Circulation, 2012, 125(13), 1635-1642.

[15] 第八届中华肾脏病学会慢性肾脏病高血压治疗专家协作组.α/β 受体阻断剂在慢性肾脏病高

血压治疗中的实践指南.中华医学杂志, 2013, 93(48): 3812-3816.

[16] Gaddikeri S, Mitsumori L, Vaidya S, et al.Comparing the diagnostic accuracy of contrast-enhanced computed tomographic angiography and gadolinium-enhanced magnetic resonance angiography for the assessment of hemodynamically significant transplant renal artery stenosis. Curr Probl Diagn Radiol, 2014, 43(4): 162-168.

第五章　高血压合并慢性肾功能
不全的临床治疗策略

高血压是最常见的慢性病，也是心脑血管的主要危险因素，脑卒中、心肌梗死、心力衰竭及 CKD 等为其主要并发症，并且致残、致死率高。但高血压是可以预防、控制的疾病，降低患者的血压水平，可明显减少心血管事件的发生，显著改善患者生存质量。

一、高血压病伴肾脏疾病

高血压和肾脏疾病两者存在伴发关系，高血压病可引起肾脏损害，后者又使血压进一步升高，并难以控制。肾脏疾病所致的高血压称为肾性高血压，主要由肾血管疾病（如肾动脉狭窄）和肾实质性疾病（肾小球肾炎、慢性肾盂肾炎、多囊肾等）所致，在肾脏疾病进展过程中可产生高血压，后者又加剧肾脏病变，使肾功能减退，形成恶性循环。

二、高血压病导致肾功能损坏的发病机制

高血压病造成的肾脏结构和功能改变称为高血压肾损害，是导致 ESRD 的重要原因之一。其病变主要累及肾脏入球小动脉、小叶间动脉和弓状动脉，故又被称为小动脉性肾硬化症[1]。发病机制可能与高血压导致肾脏血流动力学改变有关，也可能有非血流动力学的参与。根据患者临床表现和病理改变的不同，一般将本病分成良性高血压肾硬化症和恶性高血压肾硬化症。良性高血压肾硬化症由良性高血压长期作用于肾脏引起，主要呈现肾脏小动脉硬化和继发性肾实质缺血性病变。恶性高血压肾硬化症是指在原发性高血压基础上发展为恶性高血压，最终导致肾脏损伤。如果早期能够积极有效地控制血压，将会对阻断高血压与肾脏损害之间的恶性循环起到非常重要的作用。

三、高血压肾损害检测方法

肾脏损害主要根据血清肌酐升高、eGFR 降低或尿白蛋白排出量（urinary albumin excretion，UAE）增加。微量蛋白尿已被证实是心血管事件的独立预测因素。高血压患者尤其合并糖尿病患者应定期检查尿白蛋白排出量，24 小时尿白蛋白排出量或晨尿白蛋白/肌酐比值为最佳，随机尿白蛋白/肌酐比值也可接受。eGFR 是判断肾脏功能的一项简便而且敏感的指标，可采用"肾脏病膳食改善试验"（Modification of Diet in Renal Disease，MDRD ）公式，或者我国学者提出的 MDRD 改良公式来计算。eGFR 降低与心血管事件发生之间存在着强相关性。血清尿酸水平增加对心血管风险可能也有一定预测价值。

四、高血压病并慢性肾功能不全的临床治疗策略

高血压是一种"心血管综合征"，应根据心血管总体风险决定治疗措施。高血压是一种"生活方式病"，认真改变不良生活方式，限盐、限酒、控制体重，有利于预防和控制高血压。治疗高血压的主要目的是最大限度地降低心脑血管并发症的发生和死亡的总体危险，因此，应在治疗高血压的同时，干预所有其他可逆性心血管危险因素（如吸烟、高胆固醇血症或糖尿病等），并适当处理同时存在的各种临床情况。危险因素越多，其越严重。

（一）诊断性评估的内容

（1）确定血压水平及其他心血管危险因素。
（2）判断高血压的原因，明确有无继发性高血压。
（3）寻找靶器官损害及相关临床情况。
从而做出高血压病因的鉴别诊断和评估患者的心血管风险程度，以指导诊断与治疗。

（二）治疗原则

（1）严格控制高血压，合理选择降压药，同时改善靶器官的功能。
（2）有效防止高血压肾硬化症的发生和发展，必须将高血压控制达目标值。

高血压患者未合并糖尿病且无心、脑、肾并发症时,血压至少应降至 140/90mmHg,能耐受者还能降得更低;而合并糖尿病或出现高血压心、脑、肾并发症时,血压还需降得更低,至少应为 130/80mmHg;如尿蛋白排泄量>1g/d,血压控制应更低一些。

(3)对于持续性长期难以控制的高血压,应逐渐降低血压,防止过快、过猛;对于近期血压突然升高、肾功能急剧恶化的患者,应给予强有力的药物治疗,使血压迅速恢复正常,一般可首选静脉用降压药,血压控制后,则逐渐替换为口服降压药。

(4)多种降压药物应常规剂量联合治疗,以减少药物不良反应,提高疗效,为了达到血压靶目标,常需使用 2～3 种或以上降压药,并可以通过使用长效制剂或复合制剂提高患者依从性[2]。

(5)尽可能选择长效降压药,使血压 24 小时内稳定于目标范围,以减少血压波动,更有效地保护靶器官。

(6)长期应用降压药物,需注意药物对糖代谢、脂代谢及嘌呤代谢的影响。

(三)一般治疗

(1)减少钠盐及脂肪摄入:每日摄入食盐以不超过 5～6 g 为宜;膳食中脂肪提供的热量应在总热量的 25% 以下;低蛋白饮食 [0.6～0.8g/(kg・d)]。

(2)戒烟限酒:每日女性饮酒不超过 1 个标准饮酒单位(standard drinks,1 个标准饮酒单位为 8～19.7 g 乙醇,各国标准存在差异)、男性不超过 2 个标准饮酒单位 [4]。

(3)减轻体重:腰围减至男性<102cm、女性<88cm,将体重指数(BMI)控制在 20～25 kg/m^2[5]。

(4)适当运动:可根据年龄及个人身体状况选择步行或慢跑等运动方式,每周 5～7 天至少 30 分钟的中度动态锻炼[6]。

(四)药物选择

ACEI、ARB、利尿剂、CCB 及 β-受体阻滞剂均可作为一线降压药物使用,其中 ACEI、ARB 可作为治疗高血压肾损害的首选药物[3]。当应用上述药物仍不能有效控制高血压时,可应用其他降压药物(如 α 受体阻滞剂、血管扩张药及中枢降压药等)。

(1)ACEI/ARB:应用过程中应注意如下几点。

1）从小剂量开始使用，逐渐加量，以免血压降低过度。

2）服药期间应密切监测 Scr，如果 Scr 水平不变或升高<30%均属正常，不应停药。如果 Scr 水平升高>30%，应考虑减量，并检查引起肌酐升高的原因。当 Scr 水平升高>50%时需及时停药。

3）肾功能不全患者服药期间应密切监测血钾，如果血钾水平>5.5mmol/L，应减少 ACEI/ARB 剂量或停药。

4）双侧肾动脉狭窄患者应禁用 ACEI/ARB。

5）孕妇应禁用 ACEI/ARB，以免影响胎儿发育。

（2）CCB：不仅能够抑制细胞膜 L 型钙通道的细胞外钙离子内流，致使外周动脉血管扩张，从而降压，同时能通过减弱 ET 的缩血管效应而降压。此外，CCB 还可能通过抑制系膜细胞对大分子物质的捕获，减少大分子物质在肾小球系膜区的沉积，抑制系膜细胞增殖及基质增加而延缓肾小球硬化，保护肾功能。不同种类的 CCB 对肾小球血流动力学的影响有所不同。维拉帕米等非二氢吡啶 CCB 扩张出、入球小动脉相等，对肾小球血流动力学无不良影响；而硝苯地平等二氢吡啶 CCB 扩张入球小动脉强于扩张出球小动脉。应用 CCB 时应注意药物不良反应，如非二氢吡啶 CCB 导致的心动过缓，二氢吡啶 CCB 导致的水肿（多发生于踝部，与扩张毛细血管前小动脉相关，而不扩张小静脉）和反射性心动过速等。

（3）利尿剂：临床常用的利尿剂包括噻嗪类利尿剂、祥利尿剂和保钾利尿剂。应用利尿剂时应注意以下几点。

1）初始剂量应从小剂量开始，根据年龄和临床反应逐渐调整剂量。

2）可联合其他药物治疗以增加降压效果。如 ACEI 或 ARB 与小剂量利尿剂的联合应用是非常理想的治疗组合，这是由于利尿剂能够明显增强 ACEI 或 ARB 的降压效果。

3）当 GFR<30ml/min 时，噻嗪类利尿剂治疗反应差，应更换为祥利尿剂。祥利尿剂容易导致低钾血症，故应用时要注意血电解质的变化。保钾利尿剂容易使患者出现高钾血症，肾功能不全患者应慎用，尤其联合 RAAS 阻滞剂时。

（4）β 受体阻断剂：主要是通过阻断肾上腺素 β 受体而起降压作用。

一般按照对 β1、β2 受体亚型亲和力的差异进行分类，包括对两种亚型具有相似强度的非选择性 β 受体阻断剂、选择性 β1 受体阻断剂、兼有 α1 和 β 受体阻断作用的新型 β 受体阻断剂。大多数 β 受体阻断剂需应用 4～8 周降压效果才能达到理想水平，提示其起效作用较慢。应用 β 受体阻断剂不要突然停药，以免导致血压反弹。同时要根据 β 受体阻断剂的药理学特点，给予个体化治疗，通常药物从小剂量开始。对哮喘、伴有支气管痉挛的慢性阻塞性肺疾病、严重窦性心动过缓、病态窦房结综合征、II 或III度房室传导阻滞、IV级心力衰竭等患者禁用。

（5）其他药物：α受体阻断剂、血管扩张药及中枢降压药等可作为二线降压药物与上述药物配伍应用，帮助降压，发挥血压依赖性肾脏保护效应。

（五）终末期肾病的降压治疗

ESRD 阶段应进行肾脏替代治疗如血液透析、腹膜透析或肾移植，同时控制蛋白质的摄入，维持水、电解质及酸碱平衡，积极治疗并发症。未透析者一般不用 ACEI 或 ARB 及噻嗪类利尿剂，可用 CCB、袢利尿剂等降压治疗。对于肾脏透析患者，应密切监测血钾和肌酐水平，降压目标为<140/90mmHg。

（六）缺血性肾病的降压治疗

动脉粥样硬化性肾动脉狭窄（atherosclerotic renal arterial stenosis，ARAS）逐渐成为缺血性肾病的主要病因之一，而高血压是导致动脉粥样硬化最常见的危险因素。缺血性肾病以药物治疗为基础，主要包括控制血压、降低血糖、调整血脂、预防血栓、保护残余肾功能及治疗缺血性心、脑血管疾病等，这里着重对缺血性肾病的血管重建进行介绍。

血管重建包括介入治疗和外科手术治疗。治疗方法的选择主要取决于肾实质的损害程度，当肾脏长径>9cm 时，血管造影显示有侧支循环建立，远端肾动脉供应区有逆显影；肾活检显示相对于正常组织病肾尚残余较多，肾小管上皮细胞再生活跃，肾小动脉仅轻度硬化，提示肾实质损害尚有一定的可逆性，应积极采取干预措施，进行血管重建治疗，以控制血压、改善肾功能。

（1）血管介入治疗：包括经皮腔内肾动脉成形术（percutaneous transluminal renal angioplasty，PTRA）及肾动脉支架置入术（percutaneous transluminal renal angioplasty with stent，PTRAS）。与外科手术相比，介入治疗不用全身麻醉、创伤小、痛苦少、可重复性好、住院日期短，但对操作者的技术水平要求高。1 年内再狭窄发生率为 10%～17%，目前放射支架、药物涂膜支架的应用有望减少再狭窄的发生。

（2）外科治疗：外科血运重建包括肾血管旁路移植术、肾动脉内膜剥脱术、肾动脉再移植术、肾动脉狭窄段切除术、离体肾动脉成形术、自体肾移植术及肾切除术等。由于外科手术创伤大、需全身麻醉、并发症多、危险性高、病死率达 4%～6%，因此目前多首选介入治疗。

（七）糖尿病肾病的降压治疗

血压升高是加速糖尿病肾病进展的重要因素，也是决定患者心血管病预后的主要风险因素。而糖尿病肾病是糖尿病最主要的微血管并发症之一，是目前引起ESRD的首要原因[8]。早期诊断、预防与延缓糖尿病肾病的发生、发展对提高糖尿病患者存活率、改善其生活质量具有重要意义。

（1）医学营养治疗：高蛋白摄入（超过总热量20%）与轻度肾损伤糖尿病患者中肾功能的下降、糖尿病合并高血压患者中微量白蛋白尿的发展相关。因此糖尿病肾病患者应避免高蛋白饮食，严格控制蛋白质每日摄入量，不超过总热量的15%，微量白蛋白尿者每千克体重应控制在0.8～1.0g，显性蛋白尿者及肾功能损害者应控制在0.6～0.8g。

（2）运动：长期规律的运动可通过提高胰岛素敏感性，改善糖耐量，减轻体重，改善脂质代谢，改善内皮功能，控制血糖、血压，减缓糖尿病及糖尿病肾病的发生、发展，患者每周应至少进行150分钟以上中等强度的有氧运动（运动时心率达到最高值的50%～70%），每周至少运动3天，并至少安排2次对抗性训练。

（3）血糖控制标准：糖尿病肾病患者的血糖控制应遵循个体化原则。糖化血红蛋白（glycosylated hemoglobin A1c，HbA1c）不超过7%。对于中老年患者，HbA1c控制目标适当放宽至不超过7%～9%。由于CKD患者的红细胞寿命缩短，HbA1c可能被低估。在CKD 4～5期的患者中，用果糖胺或糖化血清白蛋白反映血糖控制水平更可靠。

（4）降压药物的选择：ACEI或ARB在糖尿病肾病中有控制血压、减少蛋白尿、延缓肾功能进展的作用，是目前治疗糖尿病肾病的药物中临床证据最多的，被推荐作为治疗糖尿病肾病的一线药物。糖尿病肾病或糖尿病合并高血压患者首选使用其中一种，不能耐受时以另一种替代，使用期间应监测血清肌酐及血钾水平。ACEI或ARB降压效果不理想时，可联合使用CCB、噻嗪类或袢利尿剂、β受体阻滞剂等降压药物。

（5）调脂治疗：积极控制高脂血症，血脂控制目标：低密度脂蛋白胆固醇<2.60mmol/L，非高密度脂蛋白胆固醇<3.38mmol/L及高密度脂蛋白>1.04mmol/L。首选他汀类降脂药。

（6）抗血小板聚集：抗血小板治疗可预防血栓形成，减少心脑血管事件的发生。可选用阿司匹林、氯吡格雷、噻氯匹定等。伴靶器官损害、CKD及糖尿病患者，可用小剂量阿司匹林进行心血管病一级预防[9]。高血压患者血压水平控制在安全范围（血压<160/100mmHg）后方可用抗血小板治疗，并注意观察出血等不良反应。

（7）降糖治疗：对伴糖尿病患者进行积极降糖治疗，高血压伴 2 型糖尿病患者，建议加强生活方式干预；合理使用降压药，积极控制高血压；规范使用降糖药，血糖控制目标：空腹血糖一般目标为 4.4～7.0mmol/L；非空腹血糖<10.0mmol/L，HbA1c<7.0%。根据病情可选择口服药物或胰岛素注射治疗。

（王晓莉）

参 考 文 献

[1] 中华医学会肾脏病学分会. 临床诊疗指南肾脏病学分册. 北京：人民卫生出版社, 2011.

[2] Gupta AK, Arshad S, Poulter NR. Compliance, safety, and effectiveness of fixed-dose combinations of antihypertensiveagents: a meta-analysis.Hypertension, 2010, 55(2): 399-407.

[3] Task Force Members. 2013 ESH/ESC guideline for the management of arterial hypertension. European Heart Journal, 2013, 34(28): 2159-2219.

[4] 赖玮婧, 刘芳. 2012 年 KDOQI 慢性肾脏疾病血压管理临床实践指南解读. 中国医学前沿杂志（电子版）, 2013, 5(6): 69-73.

[5] Kidney Disease: Improving Global Outcomes (KDIGO) Blood Pressure Work Group. KDIGO clinical practice guideline for the management of blood pressure in chronic kidney disease.Kidney Inter, 2012, 2(5): S337-414.

[6] Kidney Disease Outcomes Quality Initiative (K/DOQI).K/DOQI clinical practice guidelines on hypertension and antihypertensive agents in chronic kidney disease. Am J Kidney Dis, 2004, 43(5 Suppl 1): S1-290.

[7] 中国高血压防治指南修订委员会. 中国高血压防治指南. 中华心血管杂志, 2011, 39(7): 579-615.

[8] 中华医学会糖尿病学分会微血管并发症学组. 糖尿病肾病防治专家共识(2014 年版).中华糖尿病杂志, 2014, 6(11): 792-798.

[9] 中国高血压基层管理指南修订委员会.中国高血压基层管理指南.中华高血压杂志, 2015, 1(23): 24-38.

第六章　难治性高血压的药物治疗

难治性高血压通常定义为：在改善生活方式的基础上，应用了足量且合理联合的 3 种降压药物（包括利尿剂）后，血压仍在目标水平以上，或至少需要 4 种药物才能使血压达标时，称为难治性高血压（或顽固性高血压）[1]。2013 年 ESH/ESC 高血压治疗指南将难治性高血压定义为：当降压方案包含了合理的生活方式改变，使用了一种利尿剂和其他两种不同类型的合适剂量的降压药物（但不一定包含盐皮质激素受体拮抗剂），仍然不能将 SBP 和 DBP 分别降至 140 和 90 mmHg(1mmHg=0.133kPa)以下的高血压，称为难治性高血压[2]。不合理的降压药物联合方案及非最佳的药物剂量是难治性高血压患者血压控制不佳的最常见原因。合理的干预措施是保证所有可能的血压升高机制均被阻断。可以从以下几个方面对血压未达标的难治性高血压患者进行药物调整。

一、调整利尿剂的使用

容量过多是难治性高血压患者最常见的原因，采用合适的利尿剂减轻容量负荷是治疗的基石。研究提示改变利尿剂（增加一种利尿剂，增加剂量，或根据肾功能改变利尿剂的种类）可以使超过 60%的难治性高血压患者实现血压达标[3]。只要肾功能正常，噻嗪类利尿剂从每日 12.5mg 开始是有效的；在一些患者剂量增加到每日 50mg 可以产生额外的血压下降。噻嗪和噻嗪样利尿剂之间是有区别的，氢氯噻嗪 50mg/d 和氯噻酮 25mg/d，后者产生更大幅度的动态血压下降，两者在夜间产生最大的差异。从相同剂量的氢氯噻嗪改为氯噻酮可使 SBP 额外下降 8mmHg。但是，氯噻酮不常见于固定剂量的复方联合制剂，因此使用时需要单独处方。

利尿剂治疗最关键的部分是知晓何时肾功能已经恶化，以便选择最合适的利尿剂。对于噻嗪，当 eGFR 下降到 $50ml/(min \cdot 1.73m^2)$ 以下时，肾功能已经开始恶化；而对于氯噻酮，只要不出现低蛋白血症或高钾血症，eGFR 在 $40ml/(min \cdot 1.73m^2)$ 左右仍然有效。如果患者的 eGFR 在 $40ml/(min \cdot 1.73m^2)$ 以下，应使用袢利尿剂。呋塞米或布美他尼由于作用持续时间短（36 小时），需每日给药 2 次，个别患者需每日 3 次。一天一次的用药可引起间歇性的尿钠排泄，随后 RAS 活性增加，产生反应性的钠潴留。袢利尿剂托拉塞米作用持续时间更长，可每日给药 1 次或 2 次。

二、进一步优化联合降压方案

难治性高血压其他种类降压药的使用应基于联合用药的一般原则。通常大多数患者应使用一种 RAS 阻断剂联合一种 CCB，再联合合适剂量的利尿剂。应确保处方全量药物，特别是体重增加的患者，并保证合适的给药时间间隔。如血压仍未达标，下一步应增加第 4 种药物；如果心率不低，β 受体阻滞剂是一个不错的选择。如果选择的 β 受体阻滞剂没有 α 阻断活性，而外周的 α 受体阻滞剂耐受性较好，则可以使用。

对于真正的难治性高血压，在 RAS 阻断剂、利尿剂和 CCB 的基础上增加一种互补的 CCB 也可以起到很好的作用，如在硝苯地平缓释片的基础上增加长效地尔硫䓬。这样互补的 CCB 联合使血压进一步下降、不良反应小且药理学合理。

基于临床试验的结果不推荐两种不同的 RAS 阻滞剂进行联合。ACEI 联合 ARB 并不合理，研究显示其在降压方面效果不佳，不如在 ARB 的基础上加用一种利尿剂或 CCB，也没有降低心血管或肾脏事件，且不良反应增加。

三、加用醛固酮受体拮抗剂

对于联用多种降压药和增加剂量血压仍不达标的患者，目前证据较多的方案是在原来降压的基础上加用醛固酮受体拮抗剂，其也是 RAS 系统的一部分。在肥胖或睡眠呼吸暂停的难治性高血压患者中增加螺内酯或依普利酮可以产生明显血压下降[3]。盎格鲁-斯堪的纳维亚心脏结果研究中的降压组纳入了 1411 名高血压患者，这些患者没有按照螺内酯水平和肾素活性进行选择[4]，而是平均应用了 3 种降压药，血压控制不佳的难治性高血压患者给予螺内酯作为四线降压药。螺内酯的应用使血压下降了 21.9/9.5mmHg，不受年龄、性别、吸烟和糖尿病的影响。服用螺内酯每日超过 25mg，乳房发育的不良反应常见，可以换用选择性更高的盐皮质激素受体拮抗剂依普利酮。依普利酮也能使血压下降，延缓肾脏病的进展。2015 年公布的 PATHWAY-2 研究[5]结果第一次证实了螺内酯（25～50mg/d）在治疗难治性高血压方面相对于其他药物的绝对优势，且其耐受性良好，并未增加不良事件的发生。该研究分析了 314 例难治性高血压（非糖尿病患者 SBP>140mmHg，糖尿病患者 SBP>135mmHg）患者，在基础降压治疗基础上，顺序接受螺内酯（25～50mg）、比索洛尔（5～10mg）、多沙唑嗪（4～8mg）或安慰剂治疗。结果显示，与安慰剂组相比，螺内酯组患者家庭自测 SBP 进一步降低 8.70mmHg（P<0.001）；

与比索洛尔/多沙唑嗪相比，进一步使家庭自测 SBD 降低 4.26mmHg（$P<0.001$）。这一结果可能会影响今后指南的推荐，今后难治性高血压的定义可能需要修改为：即使应用了螺内酯，血压仍不能被有效控制的高血压。

阿米洛利是另一种保钾利尿剂，功能上为间接的醛固酮受体拮抗剂，可以使难治性高血压患者的血压下降。2015 年公布的 pathway-3 研究显示其降压效果与氢氯噻嗪相同，而联合半剂量的阿米洛利与氢氯噻嗪能够实现双赢效果，既可以优化降压、降低血糖，又能维持血钾稳定[6]。

四、其　　他

如果血压在 4 种药物全量联合时仍未达标，需要应用中枢性 α 受体拮抗剂（甲基多巴或可乐定）或血管扩张剂（肼屈嗪或米诺地尔）。这些药物对于降压非常有效，但是耐受性差，缺乏阳性的结果数据。

目前没有发现 ET 拮抗剂可以有效降低顽固性高血压患者的血压值，也没有发现其与大量不良反应发生率相关。

其他新型降压药（NO 供体、血管加压素拮抗剂、中性肽链内切酶抑制剂、醛固酮合成酶抑制剂）都还在研究的早期阶段[7]。目前，对于难治性高血压的药物治疗还没有其他新方法。

（李佳慧）

参 考 文 献

[1] 中国高血压防治指南修订委员会. 中国高血压防治指南 2010. 中华高血压杂志, 2011, 19(8): 701-742.

[2] Mancia G, Fagard R, Narkiewicz K, et al. 2013 ESH/ESC guidelines for the management of arterial hypertension: the task force for the management of arterial hypertension of the European Society of Hypertension (ESH) and of the European Society of Cardiology (ESC). Eur Heart J, 2013, 34(28): 2159-2219.

[3] Pratt-Ubunama MN, Nishizaka MK, Boedefeld RL, et al. Plasma aldosterone is related to severity of obstructive sleep apnea in subjects with resistant hypertension. Chest, 2007, 131(2): 453-459.

[4] Chapman N, Dobson J, Wilson S, et al. Effect of spironolactone on blood pressure in subjects with resistant hypertension. Hypertension, 2007, 49(4): 839-845.

[5] Williams B, MacDonald TM, Morant S, et al. British Hypertension Society's PATHWAY Studies

Group. Spironolactone versus placebo, bisoprolol, and doxazosin to determine the optimal treatment for drug-resistant hypertension (PATHWAY-2): a randomised, double-blind, crossover trial. Lancet, 2015, 386(10008): 2059-2068.

[6] Brown MJ, Williams B, Morant SV, et al. British Hypertension Society's Prevention; Treatment of Hypertension with Algorithm-based Therapy (PATHWAY) Studies Group.Effect of amiloride, or amiloride plus hydrochlorothiazide, versus hydrochlorothiazide on glucose tolerance and blood pressure (PATHWAY-3): a parallel-group, double-blind randomised phase 4 trial.Lancet Diabetes Endocrinol, 2016, 4(2): 136-147.

[7] Laurent S, Schlaich M, Esler M. New drugs, procedures, and devices for hypertension. Lancet, 2012, 380(9841): 591-600.

第七章 肾素抑制剂的应用前景

RAS 与 CVD 及其危险因素的发生、发展密切相关， 在高血压、冠状动脉粥样硬化性心脏病（coronary heart disease，CHD）及心力衰竭的发病与进展过程中，RAS 激活起到了基础性作用。阻滞 RAS 已成为防治 CVD 的核心策略。目前临床应用的 RAS 阻滞剂主要包括 3 类，ACEI、ARB 和直接作用于肾素的肾素抑制剂（renin inhibitor）。前两类 RAS 阻滞剂的靶点是 ACE 与 1 型 Ang II 受体。在这些已知药物靶点的上游，肾素可能会引起不良心脏重构，该过程甚至不依赖于传统 RAS 信号通路，且由于缺乏肾素释放的负反馈抑制，传统 RAS 阻滞剂能够诱导血浆肾素活性反射性增加，甚至增强肾素与醛固酮的激活。因此第三类 RAS 阻滞剂即直接肾素抑制剂或许能够从源头上阻滞 RAS。20 世纪 50 年代直接肾素抑制剂逐步被认识，理论上它应该是抑制 RAS 的最佳药物。阿利吉仑（Aliskiren）作为该类药物的代表，也是目前唯一被批准上市的肾素抑制剂，几乎被应用于所有关于直接肾素抑制剂的临床研究中。由于阿利吉仑不影响肾素的合成，只影响肾素的活性，因此，它不会反射性引起肾素增多。阿利吉仑作用于 RAS 的初始环节，阻断血管紧张素原裂解为血管紧张素 I，能显著而持久地降低血浆肾素活性，降低血管紧张素 I、Ang II 的水平，扩张血管。专家评论，阿利吉仑"以最接近的步骤"阻断 RAS，并可能因此抑制 RAS 抑制后期通常出现的肾素代偿性增加问题，因此有理由推测，无论单药还是联用，阿利吉仑完全有可能取得与现有药物同样甚至更好的心血管临床获益。历经多年，事实是否在沿着理论推测进行？下面我们一起来回顾阿利吉仑的"心路历程"。

一、肾素抑制剂在高血压患者中的研究

基于众多临床研究证实阿利吉仑在降压方面有良好的效果[1, 2]，2007 年美国食品与药物管理局（Food and Drug Administration，FDA）批准肾素抑制剂阿利吉仑上市，适应证为治疗高血压，可单用或与其他降压药物联合使用。阿利吉仑是一种降压效果随剂量增加而增强的药物。审视上述临床研究的同时，我们也看到，与同属 RAS 抑制药物的 ACEI 或 ARB 相比，阿利吉仑应用到最大剂量（300 mg/d）的降压效果并非更强、不良事件并非更少，因此强效降压似乎不是阿利吉仑的优势。在高血压患者中，若在同等程度降压前提下能比 ACEI 或 ARB 更多地减少主

要或次要心血管病事件，那么阿利吉仑就证实了其存在的价值。但是无论从药物发展史还是临床研究伦理方面，ACEI/ARB 出现早、证据多，在糖尿病、冠心病、心力衰竭或具备某些靶器官损害的高血压患者中评价肾素抑制剂的疗效，研究设计必须在使用目前标准治疗方案（包括 ACEI 或 ARB）的基础上进行，要有多大的获益才能超越 ACEI/ARB 的疗效，且能规避双重阻断 RAS 增加不良事件的弊端，再聪明的学者、再精确的数学模型也无法推测，只能通过临床数据揭示。

基础研究[3]及前期临床研究[4]观察到肾素抑制剂对动脉粥样硬化的改善作用，那么用肾素抑制剂来使正常高值血压降到标准是否会对动脉造成影响，这就促使 AQUARIUS 试验的诞生。该试验拟探讨肾素抑制剂阿利吉仑对合并冠心病的高血压前期患者的冠状动脉粥样硬化进展有无影响。在 613 例冠状动脉疾病、高血压前期且具有额外两个心血管病危险因素的患者中比较了阿利吉仑和安慰剂的效果。受试者接受冠状动脉血管内超声（intravenous ultrasound，IVUS）检查后，被随机分为阿利吉仑（300 mg/d）组或安慰剂组，为期 104 周。在治疗至少 72 周后复查 IVUS，以评估疾病进展。主要疗效指标为基线至研究结束时冠状动脉粥样硬化斑块体积百分比（percent atheroma volume，PAV）；次要疗效指标为标准化冠状动脉粥样硬化斑块总体积（total atheroma volume，TAV）和粥样斑块进展的受试者百分比。2013 年 ESC 公布了 AQUARIUS 试验结果[5]，两组粥样硬化斑块体积百分比（PAV）实际上较基线均略有下降（阿利吉仑组：-0.33%；安慰剂组：-0.24%），但组间无差异，两组之间标准化动脉粥样硬化斑块总体积及斑块缩小状况也没有差异。

2013 年 5 月 17 日，在美国高血压学会上公布的单中心、双盲、安慰剂对照试验 ALPINE 研究显示[6]，直接肾素抑制剂治疗可导致主动脉粥样硬化斑块进展。45 岁以上明确诊断心脑血管疾病的患者分为安慰剂组（37 例）、阿利吉仑组（34 例，150mg 阿利吉仑，治疗 2 周后增至 300mg），在两组患者中，已经进行 ARB/ACEI 治疗的患者均占 60% 左右，36 周时共有 19 例安慰剂治疗患者、18 例阿利吉仑治疗患者完成了高分辨率三维磁共振成像（magnetic resonance imaging，MRI）检查。总体来看，阿利吉仑组治疗后主动脉斑块进展率（通过动脉壁总体积与动脉壁体积百分比变化来衡量）较基线增加值具有统计学意义，安慰剂组治疗后亦有增加但没有统计学意义，两个治疗组间的差异具有统计学意义。但该研究样本量太少，各组仅 50% 患者完成终点 MRI 检查，况且 MRI 上观察到的变化很小，因此该研究不能有效说明在 ACEI/ARB 应用基础上联合直接肾素抑制剂会增加主动脉粥样硬化斑块数量、体积。

二、肾素抑制剂在糖尿病患者中的研究

ALTITUDE 研究是一项大型全球多中心、随机、双盲、对照研究[7]，是阿利吉仑被批准上市后首次在 2 型糖尿病（diabetes mellitus，DM）伴 CDK 或 CVD 的心脑血管疾病高危患者中进行的临床试验。该试验入组 8561 名受试者，在接受最佳 ARB 或 ACEI 治疗的基础上被随机分组，接受阿利吉仑 300mg/d（4283 例）或安慰剂（4296 例）治疗，评估应用阿利吉仑能否进一步降低 2 型糖尿病患者心血管和肾脏事件的发生率，具体包括猝死、非致死性心肌梗死、非致死性脑卒中、心力衰竭住院、ESRD、肾死亡及血清肌酐浓度较基线水平翻倍并且持续至少 1 个月。对每例患者中位随访约 27 个月后，2011 年 12 月研究者宣布因 ALTITUDE 试验中阿利吉仑治疗组患者不良事件（肾脏并发症、高钾血症和低血压）增加且未观察到明显获益，根据监督委员会建议，该研究被提前终止。

上述研究结果直接导致 2012 年 4 月 20 日美国食品与药物管理局（FDA）发布公告称，在糖尿病或肾损害患者中，当含阿利吉仑的降压药与名为血管紧张素转化酶抑制剂和血管紧张素受体阻滞剂的其他药物同时使用时，可能存在肾损伤、低血压及高钾血症的风险，并在 2014 年再次进行类似公告。欧洲药品管理局在 2012 年及 2014 年也对双联 RAS 使用连续发布公告，禁止 DM 患者及 CKD 3～5 期患者在 ACEI 或 ARB 基础上加用阿利吉仑，同时禁止 ACEI 和 ARB 同时应用于糖尿病肾病患者，部分经充分治疗持续有症状的心力衰竭患者或者不能耐受盐皮质激素的心力衰竭患者可在 ACEI 基础上联用坎地沙坦或缬沙坦。

三、肾素抑制剂在心力衰竭患者中的研究

2013 年美国心脏病学会（American College of Cardiology，ACC）年会上 ASTRONAUT 的研究者们公布了该试验的结论[8]，这是阿利吉仑在收缩性心力衰竭患者中应用的一项重大研究。该试验在北美、南美、欧洲和亚洲的 316 家试验中心进行，共有血流动力学稳定的心力衰竭患者 1639 名入组，入组条件为水钠潴留症状、左室射血分数（left ventricular ejection fraction，LVEF）≤40% 和脑尿钠肽（brain natriuretic peptide，BNP）≥400 pg/ml 或 N 末端 B 型尿钠肽前体（N-terminal pronatriuretic peptide，NTproBPN）≥1600 pg/ml，距本次因心脏衰竭住院治疗出院平均相差 5 天。大约有 40% 的患者有糖尿病，21% 的患者有肾功能不全。患者除服用标准治疗心力衰竭药物外，还分别接受阿利吉仑或安慰剂治疗，在耐受情

况下有效药物用量从 150mg/d 增加到 300mg/d，平均随访 11.3 个月。结果显示，6 个月主要复合终点（心血管死亡或心力衰竭再入院）或其中任一终点均未发现显著性差异，1 年后结果也无明显不同。阿利吉仑组因任何严重不良事件而中断随机治疗者明显较少（$P=0.03$），因任何非严重性不良事件（高钾血症、肾损伤/肾衰竭、低血压）而中断治疗者明显较多（$P<0.01$）。与糖尿病患者相比，非糖尿病患者全因死亡及心血管事件死亡/心力衰竭再入院治疗均降低，这种差异有明显的统计学意义。现象下面的本质是什么？糖尿病对阿利吉仑治疗心力衰竭为何有不利影响？这是尚需解答的问题。目前看来，阿利吉仑也许在患有心力衰竭的非糖尿病患者中可以发挥有利的作用。

2016 年以前，针对慢性心力衰竭患者联合应用阿利吉仑与 ACEI 的利弊尚缺乏研究。2016 年 4 月 4 日公布于 ACC 2016 年会的 ATMOSPHERE 试验回答了此问题[9]。ATMOSPHERE 试验入选 LVEF≤35%且纽约心脏病学会（New York Heart Association，NYHA）分级 Ⅱ～Ⅳ级的心力衰竭患者，随机分为 ACEI（依那普利）组、阿利吉仑或两药联合治疗组，主要复合终点为心血管死亡或心力衰竭再入院。随着上述关于阿利吉仑临床研究结果的公布，显示糖尿病患者应用阿利吉仑时存在安全性问题，研究者终止入选糖尿病患者，并停止了对已入选糖尿病患者的用药，最终入选并完成随访的有近 7000 例心力衰竭患者。3 年后，各组患者的主要终点（心血管死亡率或心力衰竭入院率）无明显差异：依那普利组 34.6%，阿利吉仑组 33.8%，联用组 32.9%，与依那普利单药治疗相比，联合治疗与低血压、血清肌酐升高及血钾升高发生率明显增加有关。研究者认为，阿利吉仑联用 ACEI 或单用阿利吉仑均不能为慢性心力衰竭患者带来获益。

四、肾素抑制剂的新研究、新希望

近些年陆续公布的有关阿利吉仑的大型临床试验结果可谓喜忧参半，甚至主基调似乎更倾向于无获益。阿利吉仑代表的肾素抑制剂真的是前途黯淡吗？科学不同于经验之处就在于，从不轻易否定，哪怕面对看似足够多、足够强大的证据，也不能放弃继续追寻真理，因为没有谁敢在历史的一个横断面上断定真理是什么。事实的确如此，就在阿利吉仑被一个个设计严谨、规模宏大的研究不肯定甚至否定的当下，仍然有学者在默默地分析既往研究的数据，以对下一个临床研究进行设计与实施。

上述几个涉及糖尿病患者应用阿利吉仑的大型临床研究均显示无获益，相反，不良反应增加，阿利吉仑似乎与糖尿病患者再无缘了。但经典的试验总是会被一次次解读与诠释，近两年针对老试验新分析的文章再次点燃了糖尿病患者应用阿利吉仑的一丝希望。

2015 年底，AQUARIUS 研究小组发表了对该试验数据进行再分析的结果[10]。将患者按照 DM 与非 DM 进行分组，运用多因素回归模型分析 DM 组及非 DM 组中阿利吉仑治疗对 IVUS 评估的 PAV 和标准化 TAV 的影响，以及主要心血管不良事件（major adverse cardiac events，MACE）包括死亡、非致死性心肌梗死、非致死性脑卒中、心力衰竭再入院、ACS 再入院、再血管化治疗的影响。结果令人惊讶，非 DM 组显示阿利吉仑治疗可明显逆转 PAV 和 TAV，而阿利吉仑治疗的 DM 组却显示出非常明显的 TAV 和 PAV 进展。阿利吉仑治疗的非 DM 组较 DM 组表现出比较明显的 MACE 低风险。由此作者得出如下结论，阿利吉仑在非 DM 人群中有明显的抗动脉粥样硬化进展的作用。但我们依然要清醒地意识到，对于临床研究数据二次分析得到的结论只是一种方法学上的认可，尚需针对非 DM 人群严谨设计的大规模临床研究来证实阿利吉仑在该人群中的抗动脉粥样硬化及对 MACE 的改善效果。

2016 年 1 月 13 日《柳叶刀·糖尿病与内分泌学》杂志发表文章《ALTITUDE 试验的二次分析》[11]，研究得到如下结论：DM 伴 CDK 或 CVD 患者接受阿利吉仑治疗减缓了蛋白尿的进展并促进了蛋白尿的转归，但是对肾脏结局没有影响。ALTITUDE 试验定义的主要复合肾脏结局为血清肌酐、终末期肾脏疾病或肾衰竭进展加倍。阿利吉仑在总体研究人群或任何亚组人群中并不延迟主要肾脏结局的进展。然而阿利吉仑显著降低蛋白尿级别的进程，阿利吉仑组中有 1354（32%）名患者蛋白尿程度由重变轻，安慰剂组有 1128 人，比例为 26%（HR=1.29；95% CI：1.19～1.39）。阿利吉仑组较安慰剂组前 6 个月 GFR 出现显著变化 [-2.5 ml/（min·1.73 m^2）] /年 vs. -1.4 ml/（min·1.73 m^2）/年；$P<0.0001$]；但是，随后的 GFR 变化两组无差异[-2.8 ml/（min·1.73 m^2）/年 vs. -3.1 ml/（min·1.73 m^2）/年；$P=0.068$]。阿利吉仑对肾功能结局转归（尿蛋白及早期 GFR 减退）显示了有利影响，但这些有利影响并未转化为最终的临床肾脏保护作用。是什么原因阻挡真实的结论浮出水面？人群数量不够大、患者选择不够精准、观察时间太短或者对终点的定义不恰当？肾素抑制剂与肾脏疾病之间的联系仍然模糊、遥不可及。即便如此，在阿利吉仑看似前途黯淡的今天，Lancet 发表这个二次分析结论也是值得欣喜的。这更加激励研究者们探索、寻找适合阿利吉仑治疗的人群，设计出更加科学合理的临床研究方案。

非 DM 肾小球肾炎是导致 ESRD 的常见原因，部分患者使用足量 ACEI/ARB 仍无法取得预期疗效，肾素上调增加可能是原因之一。因此 2016 年 Simeoni 教授对阿利吉仑在非 DM 肾小球肾炎的应用进行评论时表示[12]，阿利吉仑联合传统

RAS 的不良反应是潜在的，在密切监测下若患者能耐受此方案，将对肾脏及心血管取得长期获益。

　　在德国注册的关于阿利吉仑治疗原发性高血压的 3A 研究[13] 于 2015 年发表研究结果显示，经过一年的跟踪观察，对于 65 岁以上老年人阿利吉仑与 ACEI/ARB 及其他非 RAS 阻滞剂降压效果相当，多因素校正后不良反应并无差异，因此阿利吉仑在老年高血压患者的应用是安全有效的。同样在 2015 年，日本学者发表的一项关于老年原发性高血压患者应用阿利吉仑的研究显示[14]，阿利吉仑联合 5mg 氨氯地平与单用 10mg 氨氯地平相比，24 小时动态血压监测显示的全天血压和日间、夜间血压无差异，阿利吉仑联合氨氯地平组血压晨峰更明显，这也是之前的研究仅使用诊室血压没有发现的现象，那么未能压制血压晨峰现象是否可部分解释之前的研究中阿利吉仑未取得心血管获益的原因尚需进一步研究。

　　关于阿利吉仑的基础研究也依然在进行。在大鼠的研究中显示[15]，阿利吉仑可改善缺血诱导的新生血管，这是独立于降压之外的作用。我国天津学者 2016 年 4 月发表文章显示[16]，在房性心动过速的动物模型中，阿利吉仑有利于改善心房的结构。是否可以展望阿利吉仑在心肌梗死后心室重构、心房颤动及射血分数保留的心力衰竭治疗中有潜在的获益？阿利吉仑在 2 型 DM 患者心肾预后的临床研究中无出彩之处，学者却发现它可以改善 2 型 DM 患者内皮祖细胞功能[17]、改善胰岛素抵抗[18]。2015 年，Nicola Ferri 教授发表第一个关于阿利吉仑阻止人主动脉平滑肌细胞迁移的研究结果[19]，这表明肾素抑制剂在动脉粥样硬化斑块的发生、发展中有可能起到有益的作用。Chisato Takamura 在大鼠的研究提示阿利吉仑对心肌炎治疗可能有效[20]。

　　RAS 激活是多种疾病发生、发展的重要因素，理论上，从肾素、血管紧张素转换酶和（或）血管紧张素受体等各环节全面彻底地阻断 RAS 会具有更强的靶器官保护作用。但目前关于直接肾素抑制剂阿利吉仑的几个重要临床研究却显示在 ACEI/ARB 基础上联合应用阿利吉仑难以产生更多临床获益，而不良反应事件却显著增高，主要表现为高钾血症、低血压、肾功能减退，主要集中在糖尿病及糖尿病肾病人群。最新的众多试验的二次分析结论及新进行的临床研究结论给我们一些启示，阿利吉仑在非 DM 人群的研究还应扩大，在不同年龄、不同级别尿蛋白及肾功能的人群中的研究还应该继续，与 ACEI/ARB 联合的治疗方案应更加个体化并严密监测不良反应。在 Pubmed 的 clinical trials 中搜索关键词"Aliskiren（阿利吉仑）"，发现有涵盖各种患者群体的临床研究正在进行或者已经完成，结果待发表，如阿利吉仑在射血分数保留心力衰竭患者中的研究、在 ESRD 透析患者中的研究、在肾移植患者中的应用研究、高血压伴糖尿病人群肾保护最佳剂量的研究，以及关于阿利吉仑应用于糖尿病患者的真实世界研究。新型直接肾素抑制剂 VTP-27999 已经开始进行 I 期临床研究[21]，是否从分子构型、药理特性上弥补阿利吉仑的先天劣势，我们拭目以待。只要追寻科学的脚步永不停息，那么我们距离真理将又前进了一步。

（罗　荷）

参 考 文 献

[1] Lam S, Choy M. Aliskiren: an oral renin inhibitor for the treatment of hypertension. Cardiol Rev,2007, 15(6): 316-323.

[2] van den Meiracker AH, Jan Danser AH. Aliskiren: the first direct renin inhibitor for hypertension. Curr Cardiol Rep,2007,9(6): 470-476.

[3] Lu H, Rateri DL, Feldman DL, et al. Renin inhibition reduces hypercholesterolemia-induced atherosclerosis in mice. J Clin Invest,2008,118(3):984-993.

[4] Nussberger J, Aubert JF, Bouzourene K, et al. Renin inhibition by aliskiren prevents atherosclerosis progression: comparison with irbesartan, atenolol, and amlodipine. Hypertension, 2008, 51(5):1306-1311.

[5] Nicholls SJ, Bakris GL, Kastelein JJ, et al. Effect of aliskiren on progression of coronary disease in patients with prehypertension: the AQUARIUS randomized clinical trial. JAMA, 2013, 310(11):1135-1144.

[6] Mihai G1, Varghese J, Kampfrath T, et al. Aliskiren effect on plaque progression in established atherosclerosis using high resolution 3D MRI (ALPINE): a double-blind placebo-controlled trial. J Am Heart Assoc,2013, 2(3):e004879.

[7] Parving HH, Brenner BM, McMurray JJ, et al.Cardiorenal end points in a trial of aliskiren for type 2 diabetes. N Engl J Med,2012, 367(23):2204-2213.

[8] Gheorghiade M, Böhm M, Greene SJ, et al. Effect of aliskiren on postdischarge mortality and heart failure readmissions among patients hospitalized for heart failure: the ASTRONAUT randomized trial. JAMA,2013,309(11):1125-1135.

[9] McMurray JJ, Krum H, Abraham WT. Aliskiren, Enalapril, or Aliskiren and Enalapril in heart failure. N Engl J Med,2016,374(16):1521-1532.

[10] PuriR, Nissen SE, Menon V. Effects of aliskiren in diabetic and non-diabetic patients with coronary artery disease: Insights from AQUARIUS. Atherosclerosis,2015, 243(2):553-559.

[11] Heerspink HJ, Persson F, Brenner BM, et al. Renal outcomes with aliskiren in patients with type 2 diabetes: a prespecified secondary analysis of the ALTITUDE randomised controlled trial. Lancet Diabetes Endocrinol, 2016, 4(4):309-317.

[12] Simeoni M, Nicotera R, Colao M, et al. Direct inhibition of plasmatic renin activity with aliskiren: a promising but under- investigated therapeutic option for non-diabetic glomerulonephritis. Int Urol Nephrol, 2016, 48(2):229-237.

[13] Friedrich S, Zeymer U, Dechend R. The impact of age on the benefits and risks of aliskiren treatment: analyses of the 3A registry. J Hum Hypertens, 2015, 29(5):316-323.

[14] Mizuno H, Hoshide S, Fukutomi M,et al. Differing effects of Aliskiren/Amlodipine combination and high-dose Amlodipine monotherapy on ambulatory blood pressure and target organ protection. J Clin Hypertens (Greenwich), 2016,18(1): 70-80.

[15] Desjarlais M, Dussault S, Dhahri W. Direct renin inhibition with aliskiren improves ischemia-induced neovascularization: blood pressure-independent effect. Atherosclerosis, 2015, 242(2): 450-460.

[16] Zhao Z, Chen Y, Li W,et al. Aliskiren protecting atrial structural remodeling from rapid atrial pacing in a canine model. Naunyn Schmiedebergs Arch Pharmacol, 2016, 389(8): 863-871.

[17] Chang TT, Wu TC, Huang PH. Aliskiren directly improves endothelial progenitor cell function from Type II diabetic patients. Eur J Clin Invest, 2016, 46(6): 544-554.

[18] Fukushima A, Kinugawa S, Takada S, et al. Direct renin inhibitor ameliorates insulin resistance by improving insulin signaling and oxidative stress in the skeletal muscle from post-infarct heart failure in mice. Eur J Pharmacol, 2016, 779:147-156.

[19] Ferri N, Panariti F, Ricci C. Aliskiren inhibits prorenin-induced human aortic smooth muscle cell migration. J Renin Angiotensin Aldosterone Syst, 2015, 16(2): 284-291.

[20] Takamura C, Suzuki J, Ogawa M. Suppression of murine autoimmune myocarditis achieved with direct renin inhibition. J Cardiol,2016, 68(3): 253-260.

[21] Barkoudah E, van Thiel BS, Fisher ND. Maximum renal responses to renin inhibition in healthy study participants: VTP-27999 versus aliskiren. J Hypertens, 2016, 34(5):935-941.

第八章　血液透析患者高血压控制的靶目标

CVD 是维持性血液透析（maintenance hemodialysis，MHD）患者最主要的死亡病因，高血压则是导致心血管事件发生和患者死亡的直接危险因素，MHD 患者罹患高血压比例达 80%以上[1]。2009 年发表的荟萃分析表明，降压治疗能显著降低 MHD 患者的死亡率[2, 3]，但近期也有研究表明，强化降压并非能使所有慢性肾衰竭患者获益，反而有增加心血管事件发生和死亡的风险[4]。因此，如何确定 MHD 患者高血压控制的靶目标，成为 MHD 患者高血压管理的关键问题[5]。

一、如何及何时测量 MHD 患者血压

MHD 患者有透析前和透析后血压、透析间期的家庭血压。透析间期血压认为是定义 MHD 患者血压的水平。荟萃分析表明，透析前和透析后的血压不能精确地估计透析间期的血压动态[6]。

二、MHD 患者血压的目标值

根据美国预防、检测、评估与治疗高血压全国联合委员会第七次报告（JNC-Ⅶ）对高血压的分类诊断标准，SBP 超过 140mmHg 或 DBP 超过 90mmHg 即可诊断为高血压[7]。此标准是基于大样本高血压人群的随机对照研究，高于此值者则心脑血管不良预后的发生率明显增加。

2005 年肾脏病质量预后指南（Kidney Disease Quality Outcome Initiatives，KDQOI）提出了 MHD 患者的血压治疗目标值，建议透析前控制在 140/90mmHg 以下，透析后控制在 130/80mmHg 以下[8]。但该血压值是针对未透析患者而确定的，故缺乏足够临床证据证明降压可以降低透析患者的死亡率，支持这个建议的证据水平较低，为 C 级标准，即基于很弱的循证医学证据或专家观点，因此，并不适用于血液透析患者。

2004 年 CKD 患者高血压指南及 2006 年血液透析充分性指南均未建议血液透析患者目标血压值，而是着重建议控制容量、饮食钠摄入及避免透析液高钠等。目前，现有的研究结果也未对血液透析患者血压控制的靶目标值做统一设定[9]。

2009 年 3 月，KDIGO 召开的一次会议上争论了 CKD 5D 期患者的血压。会议由 50 名国际专家出席，旨在回顾尤其是这个人群最新的病理生理学、流行病学和血压管理的信息。全体讨论并达成共识，会议摘要发布在 KDIGO 网站。数据表明透析前血压和死亡率之间有一个"U"形关联，患者透析前 SBP 为 100～125 mmHg 的死亡率最低，而 SBP>150 mmHg 与死亡率增加相关。严重心肌病改变了血压和死亡率之间的关系，患者血压<115 mmHg 生存率非常低。另一方面，透析后 SBP≥180 mmHg 和 DBP≥90 mmHg 与 CVD 大幅增加的死亡率相关，家庭自测血压监测的最小风险范围在 CKD 5D 期患者尚不清楚，观察到的最好结果是 SBP 为 120～145mmHg。

随机对照研究是解决血液透析患者透析前后目标血压的最终手段。由于 MHD 患者心血管不良预后的危险因素很多，除了传统的危险因素外，尚有 CKD 相关的危险因素和血液透析相关的危险因素。这些因素之间又相互影响，使得要获得较大的样本量和较长的随访时间才可能观察到不同血压组之间可能存在的长期预后差异。并且不同于非透析人群，在研究中，为使不同患者达到不同的目标血压，所必须采取的措施可能不同，包括药物、透析频次、干体重调整、采用不同的透析模式等，或者这些措施联合使用，而这些措施本身即可对患者预后有影响。所有这些因素使得在 MHD 人群中开展针对血压目标值与远期预后的研究比在非透析人群要复杂得多[10]。

KDOQI 指南建议透析前血压（BP）<140/90mmHg。然而很多研究发现，不是高 SBP 而是低 SBP 提高了死亡率，可能是由于潜在的混杂因素如严重的并发症影响了血压和死亡率。为了减少这种偏差，透析预后与工作模式研究（DOPPS）使用透析室水平数据进行统计学分析，分析包括 DOPPS Ⅰ、Ⅱ和Ⅲ共 928 家透析室 24 525 例患者资料，并假定 928 家透析室的患者特征一致，由于各透析室的行医习惯不一致导致各透析室患者的血压分布也不一致，这样，如果透析室血压偏高的患者所占比例与透析室死亡率有关，即可间接说明患者血压水平与死亡预后相关。与透析前 SBP 130～159mmHg 相比，透析室患者 SBP 110～129mmHg 的比例每增加 20%，其死亡风险增加 13%，透析室患者 SBP 超过 160mmHg 的比例每增加 20%，其死亡风险增加 16%[11]，SBP<130mmHg 时死亡率高，这与之前的研究一致，可能是由于透析过程中血压过低，提示透析前血压控制在 130～159mmHg 是合适的。

2014 年最新公布的《2014 年成人高血压循证管理指南》推荐：对年龄≥18 岁伴 CKD 的高血压患者，SBP≥140mmHg 或 DBP≥90mmHg 即需启动降压药物治疗，目标血压<140/90mmHg（E 级推荐）。该推荐针对年龄<70 岁，且 eGFR <60ml/（min·1.73m^2）的患者，或尿蛋白/肌酐>30mg/g 的患者。基于现有的证据，对年龄 70 岁以上或伴 GFR<60ml/（min·1.73m²）的人群难以推荐目标血压，降压治疗应个体化[12]，但是并未提及血液透析患者的高血压管理。

三、MHD 患者血压变异的影响

血压变异（blood pressure variability，BPV）是指在一定时间内血压波动的程度，是体内神经内分泌动态调节综合平衡的结果，是人类血压最基本的生理特征之一。BPV 使人们对高血压患者心脑血管预后影响的认识逐步加深，成为近年来研究的焦点，血液透析患者 BPV 也需要进一步关注。研究表明，BPV 独立于血压平均水平及血压最高值，对高血压靶器官产生损害并影响预后。

正常人 24 小时血压节律呈双峰双谷，即 6:00～10:00 上升，14:00～15:00 下降，16:00～18:00 又上升，以后缓慢下降直至凌晨 2:00～3:00 的最低谷值。这样描记形成的昼夜血压波动曲线状如长勺，称为杓型血压。血压的这种昼夜节律适应机体活动变化，能有效保护心、脑、肾等重要脏器的结构和功能。而 MHD 患者血液透析间期容量增加易导致非杓型高血压，长期随访发现，与杓型高血压相比，非杓型血压患者心血管死亡率是杓型血压患者的 9 倍，其冠状动脉硬化、左心室收缩不同步的发生率也增加[13]。一项最新在中国 MHD 人群中进行的动态血压监测结果显示，超过 90% 的患者血压模式呈现非杓型或反杓型[14]。相较于普通高血压及非透析 CKD 患者，MHD 患者的特殊之处在于"透析期"与"透析间期"，这两期之间的血流动力学变化差异极大，因此血压及 BPV 的差别也非常明显，透析 BPV 和死亡率增加相关。

透析中低血压（intradialytic hypotensive episodes，IDHEs）是 HD 患者关注的主要问题，每日短时透析的患者低血压发生率低于传统血液透析方式患者[15]，每周 6 次透析的患者 IDHEs 发生率相对低于每周 3 次透析的患者[16]，这可能是因为透析频率的增加使每次透析时超滤量相应减少，从而增加了血流动力学的稳定性，改善了容量对血压波动的影响，但就目前国内医疗情况分析，在长期规律透析的患者中普及每日短时或每周 6 次透析法存在一定的局限性。

HD 患者 BPV 较普通人群更为显著。这一现象导致 MHD 患者心血管事件的发生率及死亡率明显增高。MHD 患者 BPV 的增高可能与透析脱水量、微炎症状态、动脉僵硬等相关。对于 MHD 患者，除了同普通人群相似的通过调整降压药种类及服药时间控制 BPV 外，还可能通过严格控制透析间期体重增长、改良透析模式及透析液处方来改善血压节律，降低 BPV[17]。对于 MHD 患者，对不同时期的 BPV 进行分析有助于进一步认识 BPV 与心脑血管事件及全因死亡的关系，从而更有效地控制透析患者的血压，改善预后。

四、MHD 患者血压的季节波动

MHD 患者的血压存在季节波动性，表现为夏季较低的血压和冬季较高的血压。一项对超过 3000 例患者的研究观察发现这种血压的冬夏季差别平均高达 10mmHg，这除了与环境温度有关外，发现夏季透析间期体重增长较少[18]，可能与夏季食量减少或出汗较多有关。

综上所述，高血压在血液透析患者中是普遍存在的，对生存有重大影响。血压的准确测量是管理的重要前提，透析前血压测量可能并不能反映患者经历的平均血压水平，如何和何时测量血压是重要的，在家自测血压的证据是有优势的。MHD 患者血压管理非常重要，而且不同于一般高血压人群。有效控制血压极为关键，因此，MHD 患者的降压靶目标应综合考虑患者年龄、人种、透析龄、营养状态、合并症或并发症等不同情况，而以进行个体化设定为宜。

（张宇梅　李文歌）

参 考 文 献

[1] Agarwal R, Nissenson AR, Batlle D, et al. Prevalence, treatment, and control of hypertension in chronic hemodialysis patients in the United States. Am J Med, 2003, 115:291-297.

[2] Heerspink HJ, Ninomiya T, Zoungas S, et al. Effect of lowering blood pressure on cardiovascular events and mortality in patients on dialysis: a systematic review and meta-analysis of randomised controlled trials. Lancet, 2009, 373:1009-1015.

[3] Agarwal R, Sinha AD. Cardiovascular protection with antihypertensive drugs in dialysis patients: systematic review and meta-analysis. Hypertension, 2009, 53:860-866.

[4] Mahmoodi BK, Matsushita K, Woodword M, et al. Associations of kidney disease measures with motality and end-stage renal disease individuals with and without hypertension: a meta-anlysis. The Lancet, 2012, 380: 1649-1661.

[5] Levin NW, Kotanko P, Eckardt KU, et al. Blood pressure in chronic kidney disease stage 5D-report from a kidney disease: improving global outcomes controversies conference. Kidney Int, 2010, 77:273-284.

[6] Agarwal R, Peixoto AJ, Santos SF, et al. Pre-and post-dialysis blood pressures are imprecise estimates of inter dialytic ambulatory blood pressure. Clin J Am SocNephrol, 2006, 1: 389-398.

[7] Chobanian AV, Bakris GL, Black HR, et al. The seventh report of the joint national committee on prevention, detection, evaluation, and treatment of high blood pressure: the JNC 7 report. JAMA, 2003, 289: 2560-2572.

[8] K/DOQI Work Group. K/DOQI clinical practice guidelines for cardiovascular disease in dialysis patients. Am J Kidney Dis, 2005, 45: S1-153.

[9] 张郁苒, 袁伟杰.维持性血液透析患者降压治疗靶目标的临床研究现状. 中国血液净化, 2012 , 11: 117-120.

[10] 左力.血液透析患者的血压管理.中华临床医师杂志（电子版）, 2013, 17:3-5.

[11] Robinson BM, Tong L, Zhang J, et al. Blood pressure levels and mortality risk among hemodialysis patients in the dialysis outcomes and practice patterns study. Kidney Int, 2012, 82: 570-580.

[12] James PA, Oparil S, Carter BL, et al. 2014 evidence-based guideline for the management of high blood pressure in adults. JAMA, 2014, 311（5）:507-520.

[13] Liu M, Takahashi H, Morita Y, et al. Non—dipping is a potent predictor of cardiovascular mortality and is associated with autonomic dysfunction in hemodialysis patients.Nephrol Dial Transplant, 2003, 18:563-569.

[14] Liu W, Ye H, Tang B, et al. Profile of interdialytic ambulatory blood pressure in a cohort of Chinese patients. Journal of Human Hypertension, 2014, 28:677-683.

[15] Murashima M, Kumar D, Doyle AM, et al. Comparison of intradialytic blood pressure variability between conventional thrice—weekly hemodialysis and short daily hemodialysis.Hemodialysis International, 2010, 14: 270-277.

[16] Peter Kotanko, Amit X Garg, Tom Depner, et al. Effects of frequent hemodialysis on blood pressure: results from the randomized frequent hemodialysis network trials. Hemodialysis International, 2015, 19:386-401.

[17] 李子芊, 周亦伦. 维持性血液透析患者血压变异与心血管疾病研究进展.中国血液净化, 2015, 14: 116-119.

[18] Argilés A, Lorho R, Servel MF, et al. Seasonal modifications in blood pressure are mainly related to interdialytic body weight gain in dialysis patients. Kidney Int, 2004, 65: 1795-1801.

第二篇

肾动脉狭窄与心肾疾病

第九章　肾动脉狭窄与急性肺水肿

——Pickering 综合征

1988 年，Pickering 等[1]首次在 *Lancet* 上报道了 11 例肾动脉狭窄（renal artery stenosis，RAS）合并高血压患者反复发作一过性急性肺水肿（flash pulmonary edema，FPE）的情况，其中 7 例为双侧肾动脉狭窄、2 例为孤立肾肾动脉狭窄、2 例为单侧肾动脉狭窄。肺水肿的发生不依赖于患者的心功能水平；肾动脉支架置入术后所有患者血压下降，10 例肺水肿未复发，肾功能明显改善。在随后发表的 55 例病例系列中，Pickering 进一步证实了首次报道中提出的论点，即双侧肾动脉狭窄或孤立肾肾动脉狭窄较单侧肾动脉狭窄更容易发生肺水肿，成功的肾动脉血管重建术能减少肺水肿的发生，推测双侧肾动脉狭窄是氮质血症高血压患者发生肺水肿的特殊、可治疗的危险因素。此后，其陆续发表了关于肾动脉狭窄合并急性肺水肿的 29 个病例报道、9 个病例系列、10 个临床试验，其中 16 例病例报道、2 个病例系列、7 个临床试验，总计 87 例患者支持双侧 RAS 相关一过性肺水肿的理论。2010 年在奥斯陆举办的第 20 届欧洲高血压大会上，提议把这种情况命名为 Pickering 综合征。

一、概　　念

动脉粥样硬化性肾血管病（atherosclerotic renovascular disease，ARVD）是 RAS 最常见的病因，在老年患者中发病率较高；其次是多发性大动脉炎和肌纤维发育不良等，后者为年轻人发生 RAS 的主要原因。在 Pickering 等及以后的陆续报道中，主要是对动脉粥样硬化性肾动脉狭窄进行研究，因此本章中的 RAS 主要是指肾动脉粥样硬化性狭窄。

一过性肺水肿（flash pulmonary edema，FPE）描述了一种特殊的临床情况，其表现类似于特别急剧的急性失代偿性心力衰竭。但 FPE 有其非常独特的病理生理机制——肺泡间隙及肺泡内的液体急剧积聚（flooding），甚至可在数分钟内致死[2]。左心室舒张末压的急剧升高是 FPE 发生的重要原因，但心力衰竭不是 FPE 的必要条件。FPE 在临床表现上与失代偿性心力衰竭非常相似，在急诊室经常被当做是急性心源性肺水肿而难以区分，但 FPE 与失代偿性急性左心力衰竭是两种不同的临床情况，有些发生 FPE 的患者左心室射血分数完全正常，其是由涉及多脏器的复杂机制引起的急性肺内液体潴留，治疗策略上也有所不同。

二、流 行 病 学

肾动脉粥样硬化性疾病与其他血管床——冠状动脉、颈动脉、髂动脉等的粥样硬化性疾病的发生息息相关。我们对 26 项研究进行总结，共纳入 30 092 例接受诊断性冠状动脉造影和肾动脉造影检查的患者[3~28]，结果发现有冠状动脉疾病的患者其肾动脉>50%狭窄的平均发生率为 8.0%（3.1%～22.9%），在所有存在肾动脉粥样硬化狭窄的患者中，20.3%有明显双侧肾动脉狭窄。对于 RAS 患者 FPE 的发生率，不同报道差异较大。据 Pickering 本人总结，患病时间较长的动脉粥样硬化性肾动脉性高血压患者 FPE 的发生率高达 23%。Bloch[29]报道 RAS 患者肾动脉血运重建术前 FPE 发生率为 23/56（41%），患者平均血压为 207/110mmHg（1mmHg=0.133 kPa），Scr 为 3.5 mg/dl，2/3 的患者左心室射血分数正常。Messina 等[30]报道密歇根大学医学院治疗的 17 例 RAS 患者中，16 例为双侧肾动脉狭窄总权重 RAS 发生 FPE 的概率为 15.3%，双侧 RAS FPE 发生率为 14.3%、单侧为 3.5%。

根据现有报道，双侧 RAS 或孤立肾 RAS 是 FPE 最重要的危险因素，原因可能是单侧 RAS 可引发压力性利尿机制，而双侧 RAS 的该机制丧失，造成水钠潴留，正如"一肾一夹"模型所示。

众所周知，高血压、冠心病、氮质血症是急性肺水肿的前驱因素。基础心脏疾病是 RAS 患者发生肺水肿的重要决定因素，但并非必要因素，Pickering 综合征患者中有 2/3 左心室射血分数正常[29]，以往存在冠心病者很多都没有发生肺水肿。Bloch 等[29]报道 Pickering 综合征患者的平均血压为 207/110mmHg，平均 Scr 为 3.5 mg/dl。急、慢性肾衰竭可导致肺水肿，但发生和不发生 FPE 的肾动脉狭窄患者肾功能相似，很难说肾功能是 RAS 患者发生 FPE 的预测因子。

三、病理生理机制

双侧 RAS 患者发生 FPE 的机制主要有三：①压力性利钠（pressure natriuresis）机制缺失；②血流动力学负荷增加、心脏舒张功能障碍；③肺毛细血管血-气交换功能障碍。

（1）"一肾一夹"模型的建立，压力性利钠机制的丧失：相关动物模型揭示单侧与双侧 RAS 致 FPE 可有不同的病理生理过程。单侧 RAS 相当于"两肾一夹（2K1C）"的高血压动物模型，狭窄侧肾脏灌注明显减低，激活同侧 RAAS，导致水钠潴留，并进一步激活 SNS，导致血压急剧升高。而对侧正常肾脏在高灌注和高血压的作用下，反馈机制使肾髓质血流量增加，肾间质静水压增加，从而使肾小管周围正常的渗透压梯度被破坏，产生压力性利尿作用[31]，同时肾小管重吸收钠减少，进一步起到利尿作用。但双侧 RAS 或孤立肾 RAS 相当于"一肾一夹（1K1C）"高血压动物模型，压力性利尿现象往往消失，水钠潴留导致血容量增加[32]。

（2）左心室舒张功能障碍：左心室肥大（left ventricular hypertrophy，LVH）是对血压升高和左心室后负荷增加的一种适应性代偿反应，当这种代偿机制耗竭时，左心室舒张末压升高，导致左心房压升高，加之神经体液因素（Ang II 升高，儿茶酚胺升高，ET 升高，NO 降低）放大这一效应，导致肺微血管内静水压升高，超过微血管周围的肺间质内的静水压；液体从毛细血管进入肺间质；肺间质静水压升高；液体从肺间质进入肺泡，最终导致肺间质和肺泡间隙充满液体，急性肺水肿发生。

（3）肺水动态平衡的丧失，肺毛细血管血-气屏障的衰竭：正常情况下，肺内液体出入存在动态平衡，调节肺水平衡的主要动力是毛细血管中的微血管压力。液体离开毛细血管，进入间质间隙，与毛细血管网的静水压和跨血管壁的胶体渗透压之间的压差直接相关，当滤过压增加或胶体渗透压降低时，液体内流增多，使升高的左心室舒张末压能够直接传递到无保护的肺血管系统。除了毛细血管的自我调节和肺泡上皮结构有非常紧密的连接之外，健康的肺能清除过多液体，避免影响气体交换和肺内液体积聚发生，上皮钠通道是跨上皮转运钠和清除肺泡内水的关键环节，当 RAS 和交感激活时，肺毛细血管内皮通透性增加，上皮钠通道清除肺泡内水的能力下降，肺泡内及肺泡间隙水失平衡，导致肺水潴留。

FPE 的发生在肺水平分为以下 3 个阶段。①第 1 阶段：左心室舒张末压升高，左心房压升高，逆向传递到肺静脉，并传递到肺毛细血管床。毛细血管内肺高压发生，跨毛细血管液体滤出增多，肺间质水肿明显，并进入下一阶段。②第 2 阶段：水肿先是局限于支气管血管周围，或间质周微血管间隙。③第 3 阶段：当毛细血管内压超过 $20 \sim 25 \text{mmHg}$ 时，液体进而通过上皮屏障，侵入肺泡间隙，产生肺泡水肿，呼吸膜增厚，气体交换障碍，引起低氧血症和呼吸困难。

上述是目前公认的 FPE 发生的主要病理生理机制。同时，RAS、交感激活始终贯穿于 FPE 发生的始末，血浆及组织局部 Ang II、儿茶酚胺、ET-1 等神经体液介质可增加肺泡毛细血管通透性，破坏肺泡-毛细血管屏障，促进肺内液体积聚，触发和促使 FPE 发生。

在较严重的双侧 RAS 患者中，上述各种机制交织在一起，相互促进，突破了肺泡-毛细血管屏障的保护机制，导致肺泡积液的发生。而在内环境不稳定的情况下，血压、水钠潴留，甚至灌注压和心肌缺血的轻微波动都可能激发 FPE。一旦 FPE 发生，心脏泵功能也随之下降，肾灌注压进一步下降，从而形成恶性循环。

四、临 床 特 点

Pickering 综合征应属于Ⅲ型心肾综合征（cardio-renal syndrome，CRS）中具有独特发病机制和临床表现的一种类型。在急诊室，Pickering 综合征也应视为一种高血压急症，并成为非心源性急性肺水肿中鉴别诊断的一部分，应采取快速措施进行临床干预。

由于 Pickering 综合征患者通常存在多重心血管危险因素，有多血管床动脉粥样硬化，因此，很多患者同时存在冠心病，初诊的临床医师以为急性肺水肿是急性心肌缺血所致，并按照急性冠状动脉综合征处理，从而忽略了肺水肿真正的病因——心脏外原因所致肺内液体的骤然增多，造成误诊和延误。而另一些患者，造影显示冠状动脉并不存在可导致血流受限的狭窄，这种"冠状动脉病变不严重"的表现加上左心室收缩功能正常会给人一种错误的"安全感"，以为患者并不危急，或认为呼吸困难等症状是非心源性原因（如支气管哮喘、急性肺栓塞等）所致，同样造成误判。

对现有报道进行梳理发现，在诊断 RAS 前，FPE 已平均发作了 2.3 次。对 87 例患者进行回顾分析表明[33]，Pickering 综合征患者的平均年龄为 63 岁，47%为男性，73%为吸烟者；58%有冠状动脉疾病，40%过去曾诊断为心力衰竭，平均左心室射血分数为 49%，50%有左心室肥大；94%有明显肾衰竭，平均肌酐为 3.8 mg/dl；仅 7%只发作过 1 次 FPE，93%反复发作 FPE。FPE 通常表现为突发、严重、无明确诱因的呼吸困难，即"一过性肺水肿"，而此时左心室收缩功能往往是正常的。呼吸困难经常发生在夜间，可能与 RAS 患者的反杓型血压有关。

在 RAS 患者中，Pickering 综合征的发生率为 10%～30%，不同研究的报道差异较大，可能是因为不同医生如心血管医生和肾科医生对该病的判断不同，或对这一特殊病理生理关系的认知程度不同。经皮腔内肾动脉成形术（percutaneous transluminal renal angioplasty，PTRA）后肺水肿复发率为 6%～23%，需要鉴别 FPE 复发是肾动脉再度狭窄所致，还是与肾动脉狭窄无关。复发的病理生理学机制十分复杂，严重肾实质疾病或双侧肾动脉感染所诱发的钠水潴留可导致复发，严重左心室功能不全也是复发的重要原因。Pelta 等[34]报道 Pickering 综合征患者行 PTRA 术后，有 2 例复发 FPE：1 例发生了双侧肾动脉痉挛；1 例在成功再灌注后发生了自发性肾脏破裂，最后做了主动脉-肾动脉旁路手术，解决了 FPE 的问题。

　　导致 Pickering 综合征发生的关键危险因素和促进因子包括双侧肾动脉狭窄、左心室舒张功能不全、急性心肌缺血、动脉僵硬度增加、血压急剧升高或血容量急剧增加等[35]。

　　单侧 RAS 与双侧 RAS 的临床表现因其对 RAAS 的激活和利钠作用的不同而有所不同（表 9-1）。RAS 激活导致的钠潴留可被对侧肾的压力性利钠抵消，不容易发生容量扩张和液体潴留，但也有少数患者会发生 FPE，目前确切机制尚不清楚。作为对比，原发性醛固酮增多症以血压明显升高和高醛固酮血症相关的严重钠潴留为主要特征，极少发生肺充血。因此，单侧肾动脉狭窄发生 FPE 应该有其他因素参与，如左心室收缩或舒张功能不全。

表 9-1　单侧与双侧肾动脉狭窄（RAS）患者临床表现的比较

	RAAS 激活	钠/液体容积状态	心排血量	总外周阻力	血压对 RAAS 阻滞剂的反应	FPE	PTRA 后的利钠效应
单侧 RAS	显著增加	压力性利钠	正常	显著升高	显著增强	很少	无
双侧 RAS	增加	容量性利钠	增加	升高	增强	经常	有

五、治　　疗

　　确诊肾动脉狭窄以肾动脉造影为金标准。近来有人尝试用肾动脉血管成像（MRA）诊断 Pickering 综合征患者的肾动脉狭窄，优点是可避免使用肾毒性对比剂，可用于初步拟诊和鉴别诊断。

　　一旦怀疑 Pickering 综合征，应视为高血压急症进行处理，治疗方法分为两个阶段。

　　（1）第一阶段：处理急症阶段，立即给予降压药物治疗，以减轻血流动力学负荷，通常能使 FPE 迅速缓解。但血压的骤然下降可能使肾血流量减少，并使肾功能进一步恶化，尤其是当使用 RAAS 阻滞剂时。尽管 RAAS 阻滞剂对于缓解 FPE 可能非常有效，但其导致急性肾衰竭的潜在危险不可忽视，当患者病情稳定后，其成为相对禁忌药物。较为安全、正确的决策是从一开始就使用袢利尿剂，以迅速减轻水钠潴留，消除肺内液体，减轻肺水肿，挽救生命。需要说明的是，由于缺乏临床试验证据，急性期治疗用药并没有规范可循。

　　（2）第二阶段：一旦患者肺水肿缓解、病情稳定，应考虑肾动脉血运重建术，因为 Pickering 综合征的病理生理机制表明，肾脏低灌注所致压力性利尿作用丧失是肺水肿发生的原因。外科手术或介入手术都证明是有效的[1, 29, 30, 39-43, 45, 46]，可降低循环 RAAS 水平，从而降低血压，改善肾血流量，利钠利尿。

　　ACC/AHA 指南推荐以下情况适用经皮肾动脉介入治疗：明显 RAS 合并反复、不能解释的充血性心力衰竭或急性肺水肿（Ⅰ类推荐，B 级证据）；明显 RAS（>70%）合并难治性或恶性高血压、缺血性肾病（Ⅱa 类推荐，B 级证据）[36]。成功的肾动脉血运重建可显著缓解 FPE，有证据表明，支架置入优于单纯球囊扩张，尤其是肾动脉入口处狭窄的动脉粥样硬化患者[37, 38]。最近的一项病例对照研究表明，对于存在双侧 RAS 或孤立肾 RAS 合并心力衰竭的患者，肾动脉支架置入术对心功能的改善作用明显优于药物保守治疗[39]，在该项研究中，前者与后者的心功能分级（NYHA 分级）分别为 [（1.9±0.8）vs.（2.6±1.0），$P<0.04$]，肾动脉支架置入术后患者心衰复发事件明显减少，因心力衰竭再入院率减少 50%；支架置入术成功率高，5 年主要通畅率达 79%~84%，次要通畅率为 92%~98%[40, 41]。对于急性心力衰竭患者，或同时存在肾动脉和冠状动脉粥样硬化性疾病的患者，支架置入术的获益是相同的，而且获益独立于冠状动脉血运重建术。外科手术能有效进行肾动脉血管重建，但死亡率和病死率高于介入治疗。

　　目前推荐的治疗方式对远期预后的改善尚不明确，Conlon 等[42]报道 33 例双侧 RAS 患者 4 年生存率为 47%，需要更多的观察和追踪以明确肾动脉支架术对 Pickering 综合征患者预后的影响。

　　总之，在 Pickering 综合征的急性期，解除血流动力学负荷和利尿治疗是非常有效的。度过危险期之后，置入肾动脉支架是目前推荐的治疗方式，其改善心功能和肾功能的效果受到肯定。

　　尽管自 Pickering 首次报道以来，临床医生已经逐渐对 FPE 有所认识和警惕，但仍常将其混同于急性失代偿性心力衰竭，或被当做急性心肌缺血、支气管哮喘等处理，年病死率仍高达 40%。应该认识到，Pickering 综合征是一种以严重肾动脉狭窄和急性肺水肿为主要表现的紧急临床情况，目前将其视为 CRS 中的独特类型，其发病机制涉及肾、心、肺等多脏器和复杂的神经体液系统失平衡，不能简单等同于急性心力衰竭。CRS 是一个模糊的概念，其确切病理生理机制仍不清楚，但 Pickering 综合征存在明确的界定和病理生理机制。因此，从某种意义上说，Pickering 综合征可成为了解心肾相互作用的重要模型。

（李　菁　郑　铮）

参 考 文 献

[1] Thomas G Pickering, Lawrence Herman. Recurrent pulmonary oedema in hypertension due to bilateral renal artery stenosis: treatment by angioplasty or surgical revascularization. The Lancet, 1988, 2 (8610): 551-552.

[2] Rimoldi SF, Yuzefpolskaya M, Allemann Y, et al. Flash pulmonary edema. Prog Cardiovasc Dis, 2009, 52:249-259.

[3] Ghaffari S, Sohrabi B, Siahdasht RB, et al. Prevalence and predictors of renal artery stenosis in hypertensive patients undergoing coronary angiography. Hypertens Res, 2009, 32:1009-1014.

[4] Alhaddad IA, Blum S, Heller EN, et al. Renal artery stenosis in minority patients undergoing diagnostic cardiac catheterization: prevalence and risk factors. J Cardiovasc Pharmacol Ther, 2001, 6: 147-153.

[5] Aqel RA, Zoghbi GJ, Baldwin SA, et al. Prevalence of renal artery stenosis in high-risk veterans referred to cardiac catheterization. J Hypertens, 2003, 21:1157-1162.

[6] Buller CE, Nogareda JG, Ramanathan K, et al. The profile of cardiac patients with renal artery stenosis. J Am Coll Cardiol, 2004, 43:1606-1613.

[7] Cohen MG, Pascua JA, Garcia-Ben M, et al. A simple prediction rule for significant renal artery stenosis in patients undergoing cardiac catheterization. Am Heart J, 2005, 150:1204-1211.

[8] Conlon PJ, Little MA, Pieper K, et al. Severity of renal vascular disease predicts mortality in patients undergoing coronary angiography. Kidney Int, 2001, 60: 1490-1497.

[9] Crowley JJ, Santos RM, Peter RH, et al. Progression of renal artery stenosis in patients undergoing cardiac catheterization. Am Heart J, 1998, 136:913-918.

[10] Dzielin'ska Z, Januszewicz A, Demkow M, et al. Cardiovascular risk factors in hypertensive patients with coronary artery disease and coexisting renal artery stenosis. J Hypertens, 2007, 25:663-670.

[11] Harding MB, Smith LR, Himmelstein SI, et al. Renal artery stenosis: prevalence and associated risk factors in patients undergoing routine cardiac catheterization. J Am Soc Nephrol, 1992, 2: 1608-1616.

[12] Jean WJ, Al-Bitar I, Zwicke DL, et al. High incidence of renal artery stenosis in patients with coronary artery disease. Cathet Cardiovasc Diagn, 1994, 32:8-10.

[13] Leandri M, Lipiecki J, Lipiecka E, et al. Prevalence of renal artery stenosis in patients undergoing cardiac catheterization: when should abdominal aortography be performed? Results in 467 patients. J Radiol, 2004, 85:627-633.

[14] Ollivier R, Boulmier D, Veillard D, et al. Frequency and predictors of renal artery stenosis in patients with coronary artery disease. Cardiovasc Revasc Med, 2009, 10:23-29.

[15] Ramirez G, Bugni W, Farber SM, et al. Incidence of renal artery stenosis in a population having cardiac catheterization. South Med J, 1987, 80:734-737.

[16] Ravichandran R, Rengarajan T, Reddy KN, et al. Prevalence of renovascular abnormality in patients undergoing cardiac catheterization. J Assoc Physicians India, 2003, 51:175-177.

[17] Rigatelli G, Roncon L, Rinuncini M, et al. Angiographic characteristics of renal arterial disease over the spectrum of coronary artery disease. Am J Nephrol, 2005, 25:116-120.

[18] Rihal CS, Textor SC, Breen JF, et al. Incidental renal artery stenosis among a rospective cohort of hypertensive patients undergoing coronary angiography. Mayo Clin Proc, 2002, 77:309-316.

[19] Rimoldi SF, de Marchi SF, Windecker S, et al. Screening renal artery angiography in hypertensive patients undergoing coronary angiography and 6-month follow-up after ad hoc percutaneous revascularization. J Hypertens, 2010, 28:842-847.

[20] Saleh AA, Bustami BB. Prevalence of renal artery stenosis in patients undergoing routine cardiac catheterization. Saudi Med J, 2004, 25:52-54.

[21] Sani SH, Hasanzadeh M, Gholoobi A, et al. Relationship between coronary and renal artery disease and associated risk factors in hypertensive and diabetic patients undergoing coronary angiography. Euro Intervention, 2008, 4:373-377.

[22] Shen Z, Shang Y, Zhu W. The prevalence of renal artery stenosis in patients with coronary artery disease. Zhonghua Nei Ke Za Zhi, 2001, 40:521-524.

[23] Song HY, Hwang JH, Noh H, et al. The prevalence and associated risk factors of renal artery stenosis in patients undergoing cardiac catheterization. Yonsei Med J, 2000, 41: 219-225.

[24] Tumelero RT, Duda NT, Tognon AP, et al. Prevalence of renal artery stenosis in 1, 656 patients who have undergone cardiac catheterization. Arq Bras Cardiol, 2006, 87:248-253.

[25] Dzielinska Z, A Januszewicz, M Demkow. Cardiovascular risk factors in hypertensive patients with coronary artery disease and coexisting renal artery stenosis. J Hypertens, 2007, 25(3):663-670.

[26] Wang Y, Ho DS, Chen WH, et al. Prevalence and predictors of renal artery stenosis in Chinese patients with coronary artery disease. Intern Med J, 2003, 33:280-285.

[27] Weber-Mzell D, Kotanko P, Schumacher M, et al. Coronary anatomy predicts presence or absence of renal artery stenosis. A prospective study in patients undergoing cardiac catheterization for suspected coronary artery disease. Eur Heart J, 2002, 23:1684-1691.

[28] Yamashita T, Ito F, Iwakiri N, et al. Prevalence and predictors of renal artery stenosis in patients undergoing cardiac catheterization. Hypertens Res, 2002, 25:553-557.

[29] Bloch MJ, Trost DW, Pickering TG, et al. Prevention of recurrent pulmonary edema in patients with bilateral renovascular isease through renal artery stent placement. Am J Hypertens, 1999, 12: 1-7.

[30] Messina LM, Zelenock GB, Yao KA, et al. Renal revascularization for recurrent pulmonary edema in patients with poorly controlled hypertension and renal insufficiency: a distinct subgroup of patients with arteriosclerotic renal artery occlusive disease. J Vasc Surg, 1992,

15:73-82.

[31] Romero JC, Reckelhoff JF. State-of-the-art lecture: role of angiotensin and oxidative stress in essential hypertension. Hypertension, 1999, 34(4 pt 2):943-949.

[32] Gavras H, Brunner HB, Vaughan ED, et al. Angiotensin-sodium interaction in blood pressure maintenance of renal hypertensive and normotensive rats. Science, 1973, 180:1369-1371.

[33] Franz H Messerli, Sripal B, et al. Flash pulmonary oedema and bilateral renal artery stenosis: the Pickering syndrome. European Heart Journal, 2011, 32:2231-2237.

[34] Anna Pelta, Ulrik B Andersen, Sven Just, et al. Flash pulmonary edema in patients with renal artery stenosis-the Pickering Syndrome. Blood Pressure, 2010, 20:15-19.

[35] Stefano FR, Melana Y, Yves A, et al. Flash pulmonary edema. Progress in Cardiovascular Disease, 2009, 52:249-259.

[36] Hirsch AT, Haskal ZJ, Hertzer NR, et al. ACC/AHA 2005 guidelines for the management of patients with peripheral arterial disease (lower extremity, renal, mesenteric, and abdominal aortic): executive summary a collaborative report from the American Association for Vascular Surgery/Society for Vascular Surgery, Society for Cardiovascular Angiography and Interventions, Society for Vascular Medicine and Biology, Society of Interventional Radiology, and the ACC/AHA Task Force on Practice Guidelines (Writing Committee to Develop Guidelines for the Management of Patients With Peripheral Arterial Disease) endorsed by the American Association of ardiovascular and Pulmonary Rehabilitation; National Heart, Lung, and Blood Institute; Society for Vascular Nursing; TransAtlantic Inter-Society Consensus; and Vascular Disease Foundation. J Am Coll Cardiol, 2006, 47:1239 -1312.

[37] Gray BH. Intervention for renal artery stenosis: endovascular and surgical roles. J Hypertens Suppl, 2005, 23(3): S23-S29.

[38] Mackrell PJ, Langan EM III, Sullivan TM, et al. Management of renal artery stenosis: effects of a shift from surgical to percutaneous therapy on indications and outcomes. Ann Vasc Surg, 2003, 17:54-59.

[39] Kane GC, Xu N, Mistrik E, et al. Renal artery revascularization improves heart failure control in patients with atherosclerotic renal artery stenosis.Nephrol Dial Transplant, 2010, 25:813-820.

[40] Dean RH. Treatment of ostial renal-artery stenoses with vascular endoprostheses after unsuccessful balloon angioplasty. N Engl J Med, 1997, 336(7): 459-465.

[41] Henry M, Amor M, Henry I, et al. Stents in the treatment of renal artery stenosis: long-term follow-up. J Endovasc Surg, 1999, 6: 42- 51.

[42] Conlon PJ, Little MA, Pieper K, et al. Severity of renal vascular disease predicts mortality in patients undergoing coronary angiography. Kidney Int, 2001, 60:1490-1497.

第十章 肾动脉纤维肌性发育不良

一、引 言

血管性疾病肾动脉狭窄并不是很常见，尽管肾动脉缺血作为几种交叉性临床综合征之一经常被提及，但是患者大多数是由于动脉硬化性病变引起，其次纤维肌性发育不良（fibromuscular dysplasia，FMD）成为其以后受影响的第二种原因。典型的动脉硬化高发于老年人群，多伴有高血压或者肾功能不全，男女没有性别差异。反之，FMD 更常见于女性及多伴有高血压而没有肾功能不全的人群。

FMD 是一种非炎症性、非动脉粥样硬化性疾病，可导致动脉狭窄、闭塞、动脉瘤和动脉夹层形成。几乎在每一个动脉床中均有发现。最常累及的动脉是肾动脉和颈内动脉，较少见的是椎动脉、髂动脉、锁骨下动脉及内脏动脉。根据受累的动脉节段和该病的严重程度，其表现可能有较大变化。常见的表现是高血压、短暂性脑缺血发作、脑卒中、头痛、头晕、耳鸣和搏动性耳鸣（耳内异常哗哗声响）[1]。

二、流 行 病 学

（1）FMD 患者最常累及肾动脉（70%），65%的概率会累及颅外脑动脉（如颈动脉）[2]，大约 2/3 的患者有多处动脉受累[3]。

在成年患者中，FMD 更常见于女性，在大多数大型病例系列研究中，85%～90%的病例是女性。但在儿童患者中，女性的发病率却较少[4]。

（2）在肾血管性高血压患者中，儿童 FMD 的发病率为 35%～50%，50 岁以下成人的发病率为 5%～10%[5, 6]。50 岁以上的患者群中，FMD 可单独或与动脉粥样硬化合并发生，但其患病率尚不清楚。肾动脉 FMD 双侧同时受累占 35%～50%[4]。65%的肾动脉 FMD 患者伴有颈动脉或椎动脉 FMD，同样，颈动脉或椎动脉 FMD 患者也可以同时伴有肾动脉受累。

肾动脉 FMD 可为偶然发现。例如，在一项针对 4 项血管造影研究的综合分析中，3181 例无症状潜在肾脏供体中有 139 例（4.4%）有 FMD 证据[7]。

三、病 理 学

病理学分类根据受累及的动脉壁层和病变的组成分为以下几类[8]。

（1）中膜纤维组织增生：是最常见的发育不良病变。血管造影检查时，中膜纤维组织增生的特征为典型的"串珠样"表现。这种表现是由于纤维肌网和动脉瘤样扩张的节段交替所致。在动脉瘤样扩张区域内弹性膜是缺失的，这可能是主要的缺陷。完全闭塞不常见。

（2）内膜纤维组织增生：约占10%，是由于内膜中胶原环状或偏心性沉积所致。内弹性膜可能是完整的、成节段的或重叠的，后者在儿童时期尤其明显。没有炎性或脂性成分。

（3）中膜周围纤维组织增生：中膜大部分，特别是在外侧区被胶原所取代，伴不规则的中膜增厚。完全闭塞可能伴随侧支血管的形成而发生。该类型可有"串珠"表现，但此"串珠"比中膜纤维组织增生中的"串珠"更小且更少。动脉瘤形成不常见。

（4）中膜增生：罕见，由于平滑肌细胞增生所致，不伴纤维化。

（5）动脉周围增生：为一种罕见的表现，由纤维性外膜扩张所致；胶原延伸入动脉周围脂肪，伴有炎性反应。这可能与特发性腹膜后纤维化有关。

四、发 病 机 制

FMD的病因尚不明确，可能由多种原因综合导致，包括以下几点。

（1）已报道的一些家族中存在常染色体遗传的遗传易患性[9]。

（2）激素影响，因为育龄期女性中发病较为突出。

（3）机械性因素，如平滑肌细胞牵拉和对血管壁的创伤。

（4）由于血管滋养管的纤维化闭塞导致的血管壁缺血。

五、临 床 表 现

FMD的临床表现可能起因于以下机制[10]。

（1）狭窄相关的缺血。

（2）主要动脉的自发性夹层形成和闭塞。

（3）动脉瘤破裂。

（4）动脉瘤段血管内的血栓栓塞。

所以该疾病的表现取决于受累动脉节段、狭窄的长度和程度及 FMD 的类型，其中高血压是肾动脉 FMD 患者最常见的表现。肾灌注的下降激活了 RAAS，而这直接影响钠排泄、交感神经活性、肾内前列腺素浓度和 NO 的生成。以上变化最终导致肾血管性高血压。

因此，在以下情况中（特别是 50 岁以下的女性）应怀疑肾动脉 FMD。

（1）严重的或对治疗抵抗的高血压，提示应对高血压的继发性原因进行评估，包括 FMD。

（2）35 岁前发生高血压，提示应该对高血压的继发性原因进行评估，包括 FMD。

（3）血压突然升高超过既往稳定的基线血压。

（4）在使用 ACE 抑制剂或 ARB 治疗后并未出现显著的血压下降，而发生血清肌酐浓度显著升高（≥44～88μmol/L）。

（5）上腹部出现血管杂音。

六、诊　　断

评估肾动脉中 FMD 的金标准是介入检查的数字减影血管造影（digital subtraction angiography，DSA）检查，该检查可通过消除背景软组织和骨质而改善动脉的显影[11]。但是，非侵入性成像技术，包括计算机体层摄影血管造影（computed tomography angiography， CTA）、磁共振血管造影（magnetic resonance angiography，MRA）或双功能超声等检查也足以明确诊断，因此可以不进行 DSA 检查。

在进行 DSA 检查时，不同病理表现的血管造影影像学变化描述如下。

（1）在动脉中膜纤维组织增生中，具有串珠的直径比动脉直径更大的串珠样表现。

（2）在动脉中膜周围纤维组织增生中，串珠的直径比动脉的直径更小且数量较少（并且小于中膜纤维组织增生的串珠）。

（3）在血管内膜纤维组织增生中，有呈同心的光滑带状局灶性狭窄。

（4）在血管内膜纤维组织增生或血管外膜周围纤维组织增生中，有长管状狭窄区域。

七、鉴 别 诊 断

与 FMD 表现相似的、最常见的疾病是动脉粥样硬化性血管疾病。动脉粥样硬化和 FMD 均可能引起肾动脉狭窄。动脉粥样硬化患者通常年龄较大，且有典型的心血管危险因素，如血脂异常、糖尿病和吸烟史，而 FMD 患者通常更年轻且心血管危险因素更少[11]。

动脉粥样硬化通常累及动脉开口处或近段，而 FMD 累及动脉中段或远段。串珠样表现是 FMD 所独有的。

八、治　疗

肾动脉 FMD 患者的治疗方法包括单纯药物治疗、经皮腔内血管成形术（percutaneous transluminal angioplasty，PTA）及外科手术进行血运重建[11]。无论是否进行血管成形术，高血压的药物控制是基石，但是，单纯药物治疗的一个重大局限是尽管血压控制良好，但肾动脉狭窄和肾功能障碍仍会继续进展，这种情况最常见于动脉内膜或中膜外纤维增生的患者。因此，所有 FMD 患者都应该定期测量血清肌酐浓度并进行影像学检查。

大部分 FMD 患者在肾动脉血运重建（PTA 或外科手术）后高血压能够得到治愈或改善；但是，年龄越大、高血压持续时间越长，血运重建后高血压被治愈的可能性就越小[1, 12]。

基于上述观察，一般推荐以下患者进行肾动脉血运重建。

（1）近期出现高血压，特别是不太可能有基础动脉粥样硬化性疾病的更年轻患者，这类患者的目标是治愈高血压或显著减少降压药物的使用量。

（2）采用了合理的药物治疗方案且患者依从性较好，但血压仍不能降低至目标值。

（3）患者无法耐受降压药或对药物治疗方案依从性较差。

（4）患者因缺血性肾病而可能发生肾实质丢失。

对于血压控制相对较好，或没有肾实质丢失的患者，应权衡血运重建操作的风险与获益。对于符合条件但选择不进行血运重建的患者，定期评估肾实质有一定帮助。

九、总结与推荐

（1）对于所有患者，不管是否进行过血管成形术，都需要进行血压控制。

（2）由于肾动脉狭窄可导致 RAAS 激活和钠潴留，需要使用 ACEI 或 ARB 控制血压，如果血压仍未达到理想水平，可加用噻嗪类利尿剂。

（3）在进行 ACEI 或 ARB 治疗最初一周内，需要监测血清肌酐和血钾浓度，并以后定期检测。当出现不能控制的高钾血症或血浆肌酐浓度进行性增高时，可能需要停用 ACEI 或 ARB。

（4）有相应适应证的患者需行血运重建。

（5）对于大多数患者，考虑到技术成功率相近且相关并发症发生率更低，大多数患者可采用经皮腔内血管成形术（PTA）而不是开放式外科手术进行血运重建。如果患者治疗后血压没有得到改善，或者最初有改善但术后几周高血压复发，需要再次行血管造影，如果血管发生再狭窄则需再进行 PTA。

（6）对于动脉解剖位置无法进行经皮腔内 PTA 或行 PTA 失败的患者，需要外科手术进行血运重建。考虑到手术相关的并发症发病率，这种方式通常仅用于单纯药物治疗不足以控制血压和（或）有证据显示肾实质显著丢失的患者。

（7）对于接受了经皮血运重建的患者，需要在术后 6 个月、12 个月及之后每年进行 1 次超声检查，或者在高血压复发，或恶化，或血清肌酐不明原因增高时立即进行超声检查，以明确疾病进展、血管再狭窄或肾脏体积缩小的情况。

（彭文华）

参 考 文 献

[1] Olin JW, Pierce M. Contemporary management of fibromuscular dysplasia. Curr Opin Cardiol, 2008, 23:527.

[2] Olin JW, Froehlich J, Gu X, et al. The United States registry for fibromuscular dysplasia: results in the first 447 patients. Circulation, 2012, 125:3182.

[3] Olin JW, Sealove BA. Diagnosis, management, and future developments of fibromuscular dysplasia. J Vasc Surg, 2011, 53:826.

[4] Estepa R, Gallego N, Orte L, et al. Renovascular hypertension in children. Scand J Urol Nephrol, 2001, 35:388.

[5] Piercy KT, Hundley JC, Stafford JM, et al. Renovascular disease in children and adolescents. J Vasc Surg, 2005, 41:973.

[6] Pascual A, Bush HS, Copley JB. Renal fibromuscular dysplasia in elderly persons. Am J Kidney Dis, 2005, 45:e63.

[7] Plouin PF, Perdu J, La Batide-Alanore A, et al. Fibromuscular dysplasia. Orphanet J Rare Dis, 2007, 2:28.

[8] Begelman SM, Olin JW. Fibromuscular dysplasia.Curr Opin Rheumatol, 2000, 12:41.

[9] Perdu J, Boutouyrie P, Bourgain C, et al. Inheritance of arterial lesions in renal fibromuscular

dysplasia. J Hum Hypertens, 2007, 21:393.

[10] Dziewas R, Konrad C, Dräger B, et al. Cervical artery dissection—clinical features, risk factors, therapy and outcome in 126 patients. J Neurol, 2003, 250:1179.

[11] Slovut DP, Olin JW. Fibromuscular dysplasia. N Engl J Med, 2004, 350:1862.

[12] Trinquart L, Mounier-Vehier C, Sapoval M, et al. Efficacy of revascularization for renal artery stenosis caused by fibromuscular dysplasia: a systematic review and meta-analysis. Hypertension, 2010, 56:525.

第十一章 肾动脉狭窄介入治疗

肾动脉狭窄是指一侧或双侧肾动脉主干或主要分支的管腔直径狭窄 ≥50%，从而引起继发性高血压、肾功能不全、充血性心力衰竭或肺水肿等一类疾病[1, 2]。目前肾动脉狭窄的发病率为 2%～40%[3]，其主要的致病原因包括动脉粥样硬化、FMD、大动脉炎（takayasu's arteritis），其中成人动脉粥样硬化致 RAS 超过 90%，肌纤维发育不良所致 RAS 不超过 10%，有症状的肌纤维发育不良约占该病人群的 0.4%，发病年龄不限，女性发病率约为男性的 5 倍[4, 5]。与大动脉炎相比，肌纤维发育不良更常见于北美及西欧等白种人群；大动脉炎所致的 RAS 常见于亚洲人群，白种人群少见，发病率较低，女性发病率约是男性的 4 倍[6]。

目前 RAS 的治疗方案包括单纯药物治疗、药物治疗＋肾动脉介入治疗，甚至外科治疗等。由于操作简便及创伤小等优势，肾动脉狭窄的介入治疗在国内外逐渐得到普及。近年来，国外多项临床试验及荟萃分析对肾动脉狭窄介入治疗的疗效提出诸多质疑。与单纯的药物治疗相比，早期的临床研究认为肾动脉介入治疗能够降低血压并改善肾功能，但近年来的多个随机临床对照研究并未证实其对降低血压、改善肾功能有积极的临床意义。本章将在结合临床试验的基础上对肾动脉狭窄是否应该行介入治疗进行进一步阐述。

一、肾动脉狭窄的病理生理机制

基于 Dr. Harry Goldblatt 的实验模型，肾动脉狭窄可导致近端肾小球单位的低灌注，继而引发肾素的释放及激活 Ang Ⅱ和醛固酮。这将导致外周血管收缩，并有助于提高肾脏灌注和肾小球滤过。患者动脉血压的升高因单侧或双侧肾动脉狭窄而存在个体差异。在单侧肾动脉狭窄中，通过非病变侧肾脏增加尿钠排泄可维持机体血压和血容量的正常化，但这会降低患侧肾脏灌注，并进一步激活 RAAS。在全肾脏缺血（定义为双侧肾动脉狭窄或孤立肾的肾动脉狭窄）中，并不会增加尿钠排泄，机体血压持续升高及容量负荷增加以维持肾脏灌注。这种压力和容量的增加将会提高心脏前后负荷，并导致心肌缺血和心力衰竭[7]。

在全肾脏缺血中，肾素的作用较小，被激活的血管紧张素和醛固酮将会导致缺血性肾病，并降低肾脏滤过。肾动脉血运重建将会消除肾脏低灌注对近端肾单位的刺激，促进水钠排泄，降低血管紧张素的释放，从而降低外周血管阻力和血压，进一步减少临床事件的发生。此外，除了 RAAS 被激活外，由 Ang II 及氧自由基组成的炎性通路也被激活，导致持续的高血压及进行性肾功能受损。心肌肥厚的旁分泌活动也发挥了一定作用。上述因素均是有临床意义的肾动脉介入治疗临床试验中应考虑的问题。

二、围手术期的药物治疗

根据目前的临床试验数据，动脉粥样硬化性肾动脉狭窄（atherosclerotic renal artery stenosis，ARAS）的一线治疗仍是优化的药物治疗（optimal medical therapy，OMT）。其治疗方案包括降脂治疗、降压治疗及抗血小板治疗。但目前尚无随机对照试验证实如何优化方案，许多建议仅来源于专家共识和其他系统性动脉粥样硬化治疗方案。基于对 RAAS 的抑制作用，ACEI 和 ARB 类药物仍为一线治疗药物。Tullis 等认为在重度动脉粥样硬化性肾动脉狭窄患者中使用小剂量的 ACEI 类药物比不使用此类药物更能降低 SBP 的发生。但是，对于全肾脏缺血的患者，ACEI 类药物能够引起急性进展性肾损害。许多专家认为这种急性肾损害常提示具有影响血流动力学意义的动脉粥样硬化性肾动脉狭窄，此为肾动脉介入治疗的目标。然而，对于有意义的肾损害（eGFR 下降≥30%或 Scr 增加 0.5mg/dl），ACEI 类药物应当考虑停用，而且这种急性肾损害是可逆的。对于 ARAS 患者，更多的报道和指南还推荐联合使用 β 受体阻滞剂、利尿剂及醛固酮拮抗剂等作为降压药，但仍缺乏有效的随机试验支持。对于他汀治疗 ARAS 的种类和剂量，仍缺乏有效的大规模临床试验数据支持。仅有限的报道观察到他汀治疗能够减缓肾动脉的动脉粥样硬化程度并改善肾功能和生存率。许多研究认为，类似于冠心病，ARAS 患者支架术后他汀治疗和抗血小板治疗能够改善肾功能和降低血压。ARAS 患者支架术后主张行双联抗血小板治疗 1～3 个月，ADP 受体拮抗剂酌情服用，阿司匹林建议长期服用，剂量为 81～100 mg/d[8]。

三、介入治疗肾动脉狭窄患者筛选方法及标准

筛选行血运重建术的肾动脉狭窄患者主要基于以下 3 个方面：临床症状、解剖评估及血流动力学评估[9]。

（1）多数学者认为具有难治性继发高血压、不明原因的缺血性肾病伴进行性

肾功能恶化、心功能不全等表现的肾动脉狭窄患者均可行肾动脉介入治疗。

（2）肾动脉 CTA 及 MRA 均是一种较准确且简便易行的无创检查方法，但由于潜在的对比剂肾病及较高的放射剂量，CTA 不能成为最佳的检查方式及随访手段。近年来增强的 MRA 被认为容易导致 CKD3 期（K/DOQI 分级）及以上 ARAS 患者产生肾源性系统性硬化，而且 MRA 不适用于肾动脉支架植入术后患者的随访检查。同时，多普勒超声检查也是一种重复使用的床旁无创检查手段，其能够较准确地评估肾动脉狭窄程度。肾动脉内阻力指数差异>0.05 与狭窄程度>70%的肾动脉狭窄成特异性相关，肾/主动脉血流速度比值>3.5 与狭窄程度>50%的肾动脉狭窄也成正相关。但是，由于人为及技术因素，多普勒超声只能间接地提示肾动脉狭窄。除了 CTA、MRA 及超声等无创检查外，有创的肾动脉造影是诊断肾动脉狭窄的金标准，对肾动脉的解剖结构进一步评估，有利于介入治疗方案的实施。按照肾动脉管腔直径狭窄率，肾动脉狭窄程度可分为轻度（<50%）、中度（50%~70%）和重度（>70%）（表 11-1）。

表 11-1 中重度肾动脉狭窄常用检查方法及相关参数

检查方法	参数
多普勒超声	肾动脉/主动脉流速比>3.5
	肾动脉收缩期流速峰值>180 cm/s
	肾动脉舒张末期流速>90 cm/s
	肾动脉阻力指数<0.75～0.8
CTA	直径狭窄率>75%（重度）、75%>直径狭窄率>50%（中度）
MRA	直径狭窄率>75%（重度）、75%>直径狭窄率>50%（中度）
肾动脉造影	直径狭窄率>75%（重度）、75%>直径狭窄率>50%（中度）
跨病变压力阶差	压力阶差>10mmHg（无药物诱导）
	压力阶差>20mmHg（Papaverine 或多巴胺诱导）
肾动脉血流储备指数	FFR<0.8

（3）对于中度以上的肾动脉狭窄，专家认为应采取无创或有创的方法进一步评估肾动脉狭窄病变前后血流动力学变化，有助于指导下一步介入治疗。肾动脉造影时，静息或负荷充血状态下跨肾动脉狭窄病变压力阶差≥10mmHg、收缩期压力阶差≥20mmHg 或者肾动脉血流储备指数<0.8，均是具有血流动力学意义的肾动脉狭窄[7]。

此外，肾动脉严重钙化、慢性完全性闭塞病变、远段狭窄、严重主动脉-髂动脉动脉硬化及动脉迂曲成角等均限制了肾动脉介入治疗的顺利实施。

四、介入治疗方法

（一）经皮肾动脉球囊扩张术

经皮肾动脉球囊扩张术（percutaneous renal artery balloon dilatation）是 FMD 所致肾血管性高血压的较好治疗方法。有研究提示使用压力导丝测定肾动脉 FFR 指导介入治疗，对于手术对象的筛选及治疗疗效的判断均有帮助[1]。PTRA 也是大动脉炎 RAS 的适宜治疗方法，但多发性大动脉炎所致的 RAS 为纤维增生，管壁增厚明显且弹性极差，PTRA 治疗的效果时有不佳。最近一项研究表明[6]，大动脉炎的介入治疗成功率仅为 52%，远低于手术治疗成功率（76%）。单纯 PTRA 治疗 ARAS 的成功率较低，且有较高的再狭窄率，故目前不推荐单纯 PTRA 在 ARAS 中应用。

（二）经皮肾动脉支架植入术

经皮肾动脉支架植入术（percutaneous transluminal renal artery stenting，PTRAS）为目前临床肾动脉狭窄血运重建治疗的主要方法。在 ARAS 患者中，随机对照研究提示，无论是手术即刻成功率还是术后的再狭窄率，PTRAS 均明显优于 PTRA[2~7]。此外，与 PTRA 相比，PTRAS 可明显降低跨病变压力阶差。对于现有的各种植入器械，如金属裸支架、覆膜支架及药物涂层支架的有效性及长期预后仍需要进一步深入研究。对于肌纤维发育不良性肾动脉狭窄，必要时可以考虑 PTRA 术后植入裸支架。虽然一些回顾性研究及注册分析显示，肾血管重建能改善 RAS 患者的血压及肾功能，但近年来几个较大的随机对照研究结果显示[10]，对于 ARAS 患者而言，肾动脉支架植入与单纯药物治疗相比，并未给患者带来更多获益（图 11-1）。

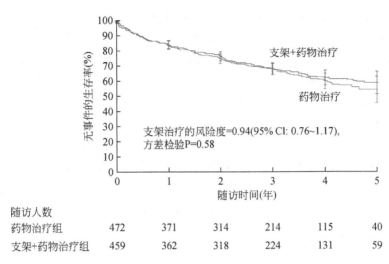

图 11-1　肾动脉支架治疗+药物治疗及单纯药物治疗 5 年随访结果

五、肾动脉狭窄介入治疗的主要临床试验

（一）有关经皮肾动脉球囊扩张术的试验

1. EMMA研究

EMMA 研究（Essai Multicentrique Medicaments vs Angioplastie Study）[8, 11] 是第一个评估肾动脉球囊血管成形术与单纯药物治疗肾动脉狭窄有效性的随机对照试验。经过肾动脉造影筛选，共 49 名受试者 DBP>95 mmHg、肾动脉狭窄>75%，不伴有血栓及对侧肾动脉无重度狭窄的患者随机分至肾动脉球囊成形术组（n=23）和单纯药物治疗组（n=26），所有受试者年龄<75 岁，GFR>50 ml/（min • 1.73m²），无恶性高血压，近 6 个月内无心肌梗死、脑卒中及肺水肿。主要研究终点是降低 24 小时动态血压的有效性。随访 6 周后结果显示两组之间无统计学差异，表明肾动脉球囊成形术对降低血压并无明显效果。但是，该研究存在以下研究缺陷：①受试者中均无全肾脏缺血；②肾动脉球囊成形术组术后全部停用降压药。虽然两组主要研究终点没有差别，但肾动脉球囊成形术组术减少了降压药的使用。

2. DRASTIC研究

DRASTIC 研究（Dutch Renal Artery Stenosis Intervention Cooperative Study）[8, 12]

是一项由荷兰完成的评估肾动脉血管成形术与单纯药物治疗肾动脉狭窄的随机临床对照研究。106 名 18～75 岁动脉粥样硬化性肾动脉狭窄患者随机分配至肾动脉血管成形术+药物治疗组（n=56）与单纯药物治疗组（n=50），所有患者均符合服用两种以上降压药，但 DBP≥95mmHg，使用 ACEI 药物后 Scr 升高≥0.2 mg/dl，肾功能正常或轻度异常（Cr≤2.3mg/dl），入选前造影显示单侧肾动脉狭窄≥50%，排除完全闭塞性、大动脉性、肌纤维发育不良性肾动脉狭窄及合并不稳定心绞痛、心力衰竭、肿瘤、妊娠等。其主要研究终点为 12 个月诊室血压下降。与 EMMA 相似，该研究结果仍未显示具有统计学差异。3～12 个月随访结果显示球囊成形术组的降压药种类明显减少，但两组之间主要研究终点没有统计学差异。球囊成形术组中肾动脉狭窄>70%的患者术后 12 个月再狭窄率较高。

3. SNRASCG研究

SNRASCG 研究（Scottish and Newcastle Renal Artery Stenosis Collaborative Group Study）[8, 13]是一项关于肾动脉球囊成形术治疗合并高血压的动脉粥样硬化性肾动脉狭窄的随机对照研究，1998 年在苏格兰完成。55 名服用两种以上降压药、肾动脉狭窄≥50%且 DSP≥95mmHg 的 40～75 岁受试者随机分为球囊成形术+药物治疗组（n=25）及单纯药物治疗组（n=30），受试者 Scr 水平<5.7mg/dl，入组前 3 个月均未发生心肌梗死及脑卒中。该研究的主要研究终点是降低血压，次级研究终点是改善肾功能。经过 4 周随访，两组患者血压均有下降，但没有显著意义的统计学差异，说明严格的药物治疗可以控制血压。最终结果显示，与药物治疗组相比，只有双侧肾动脉狭窄的亚组患者术后 SBP 能够明显下降。这说明某些高血压与双侧肾动脉狭窄相关，而大部分高血压仍是与原发性高血压有关。

（二）有关经皮肾动脉支架植入术的临床研究

1. STAR研究

STAR（Stent placement and blood pressure and lipid lowering for the prevention of progression of renal dysfunction caused by Atheroscleroticostial stenosis of the Renal artery）研究[8, 14]是多中心、随机临床试验，140 名肾功能受损[肌酐清除率<80ml/(min·1.73m^2)]、狭窄程度>50%、血压控制良好的 ARAS 患者被随机分配至单纯药物治疗组（n=76）与药物治疗＋肾动脉支架组（n=64）。主要研究终点是肌酐清除率下降≥20%，次要研究终点是 CVD 的发生率和死亡率等。研究发现，支架治疗对受损肾功能的改善并无明显效果，主要研究终点并无统计学差异，且

有增加手术并发症的风险。提示对此类患者保守治疗可能最好，应重点着眼于心血管危险因素的控制，避免支架植入。但是该研究仍存在偏倚和设计缺陷：①受试者肾动脉狭窄程度分别由 CTA、MRA 及 DSA 造影来判断。未设定统一标准的肾动脉狭窄判定方法及术后未评估血流动力学差异。33% 的入选患者肾动脉狭窄程度为 50%～70%，无显著血流动力学意义的 RAS 患者未能从支架治疗中获益，特别是以改善肾功能为主要研究终点。②支架治疗组 12 例患者（19%）实际狭窄程度 <50% 且没有接受支架治疗，但还是纳入支架治疗组分析。此外，支架治疗组的另外 6 例患者也未接受支架植入（1 例仅行 PTRA、1 例支架植入前死亡、2 例拒绝支架植入、2 例支架植入失败），但是这些患者也纳入支架治疗组分析。③值得注意的是，该研究一半以上的患者为单侧肾动脉狭窄，一般认为，以肾功能改变为主要终点的研究，入选者如为双侧肾动脉狭窄 >70% 或狭窄程度 >70% 的孤立肾患者，行支架治疗似乎更有意义。④该研究存在样本量小、统计学效力不够、第二类统计学错误概率高等问题。

2. ASTRAL研究

ASTRAL 研究（Angioplasty and Stenting for Renal Artery Lesions Study）[8, 15]为第一个大规模的关于肾动脉支架治疗的国际多中心随机临床研究，806 名 ARAS 患者被随机分配至单纯药物治疗组（$n=403$）与药物治疗＋肾动脉支架治疗组（$n=403$）。主要研究终点为肾功能随时间的变化——以肌酐水平倒数的变化表示，次要终点为 MACE 事件、肾脏不良事件及手术相关并发症，平均随访时间为 34 个月。结果显示，随访 5 年，两组的主要终点——肾功能的变化无统计学差异，研究的次要终点两组间也没有差别。相反，支架治疗组有 23 人发生了与手术相关的严重并发症，其中 2 例死亡、3 例截肢。该临床试验的研究者认为 ARAS 血运重建治疗存在不小的风险，却并未带来临床获益。ASTRAL 研究虽然样本量大，但也存在以下不足：①患者选择的偏倚，受试者可能通过不同的标准进入试验。②许多受试者仅有单侧病变，而且 25% 的入选者肾功能正常，41% 的患者狭窄程度 <70%，而该研究的主要终点是肾功能变化，目前认为对肾功能正常且仅有单侧狭窄程度不严重（未产生血流动力学影响）的患者行支架治疗非但不会从中获益，反而会增加介入治疗的潜在并发症发生率。相反，如果接受药物治疗，却不会对试验结果产生不良影响。③不良事件发生率高，该研究中术后 24 小时的主要不良事件发生率达 9%，而通常的发生率 <2%。④在长达 7 年的入选过程中，24 个中心（42%）仅入选 1～5 人，34 个中心（61%）的入选病例 ≤9 人，意味着多数中心每年入选不足 1 人，且手术的成功率仅为 88%，令人对术者的经验与资质质疑。鉴于以上几点，该研究结果并不能覆盖全部患者，仍需要设计及执行更好的随机

临床研究予以验证。

3. CORAL研究

CORAL 研究（Cardiovascular Outcomes with Renal Atherosclerotic Lesions Study）[8, 16] 是目前国际上最大规模的随机多中心临床研究，系由美国国立卫生研究院资助并在美国进行的，被认为是 ASTRAL 研究的进一步完善。该研究共入选了 947 名合并收缩期高血压或 CKD 的 ARAS 患者，随机分配至单纯药物治疗组（467 例）和药物治疗＋支架植入术组（480 例）。所有入选患者均服用两种或以上降压药，合并 CKD 3 期及造影示肾动脉狭窄>67%。随访 43 个月，主要研究终点为 MACE 事件及肾脏不良事件的复合终点，包括心血管病及肾病导致的死亡、心肌梗死、脑卒中、心力衰竭再住院率、肾功能的进一步恶化及永久肾脏替代治疗等。结果显示，虽然支架治疗组诊室 SBP 较单纯药物治疗组下降了 2.3mmHg（$P=0.03$），但主要终点心血管及肾脏不良事件的发生率两组无统计学差异（35.1% vs.35.8%，$P＝0.58$），次要终点全因死亡率（35.1% vs. 35.8%，$P＝0.20$）、心血管死亡率（8.9% vs.9.5% $P=0.60$）也无显著差异。部分手术患者发生了肾动脉夹层、分支血管闭塞及远端血管栓塞等并发症，但没有患者需要肾脏替换治疗。虽然该研究入选了重度肾动脉狭窄的患者，但是双侧肾动脉狭窄的患者很少发生全肾脏缺血，而且排除了合并严重症状的 RAS 患者（如心力衰竭、Cr>4.0mg/dl 等）。

该研究认为，接受综合性药物治疗的 ARAS 伴高血压及 CKD 的患者，肾动脉支架植入术治疗并不能显著减少心血管和肾脏不良事件的发生，合理优化的药物治疗是所有 ARAS 患者获益的一线治疗方式,肾动脉支架治疗仅作为备选方案。CORAL 作为至今设计最为合理、入选更为严格、随访时间较长的一项随机对照研究，在研究选择的人群中其结果是可信的。但是该研究也存在一定的局限性：①肾动脉狭窄≥60%的患者即可被入选，关于肾动脉介入治疗的指征存在争议；②部分筛选时符合入选标准的患者最终未被纳入该研究，而直接接受肾动脉支架植入治疗，从而使得支架植入术在该研究中的获益降低。③CORAL 研究也存在术者经验不足的问题，该研究肾动脉支架植入术由 8 个介入中心 5 年内完成，平均每月每个中心仅完成约 1 例。

综上所述,上述这些临床研究及最新的 Meta 分析得出阴性结论可能受一些因素的干扰[10]，并不能给 ARAS 患者治疗方面的争议画上句号，也不能得出 ARAS 患者均不应进行支架治疗的结论。相反，强调药物治疗在 ARAS 中的重要性的同时，应严格把握肾动脉支架手术适应证，需要进一步明确哪些 ARAS 患者最可能从血运重建术中获益。此外，探索对介入手术临床效果评估有益的预测指标，有利于比较各种治疗方法的优劣。

六、肾动脉狭窄介入治疗的临床应用

（一）无症状性肾动脉狭窄

血流动力学意义的肾动脉狭窄十分普遍。在冠状动脉造影同时行肾动脉造影时，11%～34%的患者被无意地发现不同程度的肾动脉狭窄，其中 15%的患者肾动脉狭窄率超过 50%[8]。ARAS 的严重程度直接影响患者预后。Conlon 等研究认为无症状、造影显示狭窄率>75%的肾动脉狭窄患者的 4 年生存率明显低于中/低度狭窄率的患者[17]。冠状动脉血运重建患者中经多因素分析证实 ARAS 患者狭窄程度是死亡率的独立预测因素，而且双侧肾动脉重度狭窄患者的 4 年生存率更低。在无症状人群中，肾动脉血运重建术适合于伴有不可逆性肾功能损伤的进展性肾动脉狭窄患者。肾动脉粥样硬化的初始狭窄程度越严重，其恶化的程度越快。针对 1189 名进行过两次腹主动脉造影检查的患者的多因素分析发现，大约 11%的患者肾动脉存在新发或原有狭窄加重的情况。这种动脉粥样硬化的进展与性别、年龄、冠心病及时间密切相关，而>75%的肾动脉狭窄与肾功能恶化紧密相关。上述临床研究中，针对无症状的肾动脉狭窄人群行肾动脉介入治疗是否获益仍存在争议。根据最新的指南建议[18]，在单侧或双侧肾动脉狭窄的无症状人群中行血运重建术推荐意见是Ⅱb，证据级别为 C 级。因此，应当根据临床具体情况采取个体化治疗。

（二）高血压

动脉粥样硬化性肾动脉狭窄仅导致小部分患者高血压（1%来源于动态血压监测及 5%住院患者监测）。在恶性高血压中，ARAS 的发生率达到 45%。非随机对照研究认为，血运重建能够降低甚至治愈高血压。Henry 等研究认为，在对 210 名患者行肾动脉支架植入术后，大约 20%的患者能够控制高血压，而 60%的患者能够改善高血压[19]。Lederman 等针对 261 名行肾动脉支架植入术的患者进行随访，70%的患者能够很好地控制血压[20]。在 DRASTIC 研究及 EMMA 研究中，血运重建组的降压药使用明显减少。CORAL 研究也揭示小部分患者肾动脉支架植入后有助于控制高血压。但是，RAAS 阻断剂对这些研究中的大多数单侧肾动脉狭窄患者均有效。基于目前的数据，肾动脉血运重建术虽不能治愈高血压，但可以一定程度上改善高血压及减少降压药的应用。在一些顽固性或恶化性高血压、不能耐受降压药的高血压及伴孤立肾不明原因的高血压患者中，肾动脉支架植入术的指南推荐为 II a 类，证据级别为 B 级[18]。

（三）肾脏功能不全

肾功能恶化是动脉粥样硬化性肾动脉狭窄常见的一个结果。以往观察性研究发现肾脏血运重建术能够改善肾功能，尤其是全肾缺血患者。而回顾性研究发现单侧肾动脉血运重建后 1 年才能显示能够改善肾功能，但整个 GFR 并没有改善[8]。由于经皮介入治疗自身的特点，肾动脉血运重建会导致围手术期肾功能受损。可能的机制主要包括对比剂肾病及手术相关的肾动脉栓塞。虽然远端保护装置可以减少肾动脉微栓塞，但其临床应用效果仍存在质疑，目前还未能对其使用达成专家共识。通过术前水化、减少对比剂使用及有经验的术者操作等措施进一步优化肾动脉血运重建术操作，以减少围手术期肾功能受损程度。目前经皮肾动脉血运重建术是一项针对合并全肾缺血及进行性肾功能不全的肾动脉狭窄患者的合理治疗措施（II a/B），但对于伴双肾进行性肾功能受损的单侧肾动脉狭窄患者，介入治疗的推荐级别为 II b/C [18]。

（四）心功能不全

伴有肾功能不全及血流动力学意义的肾动脉狭窄患者因 RAAS 激活引起血压升高，并导致容量负荷增加及高血压状态。心血管系统的高负荷状态导致肺水肿及充血性心力衰竭。此类患者左室舒张末压（前负荷）增加而分泌 Ang II，引起外周血管阻力增高（后负荷），最终导致心肌耗氧量增加及继发性心绞痛。理论上，肾脏血运重建术能够改善肾脏灌注而降低此类患者的血压，从而改善心脏功能并减少肺水肿及心绞痛。但仅一些小型前瞻性观察研究及大型研究的亚组分析中显示这种作用（图 11-2）。Gray 等研究发现 39 名肾动脉狭窄率>70%伴充血性心力衰竭及肺水肿的患者行肾动脉血运重建术后，心力衰竭的症状及住院需求明显减少，并且支架术后患者的肾功能明显改善并能耐受 ACEI 类药物。一项 23 人的临床研究显示合并心力衰竭／肺水肿的双侧肾动脉狭窄患者行单侧／双侧肾动脉支架术后，77%的受试者再没有肺水肿／充血性心力衰竭发生。另一前瞻性注册研究（n＝20）评估了肾动脉支架术治疗伴有难治性高血压合并心绞痛的肾动脉狭窄患者，结果显示>92%的 CCS 1 级的患者均获得缓解，并且 75%的患者维持超过 6 个月。基于以上观察研究，目前指南推荐通过介入方法来治疗有血流动力学意义的 ARAS 合并心功能不全症状的肾动脉狭窄是可行的，其中包括合并不明原因的、反复发作的充血性心力衰竭（I/B）、肺水肿（I/B）或不稳定心绞痛（Ⅱa/B）[8]。

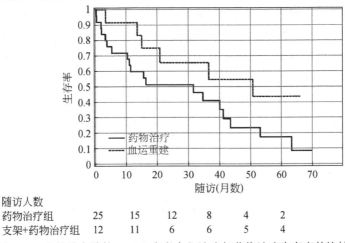

随访人数					
药物治疗组	25	15	12	8	4	2
支架+药物治疗组	12	11	6	6	5	4

图 11-2　合并肺水肿的 ARAS 患者介入治疗与药物治疗生存率的比较

总之，2011 年美国 ACCF/AHA 外周血管疾病更新指南推荐 RAS 血管重建适应证[18]如下：①具有血流动力学意义的肾动脉狭窄合并反复发作、原因不明的肺水肿或心力衰竭（I/B）；②具有血流动力学意义的 RAS 伴有难治性高血压、恶性高血压及患侧肾萎缩，以及不能耐受药物治疗的高血压（Ⅱa/B）；③近期加剧或发生的肾功能不全伴有双侧或单侧仍有功能肾的 RAS（Ⅱa/B）；④具有血流动力学意义的 RAS 伴有不稳定性心绞痛（Ⅱa/B）；⑤无症状性具有血流动力学意义的单侧仍有功能肾的 RAS（Ⅱa/C）；⑥慢性肾功能不全伴双侧或单侧仍有功能肾的 RAS（Ⅱa/C）；⑦无症状性具有血流动力学意义的双侧 RAS（Ⅱa/C）。

七、肾动脉血运重建术临床获益的预测方法

尽管在上述适应证中应用介入治疗有血流动力学意义的 ARAS，但手术成功与临床获益存在一定距离，这导致针对肾动脉血运重建术价值的无数次争论。目前已经研究了诸多预测肾动脉血运重建术后临床获益的方法，包括 ACEI 诱导的肾图、阻力指数、BNP 检测、跨病变压力阶差及血管内超声等。其中压力阶差及 FFR 等生理学指标监测是预测临床获益最有价值的指标。Mitchell 等认为 FFR<0.8 与有效降低 ARAS 患者的血压密切相关。Leesar 等研究揭示肾动脉内注射

Papaverine 诱导的跨病变压力阶差>21mmHg 对有效预测血压下降具有很高准确率
（84%）、敏感性（82%）及特异性（84%），而肾动脉造影显示肾动脉狭窄率仅
为 69%的准确率、68%的敏感性及 72%的特异性[21, 22]。临床上认为术前 SBP 越高，
术后血压改善越明显，但术前 SBP、DBP 及平均压对肾动脉血运重建术疗效预测
准确性仅为 50%。利用肾脏阻力指数>0.8 的多普勒超声评估肾动脉血运重建术疗
效并不能预测其是否有临床获益。肾静脉肾素释放也被认为能预测肾动脉狭窄的
血流动力学意义，但是肾静脉取血操作很不实际，而且相关性研究揭示肾静脉肾
素的释放与肾动脉跨病变压力阶差的相关性较差（$r<0.9$）。基于目前研究结果，
专家们一致认为对于直径狭窄率为 50%～70%的 ARAS 患者，应当进一步行血流
动力学参数检测,而狭窄率>70%的 ARAS 介入治疗前可以不用进行血流动力学评
估，如图 11-3 所示。

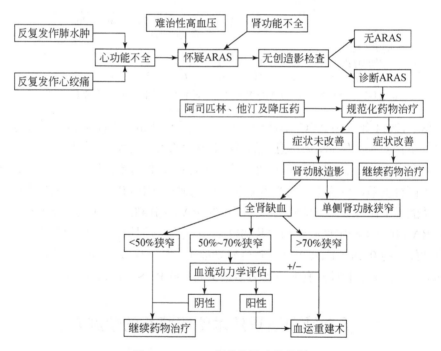

图 11-3　ARAS 规范化诊疗流程图

　　综上所述，肾动脉狭窄介入治疗仍是一个不断发展和探索的领域。由于不合
理的试验设计、不完善的入排标准、合适患者意外排除及缺乏血流动力学检测手
段等原因，目前的临床研究还不能为介入治疗提供合理、有利的循证医学数据。
上述的方法学困难可能导致 ARAS 介入治疗应用受限的结论。无论怎样，目前临
床研究唯一能得出的结论为：药物治疗是所有 ARAS 患者治疗动脉硬化及高血压

的基石。对于合并难治性高血压、不明原因的进展性肾功能受损、心功能不全的药物治疗无效 ARAS 患者，可以经过多方评估后行介入治疗，进一步评估肾动脉狭窄处血流动力学参数有助于鉴别真正的适应证患者以免过度治疗[23]。此外，对于肾缺血性疾病（如双侧肾动脉重度狭窄及孤立肾的肾动脉狭窄），可以根据临床症状、解剖特征及术者经验采取个体化介入治疗措施（PTRA 或 PTRAS）。

　　目前对于 RAS 行血运重建术的指征仍存有争议。基于目前的循证依据，对 RAS 患者不加选择地行血运重建治疗显然是不合理的。目前的主要挑战在于如何甄别出对介入干预反应较好的患者，何时干预可逆转肾功能损害？因此，如何选择适宜介入人群及最佳干预时期仍然是今后研究的方向。

（杨　鹏）

参 考 文 献

[1] Weber BR, Dieter RS. Renal artery stenosis: epidemiology and treatment. Int J NephrolRenovasc Dis, 2014, 7:169-181.

[2] Jennings CG, Houston JG, Severn A, et al. Renal artery stenosis-when to Screen, what to stent? Curr Atheroscler Rep, 2014, 16(6):416.

[3] Alderson HV, Ritchie JP, Kalra PA. Revascularization as a treatment to improve renal function. Int J NephrolRenovasc Dis, 2014, 7:88-89.

[4] Chrysant SG, Chrysant GS. Treatment of hypertension in patients with renal artery stenosis due to fibromuscular dysplasia of the renal arteries. Cardiovasc Diagn Ther, 2014, 4(1): 36-43.

[5] Gottsäter A, Lindblad B. Optimal management of renal artery fibromuscular dysplasia. Ther Clin Risk Manag, 2014, 10:583-595.

[6] Muhammad AC, Faisal L. Takayasu's arteritis and its role in causing renal artery stenosis. Am J Med Sci, 2013, 346(4):314-318.

[7] Sattur S, Prasad H, Bedi U, et al. Renal artery stenosis-an update.Postgrad Med, 2013, 125(5):43-50.

[8] Patel SM, Li J, Parikh SA. Renal artery stenosis: optimal therapy and indications for revascularization. Curr Cardiol Rep, 2015, 17(9):623.

[9] Zeller T, Macharzina R, Rastan A, et al. Renal artery stenosis: up-date on diagnosis and treatment. Vasa, 2014, 43(1):27-38.

[10] Riaz IB, Husnain M, Riaz H, et al. Meta-analysis of revascularization versus medical therapy for atherosclerotic renal artery stenosis. Am J Cardiol, 2014, 114(7):1116-1123.

[11] Plouin PF, Chatellier G, Darne B, et al. Blood pressure outcome of angioplasty in atherosclerotic

renal artery stenosis: a randomized trial. Essai Multicentrique Medicaments vs Angioplastie (EMMA) Study Group. Hypertension, 1998, 31:823-829.

[12] vanJaarsveld BC, Krijnen P, Pieterman H, et al. The effect of balloon angioplasty on hypertension in atherosclerotic renal-artery stenosis. Dutch Renal Artery Stenosis Intervention Cooperative Study Group. N Engl J Med, 2000, 342:1007-1014.

[13] Webster J, Marshall F, Abdalla M, et al. Randomised comparison of percutaneous angioplasty vs continued medical therapy for hypertensive patients with atheromatous renal artery stenosis. Scottish and Newcastle Renal Artery Stenosis Collaborative Group. J Hum Hypertens, 1998, 12:329-335.

[14] Bax L, Woittiez AJ, Kouwenberg HJ, et al. Stent placement in patients with atherosclerotic renal artery stenosis and impaired renal function: a randomized trial. Ann Intern Med, 2009, 150:840-841.

[15] Investigators A, Wheatley K, Ives N, et al. Revascularization versus medical therapy for renal-artery stenosis. N Engl J Med, 2009, 361:1953-1962.

[16] Cooper CJ, Murphy TP, Cutlip DE, et al. Stenting and medical therapy for atherosclerotic renalartery stenosis. N Engl J Med, 2014, 370:13-22.

[17] Conlon PJ, Little MA, Pieper K, et al.Severity of renal vascular disease predicts mortality in patients undergoing coronary angiography. Kidney Int, 2001, 60:1490-1497.

[18] Rooke TW, Hirsh AT, Misra S, et al. 2011ACCF/AHA focused update of the guideline for the management of patients with peripheral artery disease（updating the 2005 guideline）: A report of the ACC foundation/AHA task force on practice guidelines. JACC, 2011, 58: 2020-2045.

[19] Henry M, Amor M, Henry I, et al. Stents in the treatment of renal artery stenosis:long-term follow-up. J Endovasc Surg, 1999, 6:42-51.

[20] Lederman RJ, Mendelsohn FO, Santos R, et al. Primary renal artery stenting: characteristics and outcomes after 363 procedures. Am Heart J, 2001, 142:314-323.

[21] Leesar MA, Varma J, Shapira A, et al. Prediction of hypertension improvement after stenting of renal artery stenosis: comparative accuracy of translesional pressure gradients, intravascular ultrasound, and angiography. J Am Coll Cardiol, 2009, 53:2363-2371.

[22] Mangiacapra F, Trana C, SarnoG, et al. Translesional pressure gradients to predict blood pressure response after renal artery stenting in patients with renovascular hypertension. CircCardiovascInterv, 2010, 3:537-542.

[23] Ritchie J, Alderson HV, Kalra PA. Where now in the management of renal artery stenosis? Implications of the ASTRAL and CORAL trials. Curr Opin Nephrol Hypertens, 2014, 23(6): 525-532.

第三篇

血脂异常与心肾疾病

第十二章　慢性肾脏病血脂异常的特点

血脂异常是慢性肾脏病（chronic kindey disease，CKD）常见的并发症，其不但是 CKD 患者罹患心血管疾病（cardiovascular disease，CVD）的一个独立危险因素，而且可以加重 CKD 本身的进展，使肾功能恶化，是影响 CKD 患者预后的重要指标之一。

一、慢性肾脏病患者血脂异常的流行病学和发病机制

不同 CKD 患者及患者是否接受肾脏替代治疗，其血脂异常的发生率不一，具体见表 12-1。

表 12-1　各种 CKD 患者血脂异常的发生率（%）

	总胆固醇 > 6.22 mmol/L	低密度脂蛋白胆固醇 > 3.37 mmol/L	高密度脂蛋白胆固醇 > 0.90 mmol/L	三酰甘油 > 2.26 mmol/L
一般人群	20	40	15	15
CKD 1~4 期				
伴肾病综合征	90	85	50	60
不伴肾病综合征	30	10	35	40
CKD5 期				
血液透析	20	30	50	45
腹膜透析	25	45	20	50

血脂异常在肾损害早期出现，随着肾小球滤过率（glomerular filtration rate，GFR）下降而加重。CKD 患者中的血脂紊乱常表现为三酰甘油（triglyceride，TG）、脂蛋白残余颗粒、乳糜微粒残余颗粒和中间密度脂蛋白胆固醇（intermediate density lipoprotein cholesterol，IDL-C）升高，高密度脂蛋白胆固醇（high density lipoprotein cholesterol，HDL-C）降低。除了量的变化，还有脂蛋白的结构异常[1, 2]。低密度脂蛋白胆固醇（low density lipoprotein cholesterol，LDL-C）增高在 CKD 患者中表现并不突出，但 CKD 患者的 LDL-C 以氧化形式存在的比例更高，脂蛋白（a）[Lp（a）] 增高更明显，而氧化的 LDL-C 与 Lp（a）致动脉粥样硬化作用更强[3]。

研究提示[4, 5]CKD 患者血脂异常的主要机制是含有载脂蛋白 ApoB 的代谢和

清除降低，Apo C-III增加。Apo C-III是很强的脂蛋白脂酶抑制剂，Apo C-III增加使得极低密度脂蛋白和低密度脂蛋白颗粒中脂蛋白颗粒难以脂解。另外，CKD患者体内多种毒素的存在也导致一些重要酶的活性和基因表达异常，如脂蛋白脂酶、肝脂酶、卵磷脂胆固醇酰基转移酶活性下降，导致脂解受损。脂蛋白颗粒的变化也使其在血液循环中存留时间延长，从而使脂蛋白氧化、糖基化或氨基甲酰化的机会明显增加，这同时也是加重并致患者动脉粥样硬化形成的原因。

二、血脂异常对 CKD 患者心血管疾病发病及肾功能进展的影响

　　CKD患者患CVD的危险性较一般人群高，大部分CKD患者死于CVD，CVD为CKD患者死亡的主要原因[6]。在普通人群中已证实，降低LDL-C能减少冠心病的死亡率，但在CKD人群，胆固醇水平与冠心病死亡率间的关系更为复杂，因为CKD患者CVD的病理生理机制可能受其他因素，如贫血、钙摄入的增加、矿物质代谢异常、营养不良和（或）炎症、蛋白尿等的影响。所以，在CKD或终末期肾病（end stage renal disease，ESRD）患者中其研究结果存在争议。有研究证明存在高胆固醇血症或高三酰甘油血症的CKD患者发生心血管事件的危险性增加，并且与血脂异常的严重程度呈正相关[7, 8]；有研究则提示血TC、TG、LDL-C、HDL-C与CKD的预后不存在独立相关关系[9]；还有研究表明在CKD特别是透析患者中，血脂异常与其预后存在一种逆流行病学现象，即血胆固醇水平与血液透析及腹膜透析患者的全因死亡率和心血管死亡率呈负相关[10]。要解释这些看似矛盾的结果，必须考虑到营养不良和（或）炎症对死亡率的潜在作用。美国的一个前瞻性研究观察了823例血液透析 （80%）或腹膜透析（20%）患者，根据血清白蛋白、白细胞介素6和C反应蛋白水平将其分为两组，平均随访2.4年，在有炎症和（或）营养不良组中，基础胆固醇增加1 mmol/L能够降低全因死亡率，而在无炎症和（或）营养不良组中，血胆固醇水平与全因死亡率和心血管死亡率有很强的正相关[11]。因此，高胆固醇血症在ESRD患者中是全因及心血管死亡率的一个危险因素，但其关联可能被同时存在的炎症和（或）营养不良所掩盖。

　　除了增加心血管事件，研究发现[12~14]血脂异常还能加速CKD本身的进展，机制包括促进肾脏血管的动脉粥样硬化及对肾脏细胞的直接毒性作用。肾小管上皮细胞对滤过的蛋白（清蛋白和载脂蛋白）中的脂肪酸、磷脂和胆固醇的重吸收能促进肾小管间质炎性反应、泡沫细胞形成和组织损伤，而脂蛋白在肾小球系膜区的积聚能促进基质生成和肾小球硬化。高脂血症能加速肾功能不全进展，肾功能恶化会加重血脂异常，后者进一步加重肾脏损伤。CKD和高脂血症均是冠状

动脉疾病的独立危险因素，是 CVD 发病率和死亡率的重要原因。CKD 患者一旦出现 CVD，又会通过缺血性肾病进一步加重肾脏损伤，由此构成恶性循环。

（陈　莉　秦廷莉）

参 考 文 献

[1] Attman PO, Samuelsson O. Dyslipidemia of kidney disease.Curr Opin Lipidol, 2009, 20:293-299.

[2] Weiner DE, Sarnak MJ. Managing dyslipidemia in chronic kidney disease. J Gen Intern Med, 2004, 19:1045.

[3] Heeringa P, Tervaert JW. Role of oxidized low-density lipoprotein in renal disease.Curr Opin Nephrol Hypertens, 2002, 11(3):287-293.

[4] Kwan BC, Kronenberg F, Beddhu S, et al. Lipoprotein metabolism and lipid management in chronic kidney disease. J Am Soc Nephrol, 2007, 18(4):1246-1261.

[5] Barter P. Lipoprotein metabolism and CKD: overview.Clin Exp Nephrol, 2014, 18(2):243-246.

[6] Afsar B, Turkmen K, Covic A, et al. An update on coronary artery disease and chronic kidney disease.Int J Nephrol, 2013, 2014(6):767424.

[7] Palmer SC, Navaneethan SD, Craig JC, et al. HMG CoA reductase inhibitors (statins) for people with chronic kidney disease not requiring dialysis.Cochrane Database Syst Rev, 2014, 31:5.

[8] Heymann EP, Kassimatis TI, Goldsmith DJ. Dyslipidemia, statins, and CKD patients' outcomes - review of the evidence in the post-sharp era.J Nephrol, 2012, 25(4): 460-472.

[9] Rahman M, Yang W, Akkina S, et al. Relation of serum lipids and lipoproteins with progression of CKD: the CRIC study. Clin J Am Soc Nephrol, 2014, 9(7):1190-1198.

[10] Shoji T. Serum lipids and prevention of atherosclerotic cardiovascular events in hemodialysis patients.Clin Exp Nephrol, 2014, 18(2):257-260.

[11] Liu Y, Coresh J, Eustace JA, et al. Association between cholesterol level and mortality in dialysis patients: role of inflammation and malnutrition. JAMA, 2004, 291(4):451-459.

[12] Muntner P, Coresh J, Smith JC, et al. Plasmalipids and risk of developingrenal dysfunction: the atherosclerosis risk in communities study. Kidney Int, 2000, 58(1):293-301.

[13] Chen SC, Hung CC, Kuo MC, et al. Association of dyslipidemia with renal outcomes in chronic kidney disease. PLoS One, 2013, 8(2):e55643.

[14] Liu DW, Wan J, Liu ZS, et al. Association between dyslipidemia and chronic kidney disease: a cross-sectional study in the middle-aged and elderly Chinese population. Chin Med J (Engl), 2013, 126(7):1207-1212.

第十三章　慢性肾脏病的胆固醇管理

CKD 患者的血脂特点与一般人群不同，血脂成分和肾功能及蛋白尿的关系也无定论，许多冠心病的常规治疗方法在 CKD 患者中也不一定像其他人群一样有效。越来越多的证据表明 CKD 患者的血脂管理需要区别对待。虽然称为血脂管理，但更多的循证及指南推荐的还是胆固醇管理。

一、慢性肾脏病患者的血脂特点

CKD 患者的胆固醇水平有可能是升高的、正常的或者降低的，这可能是因为营养状态不同造成的。而 40%～50%的 CKD 患者 TG>200mg/dl（2.26 mmol/L）[1]。

二、血脂成分对肾脏的影响研究

动物实验发现高脂血症与肾小球损伤相关，可能是因为高脂血症导致肾小球硬化[2, 3]，但在人类未观察到这种相关性。例如，在家族性高脂血症患者中未见到临床意义的肾损伤，可能是因为心血管病变发生更早，而开始了血脂干预治疗，减少了肾损伤。另外，一项 72 例的小规模研究发现，只要出现 CKD 便可以观察到高脂血症和肾脏疾病进展的关系，主要是总胆固醇和 LDL、ApoB 与 GFR 减退呈现线性相关[4]。

三、他汀治疗与 CKD 进展

有研究显示他汀可以改善肾移植患者血管内皮功能[5]，降低透析的糖尿病患者大动脉硬度[6]，减少糖尿病微量蛋白尿患者的尿白蛋白排泄率[7]，但这些替代终点并不能完全代替重要的肾脏终点。

一些高血压和（或）高血脂的队列研究中有一些对肾功能与他汀治疗的分析，但均不是作为主要观察终点，而是亚组分析的结果，未能控制可能的混杂因素（如胰岛素抵抗），可能增加 I 类错误，即在两种结局相同时做出两种结局不同的结论。有些肾功能评估应用的是计算的肌酐清除率（creatinine clearance rate，Ccr），这也不能完全代替 GFR。相关研究包括阳性结果的 TNT、CARE、WOSCOPS、

LIPID 和阴性结果的 ALLHAT-LLT、SHARP、PREVEND-IT。因此目前他汀治疗对于蛋白尿或肾功能的影响并无定论[8]。

四、他汀在慢性肾脏病患者 CVD 预防中的循证证据

无论是作为一级预防还是二级预防，多中心随机对照研究证实他汀能够显著减少一般人群的 CVD 患病率及死亡率，但在透析患者中并未证实这一点。

4D 研究随机入选 1255 名糖尿病血液透析患者，接受 20mg 阿托伐他汀或安慰剂治疗，随访中位数 4 年，一级终点为 CVD 死亡、非致命性心肌梗死、非致命性脑卒中。6 年观察结束，一级终点未观察到显著性差异。但在 LDL>145mg/dl 组中观察到低终点事件累计发生率与阿托伐他汀治疗显著相关[9]。

AURORA 研究随机入选 2776 名透析患者接受瑞舒伐他汀 10mg 或安慰剂治疗，5 年随访显示，一级终点（CVD 死亡、非致命性心肌梗死、非致命性脑梗死）未观察到显著差异。但糖尿病透析患者显示获益，HR 为 0.08（95%CI：0.51～0.90）[10]。

SHARP 研究随机入选 9000 名 CKD 患者，包括 3023 名透析患者，接受辛伐他汀 20mg+依折麦布 10mg 或安慰剂治疗，随访中位数 4.9 年，动脉硬化致心血管事件（包括非致命性心肌梗死或冠脉死亡、非出血性脑卒中或动脉血管重建手术）发生率降低 17%，$P=0.0021$。这种获益在一年后可见明显曲线分离。亚组分析可见这种获益主要见于非出血性脑卒中、血管重建、主要动脉硬化事件，并未见冠脉事件减少[11]。非透析组 HR 为 0.78（95%CI：0.66～0.91）、透析组 HR 为 0.90（95%CI：0.75～1.04）。

透析患者接受他汀治疗并未像一般人群一样明显获益，原因不确定，可能的解释是透析患者的高炎症状态不能完全通过他汀治疗来改善，或者电解质相关的心律失常及 NO 生成减少降低了他汀的效能[12]。所以 2013 KDIGO 指南不建议在没有心血管高危风险的透析患者中开始他汀治疗，但在透析前已经开始他汀治疗的患者建议继续应用，而对于不需要透析的 CKD 患者血脂管理同一般人群[13]。

五、他汀的临床应用

（一）2013 年 KDIGO 指南推荐级别[13]

（1）年龄≥50 岁，GFR<60ml/（min·1.73m²），但没有接受透析或肾移植的

CKD 患者（G3a～5 级），建议应用他汀或他汀联合依折麦布治疗（IA）。因为这类患者的 10 年心血管病风险肯定已经>10%，所以不论 LDL-C 水平如何都可开始应用他汀。

（2）年龄≥50 岁，GFR>60ml/（min·1.73m^2），G1～2 级 CKD 患者，建议应用他汀（IB）。在这类患者无论有无蛋白尿，他汀治疗都一样获益，与一般人群一致，如果具有心血管高风险，建议应用他汀。

（3）年龄 18～49 岁，非透析或肾移植的 CKD 患者，在已知冠心病（心肌梗死或血管重建）、糖尿病、缺血性脑卒中或 10 年生存风险>10%时，建议应用他汀（2A），但应注意出现不良反应的风险。

（4）在透析的 CKD 患者，不建议开始他汀或他汀联合依折麦布治疗（2A），证据来源于 3 个大型随机对照研究。

（5）在透析前已经开始他汀治疗的建议继续应用（2C）。虽然没有直接证据，但在 SHARP 研究中 34%的患者在基线时没有肾功能不全，但后期需要透析的患者被归入非透析组，显示继续他汀治疗获益。

（6）肾移植患者建议他汀治疗（2B）。该类患者的 10 年心血管病风险大约为 21.5%，但目前仅有一个随机对照研究（ALERT 研究）证据，故仅为 2B 级推荐。

（二）2013 年 KDIGO 指南推荐他汀剂量

该指南认为在 CKD 患者中考虑到风险和获益比，建议在 G3a～5 级，包括透析或肾移植患者中不要应用高剂量他汀（表 13-1）。该指南称这种建议为"一劳永逸"（fire and forget），即在确定人群中应用他汀治疗，不用检测 LDL 水平，以减少资源消耗；不需高剂量，以降低不良反应发生率。危险因素评分可参见如下网址：http://cvdrisk.nhlbi.nih.gov/calculator.asp。

表 13-1　CKD 成年患者中他汀剂量的推荐

	G1～2 级	G3a～5 级（包括透析或肾移植）
辛伐他汀/依折麦布	无需调整剂量	20/10mg
辛伐他汀	无需调整剂量	40mg
阿托伐他汀	无需调整剂量	20mg
瑞舒伐他汀	无需调整剂量	10mg
普伐他汀	无需调整剂量	40mg
氟伐他汀	无需调整剂量	80mg
洛伐他汀	无需调整剂量	ND
匹伐他汀	无需调整剂量	2mg

国内常用他汀药品对于肾功能不全患者的剂量也有特殊说明，临床医师应用时需要参考（表 13-2）。

表 13-2 国内各他汀说明书对肾功能不全的剂量建议

	轻中度肾损害	严重肾损害
辛伐他汀	无需调整剂量	Ccr<30，起始剂量 5mg
阿托伐他汀	无需调整剂量	无需调整剂量
瑞舒伐他汀	无需调整剂量	禁用
普伐他汀	无需调整剂量	慎用
氟伐他汀	无需调整剂量	未提及

（三）其他指南对于他汀应用的建议

自 2013 年以来，分别有《AHA/ACC 控制血胆固醇降低成人动脉粥样硬化性心血管风险指南（2013）》[14]《NICE 血脂管理与心血管疾病一二级预防指南（2014）》[15]《2014 年中国胆固醇教育计划血脂异常防治专家建议》[16]发布，但对于 CKD 患者的胆固醇管理涉及不多，并没有超越 2013 年 KDIGO 的内容。

1.《AHA/ACC控制血胆固醇降低成人动脉粥样硬化性心血管风险指南（2013）》

他汀治疗 4 类获益人群中均可能包括 CKD 患者，但该指南明确指出透析的 ESRD 患者中不推荐他汀治疗。在肾脏安全性方面指出对于 CKD 患者应降低他汀治疗强度，相关药物的推荐及证据级别仍同 2007 年指南。

2.《NICE血脂管理与心血管疾病一二级预防指南（2014）》

该指南对于 CKD 患者的他汀治疗仅有一条相关推荐：阿托伐他汀 20mg 用于 CKD 患者的一级或二级预防；GFR>30ml/min，非 HDL 胆固醇水平下降<40%，阿托伐他汀应该加量；GFR<30ml/min，应用高剂量阿托伐他汀应该咨询肾脏专科医师。

3.《2014年中国胆固醇教育计划血脂异常防治专家建议》

在该共识中，与 CKD 相关的仅有一条建议：CKD（3 或 4 期）胆固醇的目标值为<2.6mmol/L。

总结：对于 CKD 患者，还是应该根据指南建议进行评估（图 13-1），采取不同的他汀治疗策略，最明确、具体的建议来自 2013 年 KDIGO 指南。

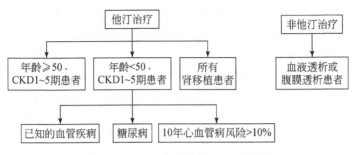

图 13-1 CKD 患者降低 LDL 的策略

（张丽芳 姜 红）

参 考 文 献

[1] Weiner DE, Sarnak MJ. Managing dyslipidemia in chronic kidney disease. J Gen Intern Med, 2004, 19:1045-1052.

[2] Lambert G, Sakai N, Vaisman BL, et al. Analysis of glomerulosclerosis and atherosclerosis in lecithin cholesterol acyltransferase-deficient mice. J Biol Chem, 2001, 276:15090-15098.

[3] Muhlfeld AS, Spencer MW, Hudkins KL, et al. Hyperlipidemia aggravates renal disease in B6.ROP Os/+ mice. Kidney Int, 2004, 66:1393-1402.

[4] Samuelsson O, Mulec H, Knight-Gibson C, et al. Lipoprotein abnormalities are associated with increased rate of progression of human chronic renal insufficiency. Nephrol Dial Transplant, 1997, 12:1908-1915.

[5] Kosch M, Barenbrock M, Suwelack B, et al. Effect of a 3-year therapy with the 3-hydroxy-3-methylglutaryl coenzyme a reductase-inhibitor fluvastatin on endothelial function and distensibility of large arteries in hypercholesterolemic renal transplant recipient. Am J Kidney Dis, 2003, 41:1088-1096.

[6] Ichihara A, Hayashi M, Ryuzaki M, et al. Fluvastatin prevents development of arterial stiffness in haemodialysis patients with type 2 diabetes mellitus. Nephrol Dial Transplant, 2002, 17:1513-1517.

[7] Nakamura T, Ushiyama C, Hirokawa K, et al. Effect of cerivastatin on urinary albumin excretion and plasma endothelin-1 concentrations in type 2 diabetes patients with microalbuminuria and dyslipidemia. Am J Nephrol, 2001, 21:449-454.

[8] Behdad A, David JA. Statins and chronic kidney disease. 2014, http://www.uptodate.com/contents/statins-and-chronic-kidney-disease.

[9] Wanner C, Krane V, März W, et al. Atorvastatin in patients with type 2 diabetes mellitus undergoing hemodialysis. N Engl J Med, 2005, 353(3):238-248.

[10] Fellström BC, Jardine AG Schmieder RE. Rosuvastatin and cardiovascular events in patients undergoing hemodialysis. N Engl J Med, 2009, 360(14):1395-1407.

[11] Baigent C, Landray MJ, Reith C, et al. The effects of lowering LDL cholesterol with simvastatin plus ezetimibe in patients with chronic kidney disease (study of heart and renal protection): a randomised placebo-controlled trial. Lancet, 2011, 377(9784):2181-2192.

[12] Vaziri ND, Norris KC. Reasons for the lack of salutary effects of cholesterol-lowering interventions in end-stage renal disease populations. Blood Purif, 2013, 35(1-3): 31-36.

[13] Tonelli M, Wanner C. Lipid management in chronic kidney disease: synopsis of the kidney disease: improving global outcomes 2013 clinical practice guideline. Ann Intern Med, 2014, 160(3): 182.

[14] Stone NJ, Robinson J, Lichtenstein AH, et al. 2013 ACC/AHA guideline on the treatment of blood cholesterol to reduce atherosclerotic cardiovascular risk in adults. J Am Coll Cardiol, 2014 , 63（25 Pt B）:2889-2934.

[15] Lipid Modification Cardiovascular Risk Assessment and the Modification of Blood Lipids for the Primary and Secondary Prevention of Cardiovascular Disease. NICE Clinical Guidelines, No. 181.National Institute for Health and Care Excellence (UK), 2014. http://guidance.nice.org. uk/CG181.

[16] 2014 年中国胆固醇教育计划血脂异常防治建议专家组. 2014 年中国胆固醇教育计划血脂异常防治专家建议.全科医学临床与教育, 2015, 42(1): 3-5.

第四篇

慢性肾脏病与冠状动脉粥样硬化性疾病

第十四章　合并终末期肾病的冠心病的
特点及治疗现状

一、合并终末期肾病的冠心病的特点

（一）合并终末期肾病的冠心病的患病率

终末期肾病（end-stage renal disease，ESRD）是指不可逆的严重肾功能不全，GFR<15ml/（min·1.73m²）时，一般需要肾替代治疗。ESRD 患者的死亡率是普通人群的 8 倍，其中超过 40% 的患者死于 CVD。在 HEMO 研究中，1846 例透析患者中 40% 有缺血性心脏病，在平均 2.8 年的随访过程中，心绞痛和急性心肌梗死占全部心脏原因住院事件的 43%[1]。ESRD 患者冠心病的发病率是同年龄段人群的 7 倍，这与 ESRD 本身伴有的传统冠心病危险因素有关[2]。高血压病、糖尿病、脂代谢紊乱等传统危险因素在 ESRD 患者中很常见，但不能完全解释 ESRD 患者冠心病的高发病率，传统的 Framingham 风险评分会把 CKD 患者的冠心病风险低估约 50%[3]。ESRD 患者经常合并有冠状动脉钙化，冠状动脉钙化也是 ESRD 患者冠心病高患病率的原因之一[4]。

（二）合并终末期肾病的冠心病的诊断

伴有 ESRD 的冠心病患者经常是无症状的，这可能与伴随的糖尿病、尿毒症神经病及患者的活动能力下降有关[5]。即使是无症状的透析患者，有创性冠状动脉造影检查证实，冠状动脉狭窄（狭窄>50%）发生率在 50% 以上，其中超过 25% 为多支血管病变[6]。但因冠状动脉造影的有创性和风险性，其不宜作为 ESRD 患者冠心病的筛查手段。

大部分 ESRD 患者存在心脏原因以外的活动受限，使得运动试验的应用受限，因此冠心病的筛查多采用药物负荷试验。这些检查在 ESRD 患者中的准确性有所下降，如在无症状 ESRD 患者中，由于内皮功能异常，即使不存在明显冠状动脉狭窄，也会出现血流储备分数下降，从而降低了扩血管药物负荷试验的敏感性[7]。ESRD 患者常常合并左心室肥大，使得心肌核素灌注显像容易漏掉小缺血，左心室向心性重构也会影响多巴酚丁胺负荷超声心动图检出轻微室壁运动异常的敏感性[8]。

人们试图寻找一些有助于评估 ESRD 患者冠心病风险的血清标志物，包括心肌损伤标志物，系统性炎症、内皮功能不全、交感神经过度兴奋、氧化应激等相关指标，这些指标的升高在 ESRD 患者中更常见，且与冠心病有更好的相关性[9]。其中，心肌肌钙蛋白 T（troponin T，cTnT）最有应用前景，它是一种非常敏感的心肌损伤标志物。一项针对 28 项前瞻性研究的荟萃分析显示，cTnT 阳性（>0.1ng/ml）是无症状 ESRD 患者全因死亡（OR=2.64）和心脏死亡（OR=2.55）的主要预测指标[10]。一项小规模研究也显示，cTnT 阳性有助于预测无症状 ESRD 患者的冠状动脉狭窄（敏感性92%，特异性64%，曲线下面积0.77）。相反，心肌肌钙蛋白 I（caridiac troponin-I，cTnI）的相关性则比较差，这可能与检测方法及界值不同有关[11]。

对于拟接收肾移植的 ESRD 患者，考虑到手术风险及最有效地利用有限的肾供体，应当更积极地进行冠心病筛查。针对这类患者冠心病的筛查，存在一些专家共识或指南意见，主要原则是不常规进行冠状动脉造影，有 3 个或 3 个以上危险因素（糖尿病、既往冠心病史、透析超过 1 年、年龄>60 岁、吸烟、高血压或脂代谢紊乱）的无症状患者，应当进行无创负荷试验，无创负荷试验的选择取决于当地的技术和经验[12]。进行有创性冠状动脉造影及再血管化治疗的适应证与普通患者相似。对于不打算行肾移植的 ESRD 患者，没有正式的指南来指导冠心病的筛查和风险分层。各种不同的筛查工具及随机对照试验资料的缺乏使得临床决策更加困难[12]。

DIAD 研究[13]的经验显示，即使是对于高危患者，直接行冠状动脉造影筛查冠心病也不一定是合理的，尚需要随机对照研究的严格评估。因此，对于不打算行肾移植的 ESRD 患者，还应当结合临床表现及无创性检查方法来筛查、诊断冠心病。由于 ESRD 患者经常存在严重冠状动脉钙化，所以会担心 CT 检查不能准确地评估其冠状动脉病变情况。而 Jug 等[14]研究发现，与冠状动脉造影相比，无论是 ESRD 患者还是非 ESRD 患者，64 排螺旋 CT 诊断缺血性冠心病（冠状动脉狭窄>50%或70%）均有很好的准确性，其中，CT 检查诊断 ESRD 患者冠状动脉狭窄>50%的敏感性、特异性、阳性预测值、阴性预测值分别为100%、78%、92%和100%。

（三）终末期肾病与炎症

ESRD 会产生一种慢性炎症的内环境，尿毒素的堆积（透析只能清除部分尿毒素）、血液和透析器生物不相容、透析液中存在的内毒素、透析管相关的感染及腹透液的高糖浓度等因素都会促进 ESRD 患者的炎症过程[15]。研究表明，炎症指标 C 反应蛋白（CRP）的升高与肾功能不全的程度有相关性，CRP 在 ESRD 患者中升高，并且是 ESRD 患者很好的预后不良预测因子[16]。Parekh 等[17]前瞻性研究了 1000 例 ESRD 患者并随访了 2.5 年（中位时间），发现 CRP 最高的 1/4 区间患者发生心源性猝死的风险是 CRP 最低的 1/4 区间患者的 2 倍。

冠状动脉疾病的进展是非线性的、难以预测的，炎症是决定斑块纤维帽易损性及发生血栓事件的主要因素[18]。抗感染治疗能改善 CKD 患者的预后，在 JUPITER 研究中，3267 例中度 CKD 患者的 CRP≥2mg/L，而低密度脂蛋白胆固醇（LDL-C）≤130mg/dl，接受瑞舒伐他汀治疗后 CRP 水平降低了 37%，并且显著降低了心血管事件的发生率和全因死亡率[19]。

（四）终末期肾病与冠状动脉钙化

冠状动脉钙化是发现冠状动脉粥样硬化的敏感指标，与粥样硬化斑块负荷及心肌梗死和心脏事件风险呈正相关，评估冠状动脉钙化能够在冠状动脉血流受影响之前发现冠状动脉粥样斑块[20]。冠状动脉钙化积分可以用于可疑冠心病患者的危险分层，并有助于识别低危或中危的无症状冠心病患者[21]。

ESRD 患者血管外钙化是一个普遍现象，包括软组织钙化、实质脏器钙化，其中血管和心脏瓣膜的钙化最常见且有临床意义。与同年龄段的肾功能正常冠心病患者相比，合并 ESRD 的患者存在冠状动脉钙化的风险增加 2～5 倍[22]。冠状动脉钙化是透析患者中很常见的情况，在不同年龄段人群中的发生率高达 54%～100%（平均 83%），钙化积分显著高于一般人群[23]。Jug 等[14]研究发现，ESRD 患者不仅钙化斑块发生率高，而且钙化斑块的钙含量也高，但无论患者是否合并 ESRD，钙化积分都与总的斑块负荷有很好的相关性。

与肾功能正常患者的冠状动脉钙化不同，ESRD 患者的粥样硬化斑块不仅有内膜钙化，还有明显的中膜钙化。一项针对合并 ESRD 冠心病患者的对照性尸检研究显示，合并 ESRD 患者冠状动脉中膜厚度和斑块钙化程度显著增加[24]。在粥样硬化斑块处，钙化主要发生在内膜层。在疾病早期，钙磷结晶表现为散在的插入，随着斑块进展，钙磷结晶聚集、沉积形成大的结晶并伴有斑块坏死区的形成[25]。中膜钙化表现为肌性动脉中膜的非炎症性钙化，在动脉壁中膜部分可看到基质小泡，成骨过程与膜内成骨相似。中膜钙化常常是无症状的，可以导致血管弹性下降和高血压[26]。

透析患者冠状动脉钙化与高磷血症及补充钙剂有关，Peter 等[27]的荟萃分析显示，CKD 和 ESRD 患者血管钙化的发生与年龄、透析时间、脂代谢紊乱（低高密度脂蛋白胆固醇、高三酰甘油、高 LDL-C）、高钙负荷有关。

（五）合并终末期肾病的冠心病患者预后

由于 ESRD 患者具有上述特点，不难理解合并 ESRD 的冠心病患者预后不佳。冠状动脉造影发现，合并 CKD 的患者出现三支病变和左主干病变的概率更高，冠状动脉的病变也更多的是长病变、迂曲和成角病变、慢性闭塞病变等 C 型病变[28]。Grace 等[29]研究显示，ESRD 患者院内或长期死亡及心肌梗死的风险是非透析患者的 3 倍。合并 ESRD 的急性心肌梗死患者预后极差。一项纳入 34 000 例透析患者的研究显示，这类人群发生急性心肌梗死后 1 年、2 年、5 年的生存率分别为 41%、27%、11%[30]。肾功能不全也是公认的冠状动脉旁路移植术（CABG）预后不佳的危险因素，这类患者 CABG 围手术期和远期死亡率大大升高[31]。

二、合并终末期肾病的冠心病患者的治疗现状

（一）血运重建治疗

尽管很多患者同时患有 ESRD 和冠心病，并且 ESRD 患者有很高的心血管死亡率，但由于大部分临床研究将这类患者排除在外，CABG 和经皮冠状动脉介入治疗等血运重建方法对于这类患者疗效方面的资料不够充分[32]，且血运重建围手术期风险高，因此有的患者更倾向于药物治疗。但多项研究证实，与药物治疗相比，血运重建治疗仍然能改善 ESRD 患者的生存率，尽管这种获益要小于普通人群[33]。另外，Eisenstein 等[34]研究也发现，对于合并 CKD 的左主干病变、双支病变和部分三支病变，CABG 比药物治疗更具有经济效益。因此，尽管手术风险高，预后也不如一般患者好，但对于有适应证的患者，仍然推荐进行血运重建。

（二）冠状动脉旁路移植术和经皮冠状动脉介入治疗

在经皮冠状动脉腔内成形术（PTCA）时代，对美国肾数据系统透析患者的分析显示，CABG 组院内死亡率较高（12.5% vs. 5.4%），但 CABG 组两年内的全因死亡率（RR=0.91，95%CI：0.86～0.97）、心源性死亡率（RR=0.85，95%CI:0.78～0.92）和心肌梗死发生率（RR=0.37，95%CI：0.32～0.43）均较低[35]。一项荟萃分析也研究了 1977～2002 年冠心病合并 ESRD 的患者，结果显示与 PCI（PTCA 或 BMS）相比，CABG 组患者的死亡率（RR=0.93，95%CI：0.88～0.98）、心脏事件风险（RR=0.50，95%CI：0.37～0.68）、心肌梗死风险（RR=0.62，95%CI：0.51～0.75）和靶血管再次血运重建风险（RR=0.21，95%CI：0.13～0.35）均较低[36]。

在普通人群中，药物洗脱支架（DES）的出现大大降低了介入治疗的再狭窄率和靶血管再次血运重建风险。但 DES 在透析人群中应用的资料尚不充分，特别是与外科手术相比，仅出现在一些回顾性的小型研究中。一项针对透析患者的回顾性研究显示，29 例患者接受 CABG 治疗，75 例患者接受 DES 治疗，CABG 组患者的两年总体生存率（84% vs. 67.6%，P=0.0271）和不发生心脏原因死亡的比例（100% vs. 84.1%，P=0.0122）均优于 PCI 组[37]。同样对来自美国肾数据系统资料的分析显示，置入 DES 的 PCI 组的 12 个月生存率优于 CABG 组（93.8% vs. 88.0%），但 18～48 个月的远期生存率不如 CABG 组（30.6% vs. 48.0%）[38]。一项荟萃分析显示，PCI 组患者早期死亡率低于 CABG 组，晚期死亡率高于 CABG 组，PCI 组再发心肌梗死和靶血管再次血运重建的风险高于 CABG 组，脑卒中发生率低于 CABG 组[39]。

CABG 和 PCI 之间的比较见表 14-1。总体而言，与 PCI 相比，CABG 治疗的远期生存率或许更高，但由于相关研究都是回顾性的，并且存在选择偏倚，难以得出确定的结论。尽管如此，可以比较肯定的是，CABG 治疗靶血管再次血运重建风险较低。根据 2014 年 ESC 的血运重建指南，对于有缺血症状的多支血管病变患者，如果预期寿命超过 1 年且手术风险可接受，则推荐 CABG 优于 PCI（Ⅱa/B）；对于有缺血症状的多支血管病变患者，如果手术风险高，或者预期寿命不足 1 年，则推荐 PCI 优于 CABG（Ⅱa/B）[41]。

表14-1　ESRD患者CABG和PCI治疗的优势、劣势汇总[40]

术式	优点	缺点
CABG	可能长期生存率的获益大（>12个月） 再狭窄率低 靶血管再次血运重建率低	手术死亡率高 短期死亡率高（<12个月） 病情严重且复杂：多支血管病变或左主干病变 需要靶血管远段血管条件好，以便吻合

续表

术式	优点	缺点
PCI	手术死亡率低	再狭窄率和靶血管再次血运重建率高
	短期死亡率低（<12个月）	需双联抗血小板至少1个月（BMS）或12个月（DES）
	更适合单支血管病变	可能远期死亡率高（>12个月）

注：ESRD，终末期肾病；CABG，冠状动脉旁路移植术；PCI，经皮冠状动脉介入治疗；BMS，裸金属支架；DES，药物洗脱支架。

（三）裸金属支架和药物洗脱支架

在透析患者中，尚缺乏比较 BMS 和 DES 的前瞻性对照研究。DES 理论上能降低支架内再狭窄的风险，但由于之前证实 DES 优于 BMS 的临床研究都把透析患者排除在外，因此尚不完全清楚这种优势在透析患者中是否存在，还是更加明显，部分回顾性研究在这一问题上得出的结论并不一致。一项研究比较了 88 例接受西罗莫司 DES 的患者和 78 例接受 BMS 的患者，结果显示两组患者的再狭窄率均很高（22.2% vs. 24.4%）[42]。也有研究显示，DES 在支架内再狭窄、主要不良心脏事件方面优于 BMS[43]。另外一项荟萃分析比较了 389 例接受 DES 和 480 例接受 BMS 的透析患者，结果显示 DES 组靶血管再次血运重建风险（OR=0.55，95%CI：0.39~0.79）和主要不良心脏事件风险（OR=0.54，95%CI：0.40~0.73）均优于 BMS 组，但是两组患者全因死亡率和心肌梗死发生率差异无统计学意义[44]。在 2014 年 ESC 的血运重建指南中，对于重度肾功能不全患者推荐新一代 DES 优于 BMS（Ⅰ/B）[41]。

（四）冠状动脉内旋磨术

ESRD 患者中有很大比例合并严重冠状动脉钙化，钙化病变的介入治疗是一个很大的挑战，经常需要冠状动脉内旋磨术。由于冠状动脉内旋磨术操作比较复杂，即使在欧洲国家，其使用率只占全部 PCI 患者的 0.8%~3.1%[45]。钙化病变经常难以充分扩张，导致支架膨胀不全并产生再狭窄等一系列问题，冠状动脉内旋磨术是处理钙化病变的有效武器，使用血管直径 0.6~0.7mm 的磨头对冠状动脉斑块改良，并采用比较低的转速（150 000~160 000rpm）能有效减少对血小板的激活，把风险降低到可接受的水平[46]。冠状动脉旋磨术能够提高介入治疗的成功率。Edes 等[47]报道了 218 例行旋磨术患者的信息，其中 52.8%的患者为初始手术失败后借助旋磨技术取得手术成功，100%的患者在旋磨术后成功置入支架取得造影上的成功。

在 PTCA 时代，冠状动脉内旋磨术主要用于减轻斑块负荷，但结果证实再狭窄率很高。在 BMS 时代，旋磨术未能降低再狭窄率，反而增加了血管壁的损伤[48]。在当前的 DES 时代，冠状动脉内旋磨术的主要目的是斑块改良。在大部分情况下，一个磨头通过病变就能达到使管腔平滑或打断钙化环的目的，从而有利于球囊充分扩张和支架顺利通过与释放[49]。血管内超声证实旋磨术可增大冠状动脉管腔、减小斑块面积、缩小钙化弧度、降低夹层的发生率[50]。

（五）出血风险

当决定透析患者的冠状动脉血运重建策略时，需要考虑双联抗血小板治疗的出血风险。众所周知，CKD 特别是 ESRD 患者，由于血小板功能和内皮功能异常，存在较高的出血风险，且因缺乏相关随机对照研究，支架置入术后需要的双联抗血小板时间不明确。一项荟萃分析显示，透析患者接受双联抗血小板治疗的出血风险明显高于普通人群，且出血风险与抗血小板药物剂量有关[51]。在一项随机对照研究中，对透析患者每日给予 325mg 阿司匹林和 75mg 氯吡格雷或者是两种安慰剂，旨在研究双联抗血小板预防透析入路血栓的效果和风险，研究在早期即因双联抗血小板组出血风险显著增加而中止（HR=1.98，95%CI：1.19～3.28），双联抗血小板组出现 30 例（45.0%）小出血、29 例（43.0%）中度出血、8 例（12.0%）大出血，大出血中包括 6 例胃肠道出血、1 例硬膜下出血、1 例需要输血的鼻出血，没有患者因出血而死亡。既往有因出血住院病史是出血事件的独立危险因素[52]。

三、小 结

几乎一半以上的 ESRD 患者都存在冠心病，CVD 是 ESRD 患者的首要死因。除了传统的危险因素外，ESRD 患者的冠状动脉钙化和炎症也是冠心病高发的重要原因。合并 ESRD 的冠心病患者预后差、临床表现不典型，且运动试验等功能学检查在 ESRD 患者中应用受限，ESRD 患者冠心病的诊断有赖于药物负荷实验、冠状动脉 CT 及对高危患者进行冠状动脉造影检查。尽管血运重建治疗对合并 ESRD 的冠心病患者的效果不如一般的冠心病患者好，且手术风险更高，但对于有指征的患者，血运重建仍然能改善这类患者的预后。血运重建方式的选择取决于患者冠状动脉病变情况、预期寿命和外科手术的风险。选择介入治疗时，与 BMS 相比，DES 能降低支架再狭窄和靶血管再次血运重建的风险。由于 ESRD 患者常常合并存在冠状动脉严重钙化，冠状动脉内旋磨术能够提高严重钙化病变的手术成功率。合并 ESRD 的冠心病患者具有更高的出血风险，这在治疗中需要给予更多的关注。

（郑金刚　韩治伟）

参 考 文 献

[1] Cheung AK, Sarnak MJ, Yan G, et al. Cardiac diseases in maintenance hemodialysis patients: results of the HEMO Study. Kidney Int, 2004, 65: 2380-2389.

[2] Sarnak MJ, Levey AS, Schoolwerth AC, et al. Kidney disease as a risk factor for development of cardiovascular disease: a statement from the American Heart Association Councils on kidney in cardiovascular disease, high blood pressure research, clinical cardiology, and epidemiology and prevention. Circulation, 2003, 108:2154-2169.

[3] Weiner DE, Tighiouart H, Elsayed EF, et al. The Framingham predictive instrument in chronic kidney disease. J Am CollCardiol, 2007, 50:217-224.

[4] Moe SM, Chen NX. Pathophysiology of vascular calcification in chronic kidney disease. Cir Res, 2004, 95(6): 560-567.

[5] Braun WE, Phillips DF, Vidt DG, et al. Coronary artery disease in 100 diabetics with end-stage renal failure. Transplant Proc, 1984, 16:603 -607.

[6] Ohtake T, Kobayashi S, Moriya H, et al. High prevalence of occult coronary artery stenosis in patients with chronic kidney disease at the initiation of renal replacement therapy: an angiographic examination. J Am SocNephrol, 2005, 16:1141-1148.

[7] Ragosta M, Samady H, Isaacs RB, et al. Coronary flow reserve abnormalities in patients with diabetes mellitus who have end-stage renal disease and normal epicardial coronary arteries. Am Heart J, 2004, 147: 1017-1023.

[8] Yuda S, Khoury V, Marwick TH. Influence of wall stress and left ventricular geometry on the accuracy of dobutamine stress echocardiography. J Am Coll Cardiol, 2002, 40:1311-1319.

[9] Stenvinkel P, Carrero JJ, Axelsson J, et al. Emerging biomarkers for evaluating cardiovascular risk in the chronic kidney disease patient: how do new pieces fit into the uremic puzzle? Clin J Am SocNephrol, 2008, 3:505-521.

[10] Khan NA, Hemmelgarn BR, Tonelli M, et al. Prognostic value of troponin T and I among asymptomatic patients with end-stage renal disease: a meta-analysis. Circulation, 2005, 112:3088-3096.

[11] Hayashi T, Obi Y, Kimura T, et al. Cardiac troponin T predicts occult coronary artery stenosis in

patients with chronic kidney disease at the start of renal replacement therapy. Nephrol Dial Transplant, 2008, 23:2936-2942.

[12] Hakeem A, Bhatti S, Chang SM. Screening and risk stratification of coronary artery disease in end-stage renal disease. JACC Cardiovasc Imaging, 2014, 7(7):715-728.

[13] Young LH, Wackers FJ, Chyun DA, et al. Cardiac outcomes after Screening for asymptomatic coronary artery disease in patients with type 2 diabetes: the DIAD study: a randomized controlled trial. JAMA, 2009, 301:1547-1555.

[14] Jug B, Papazian J, Gupta M, et al. Diagnostic performance of computed tomographic coronary angiography in patients with end-stage renal disease. Coron Artery Dis, 2013, 24(2):135-141.

[15] Kato S, Chmielewski M, Honda H, et al. Aspects of immune dysfunction in end-stage renal disease. Clin J Am SocNephrol, 2008, 3: 1526-1533.

[16] Stenvinkel P, Alvestrand A. Inflammation in end-stage renal disease: sources, consequences, and therapy. Semin Dial, 2002, 15: 329-337.

[17] Ramkumar N, Cheung AK, Pappas LM, et al. Association of obesity with inflammation in chronic kidney disease: a cross-sectional study. J Renal Nutr, 2004, 14: 201-207.

[18] Mach F, Schonbeck U, Bonnefoy JY, et al. Activation of monocyte/macrophage functions related to acute atheroma complication by ligation of CD40: induction of collagenase, stromelysin, and tissue factor. Circulation, 1997, 96: 396-399.

[19] Ridker PM, Danielson E, Fonseca FA, et al. Rosuvastatin to prevent vascular events in men and women with elevated C-reactive protein. N Engl J Med, 2008, 359: 2195-2207.

[20] Taylor AJ, Merz CN, Udelson JE. 34th Bethesda Conference: executive summary-can atherosclerosis imaging techniques improve the detection of patients at risk for ischemic heart disease? J Am CollCardiol, 2004, 41: 1860-1862.

[21] Pundziute G, Schuijf JD, Jukema W, et al. Prognostic value of multislice computed tomography coronary angiography in patients with known or suspected coronary artery disease. JACC, 2007, 49: 62-70.

[22] Raggi P, Boulay A, Chasan-Taber S, et al. Cardiac calcification in adult hemodialysis patients. A link between end-stage renal disease and cardiovascular disease? J Am CollCardiol, 2002, 39: 695-701.

[23] Hujairi NM, Afzali B, Goldsmith DJ. Cardiac calcification in renal patients: what we do and don't know. Am J Kidney Dis, 2004, 43: 234-243.

[24] SchwarzU, BuzelloM, Ritz E, et al. Morphology of coronary atherosclerotic lesions in patients with endstage renal failure. NephrolDial Transplant, 2000, 15:218-223.

[25] Kalandar-Zadeh K, Block G, Humphreys MH, et al. Reverse epidemiliogy of cardiovascular

risk factors in maintenance dialysis patients. Kidney Int, 2003, 63: 793-808.

[26] Vatikutti R, Towler DA. Osteogenic regulation of vascular calcification: an early perspective. Am J Physiol Endocrinol Metab, 2004, 286: e686-696.

[27] McCullough PA1, Sandberg KR, Dumler F, et al. Determinants of coronary vascular calcification in patients with chronic kidney disease and end-stage renal disease: a systematic review. J Nephrol, 2004, 17(2):205-215.

[28] Chonchol M, Whittle J, Desbien A, et al. Chronic kidney disease is associated with angiographic coronary artery disease. Am J Nephrol, 2008, 28: 354-360.

[29] Gurm HS, Gore JM, Anderson FA Jr, et al. Comparison of acute coronary syndrome in patients receiving versus not receiving chronic dialysis (from the Global Registry of Acute Coronary Events [GRACE] Registry). Am J Cardiol, 2012, 109: 19-25.

[30] Herzog CA, Ma JZ, Collins AJ. Poor long-term survival after acute myocardial infarction among patients on long-term dialysis. N Engl J Med, 1998, 339:799-805.

[31] Labrousse L, de Vincentiis C, Madonna F, et al. Early and long term results of coronary artery bypass grafts in patients with dialysis dependent renal failure. Eur J CardiothoracSurg, 1999, 15: 691-696.

[32] Coca SG, Krumholz HM, Garg AX, et al. Underrepresentation of renal disease in randomized controlled trials of cardiovascular disease. JAMA, 2006, 296:1377-1384.

[33] Hemmelgarn BR, Southern D, Culleton BF, et al. Alberta Provincial Project for Outcomes Assessment in Coronary Heart Disease (APPROACH) investigators: survival after coronary revascularization among patients with kidney disease. Circulation, 2004, 110: 1890-1895.

[34] Eisenstein EL, Sun JL, Anstrom KJ, et al. Assessing the economic attractiveness of coronary artery revascularization in chronic kidney disease patients. J Med Syst, 2009, 33:287-297.39.

[35] Herzog CA, Ma JZ, Collins AJ. Long-term outcome of dialysis patients in the United States with coronary revascularization procedures. Kidney Int, 1999, 56:324-332.

[36] Nevis IF, Mathew A, Novick RJ, et al. Optimalmethod of coronary revascularization in patients receiving dialysis: systematic review. Clin J Am SocNephrol, 2009, 4: 369-378.

[37] Sunagawa G, Komiya T, Tamura N, et al. Coronary artery bypass surgery is superior to percutaneous coronary intervention with drug-eluting stents for patients with chronic renal failure on hemodialysis. Ann ThoracSurg, 2010, 89:1896-1900.

[38] Herzog CA, Gilbertson DT, Solid C. Long-term survival of dialysis patients in the US after surgical versus percutaneous coronary revascularization (abstract). American Society of Nephrology 43rd Annual Meeting and Scientific Exposition, 2010, TH-PO482.

[39] Kannan A, Poongkunran C, Medina R, et al. Coronary revascularization in chronic and end-stage

renal disease: a systematic review and meta-analysis. Am J Ther, 2014, 23(1): e16-28.

[40] Roberts JK1, Patel UD. Management of coronary artery disease in end-stage renal disease. Semin Dial, 2011, 24(5):525-532.

[41] StephanWindecker, Kolh P, Alfonso F, et al. 2014 ESC/EACTS guidelines on myocardial revascularization. Rev Esp Cardiol (Engl Ed), 2015, 68(2):144.

[42] Aoyama T, Ishii H, Toriyama T, et al. Sirolimus-eluting stents vs bare metal stents for coronary intervention in Japanese patients with renal failure on hemodialysis. Circ J, 2008, 72:56-60.

[43] Ishio N, Kobayashi Y, Takebayashi H, et al. Impact of drug-eluting stents on clinical and angiographic outcomes in dialysis patients. Circ J, 2007, 71:1525-1529.

[44] Abdel-Latif A, Mukherjee D, Mesgarzadeh P, et al. Drug-eluting stents in patients with end-stage renal disease: meta-analysis and systematic review of the literature.Catheter Cardiovasc Interv, 2010, 76(7): 942-948.

[45] Barbato E, Carrié D, Dardas P, et al. European expert consensus on rotational atherectomy. Euro Intervention, 2015, 11(1):30-36.

[46] Cavusoglu E, Kini AS, Marmur JD, et al. Current status of rotational atherectomy.Catheter CardiovascInterv, 2004, 62: 485-498.

[47] Édes IF, Ruzsa Z, Szabó G, et al. Clinical predictors of mortality followingrotational atherectomyand stent implantation in high-risk patients: A single center experience. Catheter Cardiovasc Interv, 2015, 86(4): 634-641.

[48] Dill T, Dietz U, Hamm CW, et al. A randomized comparison of balloon angioplasty versus rotational atherectomy in complex coronary lesions (COBRA study). Eur Heart J, 2000, 21: 1759-1766.

[49] Tomey MI, Kini AS, Sharma SK. Current status of rotational atherectomy. JACC Cardiovasc Interv, 2014, 7(4): 345-353.

[50] Kovach JA, Mintz GS, Pichard AD, et al. Sequential intravascular ultrasound characterization of the mechanisms of rotational atherectomy and adjunct balloon angioplasty.J Am Coll Cardiol, 1993, 22(4): 1024-1032.

[51] Hiremath S, Holden RM, Fergusson D, et al. Antiplatelet medications in hemodialysis patients: a systematic review of bleeding rates. Clin J Am Soc Nephrol, 2009, 4(8): 1347-1355.

[52] Kaufman JS, O'Connor TZ, Zhang JH, et al. Randomized controlled trial of clopidogrel plus aspirin to prevent hemodialysis access graft thrombosis. J Am Soc Nephrol, 2003, 14(9): 2313-2321.

第十五章　高尿酸血症与冠心病的关系探讨

目前，高血压、高血脂、糖尿病、肥胖、吸烟、高龄等与冠心病的相关性已得到公认。随着患高尿酸血症（hyperuricemia，HUA）人数逐年增加，同时患冠心病的人数也相应增加，高尿酸血症这个危险因素备受关注。大量研究表明：血尿酸水平对心脑血管疾病如冠心病、高血压、糖尿病、脑梗死等有显著的影响，尤其是对冠心病影响明显。本章旨在对高尿酸血症与冠心病的关系进行探讨。

一、尿酸的代谢与生化

尿酸是机体的主要代谢产物之一，细胞代谢分解的核酸和其他嘌呤类化合物及食物中的嘌呤经一系列酶作用后生成次黄嘌呤和黄嘌呤，在黄嘌呤氧化酶的作用下变成尿酸。尿酸有两个来源：由体内核酸分解代谢产生（内源性），约占体内总尿酸的 80%；从富含嘌呤的食物中的核酸分解而来（外源性），约占体内总尿酸的 20%。正常人体内尿酸池平均为 1200mg，每日产生 750mg，排出 500～1000mg，70%的尿酸经肾脏排泄，30%经胆道和肠道排泄。体内正常的尿酸生成有赖于酶的正常功能活性，任何先天性或获得性酶功能异常（亢进或缺陷）均可能导致高尿酸血症[1]。

二、高尿酸血症的产生机制

成人高尿酸血症的定义是血尿酸水平高于正常参考范围，诊断标准为：男性≤7.0mg/dl，女性≤6.0mg/dl。正常人体尿酸随尿液排出体外，然而尿酸的排泄可能会因为肾脏疾病而受损，从而导致 HUA。HUA 也会发生于出生时肾单位较少的新生儿，与正常新生儿相比，这些新生儿肾脏排泄尿酸能力下降。对于白血病或淋巴瘤患者，由于化疗引起体内核酸代谢加快，导致尿酸排泄急剧上升甚至阻塞肾小管，引起急性肾衰竭（肿瘤溶解综合征）。除了由于肾功能障碍导致尿酸排泄受阻外，尿酸产生过多同样会引起高尿酸血症。食用含大量嘌呤或果糖的食物，或者接触铅同样会引起尿酸水平升高。果糖是一种独特的糖分子，它可以迅速消耗 ATP，同时增加大量的尿酸。Bellomo 等[2]的一项啮齿类动物研究结果发现，摄入果糖后尿酸水平会迅速上升。

三、高尿酸血症对冠心病的影响

冠心病是一种以心肌供血不足为特点的疾病，通常是由于动脉粥样硬化病变导致冠状动脉管腔狭窄所致。有研究显示 HUA 是冠心病的一个危险因素，并可能在动脉粥样硬化的发生和发展中起一定的作用。自从 1951 年 Gertler 等首次提出尿酸与冠状动脉粥样硬化性疾病相关以来，大量流行病学和临床研究资料对该观点进行了论证。Kivity 等[3]认为 HUA 与 CVD 风险有关。Atar 等[4]荟萃分析显示 HUA 可能会增加冠心病的风险，是独立于传统的冠心病危险因素。Li Q 等[5]研究发现，很多 HUA 患者容易罹患冠心病，并以心肌梗死为主，血尿酸水平每增加 1mg/dl，女性死亡率及缺血性心脏病相对危险增加 1.48 倍。

在关于 HUA 与冠心病关系的研究中，有大量研究[3~8]证明 HUA 是冠心病的独立危险因素，但仍有不少研究认为 HUA 与高血压、糖尿病、高脂血症、肥胖、胰岛素抵抗等危险因素存在着密切联系，因此在研究中观察到的 HUA 与冠心病的关系可能并不是尿酸的直接作用，可能仅是一种伴随现象，而非独立危险因素。在过去近 30 年里，大量的前瞻性研究表明，HUA 和冠心病之间的相关性可以用利尿剂的作用来解释，来自 Framingham 心脏研究的早期报道发现 HUA 和冠心病的关系与降压治疗无关，但如果调整了其他的血管危险因素（血压和血脂），则尿酸与冠心病的关系便大大减弱，这进一步说明 HUA 与冠心病的关系与其他血管危险因素密切相关，而不是独立起作用。另外，ARIC 的研究[9]也指出 HUA 和冠心病不存在独立的关系，且不受性别影响。Wannamethee[10]研究显示 HUA 对冠心病的影响是通过血尿酸与其他危险因子（高血压、血脂异常、高胰岛素血症、肥胖等）的二次关联而起作用的。

HUA 无论是否为冠心病的独立危险因素、直接或间接对冠状动脉产生影响，最终都会对冠心病的发生、发展及预后产生重要的影响。Lin 等[11]对 1054 例经冠脉造影确诊为冠心病的患者进行了一项前瞻性观察性队列研究，平均随访 3.2 年，血尿酸四分位数分级在心脏及各种原因的病死率的影响下进行单因素和多因素 Cox 回归分析。调整后，多变量分析显示最高四分位数患者血尿酸>487μmol/L。心源性死亡的风险增加 2.08 倍（95％CI：1.19～3.62，$P=0.01$），与最低四分位数（<315μmol/L）相比，总病死率风险增加 1.68（95％CI：1.10～2.57，$P=0.017$）。HUA 是高风险的阻塞性冠状动脉疾病死亡率的独立预测因子。Kaya 等[12]研究血尿酸水平与 2249 例 ST 段抬高型心肌梗死患者经 PCI 治疗后预后的评估，结果显示高

尿酸组 [（480±90）mg/dl] 在医院的病死率显著较低，尿酸组 [（312±60）mg/dl] 高（9% vs. 8.2%，P<0.001）。平均随访时间为 24.3 个月，高尿酸组中有较高的 CVD 死亡、再梗死、靶血管血运重建、心力衰竭和主要心脏不良事件发生率。在多变量分析中，高尿酸水平是患者在住院期间主要不良心脏事件的独立预测因素（危险比为 2.03，95%CI：1.25～3.75，P=0.006），也是患者在长期随访期间主要不良心脏事件的独立预测因素（危险比为 1.64，95%CI：1.05～2.56，P=0.03）。总之，高尿酸水平对 CVD 预后有独立的预测价值。Kasapkara 等[13]研究血尿酸水平对急性非 ST 段抬高型急性冠状动脉综合征患者的冠状动脉侧支循环的影响显示：在非 ST 段抬高型急性冠状动脉综合征患者中，较少侧支循环的患者血尿酸水平较具有丰富侧支循环的患者血尿酸高 [（390±66）mg/dl vs.（330±102）mg/dl，P=0.028]。线性回归分析表明，血清尿酸水平与冠状动脉侧支循环发展显著相关（r=0.22，P=0.005）。Strasak 等[14]对 28 613 例奥地利老年妇女（平均年龄 62.3 岁）进行前瞻性研究，探讨 HUA 水平作为致命的心血管事件的独立预测因子。调整后的 Cox 比例风险模型在最高四分位数的尿酸（≥324.6μmol/L）与总的 CVD 的病死率显著相关（P=0.0001），呈现出明显的剂量反应关系，调整后与血尿酸最低四分位数相比，危险比为 1.35（95%CI：1.20～1.52）。亚组分析显示 HUA 是急性和亚急性死亡（P<0.0001）和慢性、稳定性（P=0.035）冠心病的独立预测因素。总之，HUA 是任一心血管死亡率的独立预测因子。还有大量研究[15~18]证明 HUA 不仅是冠心病的危险因素，而且对冠心病的严重程度及预后有重要的预测价值。

四、高尿酸血症对冠心病影响的机制

（一）尿酸与抗氧化能力

作为次黄嘌呤和黄嘌呤生成过氧化氢的一种副产品，尿酸一直被认为是一种抗氧化剂。尿酸可以降低过氧化物毒性，对血管炎性反应及功能障碍可能有保护作用，同时也介导羰氨自由基的产生。羰氨自由基对包括低密度脂蛋白在内的多种分子具有促氧化作用[19]。Patterson 等[20]发现，如果血浆中的 LDL 被去除，尿酸可以发挥抗氧化剂作用，但是如果一旦发生氧化反应，为了应对氧化性 LDL，尿酸就会成为促氧化剂，在某些条件下尿酸也可以直接与其他包括 NO 在内的一些小分子反应，正常 NO 的产生对血管的舒张是必不可少的。然而尿酸可以通过将 NO 转化为谷胱甘肽等其他分子,以及通过减少 NO 的产量而导致 NO 的生物利用度下降[21]。

(二)尿酸与炎症反应

当血尿酸水平超过一定范围时,动脉粥样硬化斑块中含有较多的尿酸结晶,其可与脂蛋白结合沉积于血管内膜,引起血管炎性反应而促进血栓形成。虽然可溶性尿酸对血管疾病的影响仍存在争议,但可以肯定的是尿酸结晶在人体可强烈诱导炎性反应和血管功能紊乱,尿酸钠沉积于血管壁促进白细胞对内皮细胞的黏附力,并和体内一系列的炎症因子呈正相关。齐卡等体外实验研究发现,用尿酸刺激后 24 小时内人脐静脉内皮细胞发生了炎症反应,各种炎症因子如 C-反应蛋白、白细胞介素-6 等均显著升高。单核细胞在细胞间黏附分子-1 的作用下,黏附于动脉内皮细胞,进而激活内皮细胞并促进白细胞介素-6、肿瘤坏死因子等细胞因子生成增加,结果造成内皮损伤并形成动脉粥样硬化的第一步。另外,炎症因子肿瘤坏死因子-α 具有通过其炎症作用损伤内皮细胞,使其功能下降、NO 合成减少的作用。在尿酸灌注的大鼠模型中,可观察到循环的肿瘤坏死因子-α 显著升高。

(三)尿酸与血管内皮细胞功能紊乱

可溶性尿酸可诱导血管平滑肌细胞增殖。进一步研究发现,可溶性尿酸通过丝裂原活化蛋白激酶途径诱导血管平滑肌细胞的增殖。尿酸也可以使血管平滑肌细胞和血管内皮细胞内的 C-反应蛋白表达上调[22],增加可溶性尿酸致动脉粥样硬化的风险。大鼠模型的研究发现,HUA 诱发的高血压和肾损害是由于肾脏内肾素-血管紧张素系统的激活、内皮细胞 NO 水平下降及神经型 NO 合酶受抑制。尿酸同时可以刺激血管平滑肌细胞增殖,这直接导致肾微血管疾病及入球小动脉疾病的发展,进而可能导致血压升高。即使没有 CVD 人群,HUA 也会引起血管舒张[23]。HUA 患者的尿酸水平下降可以使内皮功能紊乱、血管舒张能力及血流状况明显好转[24]。

(四)尿酸与脂质代谢紊乱

脂质代谢紊乱参与血管内皮细胞的损伤,并加速动脉粥样硬化的过程。氧化性低密度脂蛋白是一种可致血管内皮细胞损伤和动脉粥样硬化的物质,在动脉粥样硬化的发生过程中,具有重要的病理、生理作用。当血浆中脂质过氧化物超过一定的范围时，尿酸则能促进轻度氧化修饰的 LDL 转化为氧化性低密度脂蛋白[19]。在对老年冠心病患者的临床研究中发现，氧化性低密度脂蛋白和血尿酸水平与老年冠心病密切相关，提示尿酸与脂质代谢紊乱可能通过损害内皮功能参与冠心病的发生、发展。

五、小　　结

目前的尿酸生成机制模型还不能充分解释高尿酸血症与冠心病之间的关系，但是越来越多的研究表明尿酸在冠心病中起关键作用。尿酸可能通过诱导氧化应激、炎症反应、内皮细胞功能紊乱及脂质代谢紊乱发挥作用，但尚需要进一步研究数据支持这一理论。而在目前临床实践中，大部分患者的尿酸水平经过治疗后已安全有效地下降，因此只有更好地理解尿酸的生物学作用，才有可能确定冠心病新的治疗目标，从而更好地预防和治疗高尿酸血症相关性疾病。

（付东亮）

参 考 文 献

[1] Kleber M, Delgado G, Grammer T, et al. Uric acid and cardiovascular events: a Mendelian randomization study. J Am Soc Nephrol, 2015, 26(11): 2831-2838.

[2] Bellomo G, Venanzi S,Verdura Cetal, et al. Association of uric acid with change in kidney function in healthy normotensive individuals. Am J Kidney Dis, 2012, 56, (2): 264 -272.

[3] Kivity S, Kopel E, Maor E, et al. Association of serum uric acid and cardiovascular disease in healthy adults. Am J Cardiol, 2013, 111 (8): 1146-1151.

[4] Atar AI, Yilmaz OC, Akin K , et al. Response letter to uric acid: a crucial marker of coronary artery calcium score ? Int J Cardiol, 2014, 162 (2): 134.

[5] Li Q, Zhang Y, Ding D, et al. Association between serum uric acid and mortality among Chinese patients with coronary artery disease. Cardiology, 2016, 134(3): 347-356.

[6] Zhao G, Huang L, Song M, et al. Baseline serum uric acid level as a predictor of cardiovascular disease related mortality and all-cause mortality: a meta-analysis of prospective studies. Atherosclerosis, 2013, 231(1): 61-68.

[7] Brodov Y, Behar S, Boyko V, et al. Effect of the metabolic syndrome and hyperuricemia on outcome in patients with coronary artery disease （from the bezafibrate infarction prevention study）. Am J Cardiol, 2013, 106(12): 1717-1720.

[8] Kavousi M, Elias Smale S, Rutten JH, et al. Evalution of newer risk markers for coronary heart diease risk classification: A cohort Study. Ann Intern Med, 2012, 156(6): 438-444.

[9] Moriarity JT, Folsom AR, Iribarren C, et al. Serum uric acid and risk of coronary heart disease: Atherosclerosis Risk in Communities(ARIC) study. Ann Epidemiol, 2009, 10(3): 136-143.

[10] Wannamethee SG. Serum uric acid and risk of coronary heart disease. Curr Pharm Des, 2012, 11(32): 4125-4132.

[11] Lin GM, Li YH, Zheng NC, et al. Serum uric acid as an independent predictor of mortality in high-risk patients with obstructive coronary artery disease: a prospective observational cohort study from the ET-CHD registry ,1997-2003. J Cardiol, 2013, 61(2): 122-127.

[12] Kaya MG, Uyarel H, Akpek M,et al. Prognostic value of uric acid in patients with ST elevated myocardial infarction undergoing primary coronary intervention. Am J Cardiol, 2014, 109(4): 486-491.

[13] Kasapkara HA, Topsakal R, Yarlioglues M, et al. Effects of serum uric acid levels on coronary collateral circulation in patients with non-ST elevation acute coronary syndrome. Coron Artery Dis, 2014, 23(7): 412-425.

[14] Strasak AM,Kelleher CC,Brant LJ,et al. Serum uric acid an independent predictor for all major forms of cardiovascular death in 28613 elderly women: a prospective 21-year follow-up study. Intern J Cardiol,2012,125(2): 232-239.

[15] Eisen A, Benderly M,Goldbourt U,et al. Is serum uric acid level an independent predictor of heart failure among patients with coronary artery disease? Clin Cardiol, 2013, 36(2)：110-116.

[16] Isik T,Ayhan E,Ergelen M,et al. Uric acid: a novel prognostic marker for cardiovascular disease. Intern J Cardiol, 2014, 156(3): 328-329.

[17] Akpek M,Kaya MG,Uyarel H,et al. The association of serum uric acid levels on coronary flow in patients with STEMI undergoing primary PCI. Atherosclerosis, 2013, 219(1): 334-341.

[18] Nam GE, Lee KS, Park YG, et al. An increase in serum uric acid concentrations is associated with an increase in the Framingham risk score in Korean adults. Clin Chem Lab Med, 2012, 49(5): 909-914.

[19] Patterson RA,Horsley ET,Leake DS. Prooxidant and antioxidant properties of human serum ultrafiltrates toward LDL important role of uric acid. J Lipid Res, 2003, 44(3): 512-521.

[20] Krishnan E. Inflammation, oxidative stress and lipids: the risk triad for atherosclerosis in gout. Rheumatology (Oxford), 2011, 49(7): 1229-1238.

[21] Zharikov SK, Rotova K, Hu H, et al. Uric acid decreases NO production and increases arginase activity in cutured pulmonary artery endothelial cells. Am J Physio Cell Physiol, 2009, 295,(5): C1183-1190.

[22] Kang DH, Park SK, Lee IK, et al. Uric acid-induced C-reactive protein epression: implication on cell proliferation and nitric oxide production of human vascular cells. J Am SocNephrol, 2005, 16 (12): 3553-3562.

[23] Kato M, Hisatome I, Tomikura Y, et al. Status of endothelial dependent vasodilation in patients with hyperuricemia. Am J Cardiol,2005, 96(11): 1576-1578.

[24] FarIuharson CA, Butler R ,HillA, et al. All opurinol improves endothelial dysfunction in chronic heart failure. Circulation, 2002, 106(2): 221-226.

第十六章　肾衰竭患者肌钙蛋白的升高评价

心肌标志物肌钙蛋白（troponin，Tn）具有很高的敏感性和特异性，已经取代肌酸激酶同工酶 MB（creatine kinase-MB，CK-MB）成为首选心肌损伤标志物，其在急性冠脉综合征（acute coronary syndrome，ACS）的危险分层、预后评估、指导治疗等方面具有重要作用。在检测其敏感性增高的同时，我们应该如何评价其价值？尤其是对于慢性肾衰竭患者，临床中常常会出现低水平的肌钙蛋白升高，这些患者大多数合并 CVD，我们应如何评估其是否存在冠脉病变导致的急性心肌梗死？

一、肌钙蛋白的生物学特点

肌钙蛋白 T（TnT）分子质量为 37kDa，有 3 种异构体形式，分别存在于心肌、快反应骨骼肌、慢反应骨骼肌，由不同的基因编码而来，心肌肌钙蛋白 T（cardiac TnT，cTnT）和骨骼肌 TnT 存在同源序列，但也有显著的不同，其差别集中在序列的 N 末端。目前认为 cTnT 的主要功能是将肌钙蛋白分子结合在原肌球蛋白上，有学者认为它作为一个信号放大器，将肌钙蛋白构象改变的信号放大。

肌钙蛋白 I（TnI）分子质量为 22kDa，也包括 3 种源于不同基因的亚型：快骨骼肌亚型、慢骨骼肌亚型和心肌亚型（cardiac TnI，cTnI），cTnI 包含 210 个氨基酸，与骨骼肌 TnI 的不同点在于 cTnI 有一个独特的 N 端结构，在第 80 个残基上存在一个内生蛋白酶的断裂位点，比骨骼肌 TnI 多了 26 个氨基酸残基，其功能主要是在无钙离子存在的情况下，与组成细肌丝的肌动蛋白相互作用，抑制肌球蛋白 ATP 酶活性，调控肌肉收缩。

正常情况下，心肌肌钙蛋白由 cTnT、cTnI 及心肌肌钙蛋白 C（cardiac troponin-C，cTnC）3 个亚单位组成，其中 cTnT 和 cTnI 是心肌坏死的敏感、特异性标志物，绝大部分的心肌肌钙蛋白附着于肌动蛋白丝上，与原肌球蛋白一起构成心肌细肌丝，其余少量的心肌肌钙蛋白以游离形式存在于心肌胞质中，cTnT 的游离形式占总 cTnT 的 6%～8%，cTnI 游离形式占总 cTnI 的 2.8%～4.1%，在心肌细胞膜完整状态下，心肌肌钙蛋白不能透过细胞膜入血循环。当心肌细胞发生损伤时，胞质中的心肌肌钙蛋白首先释放出来，外周血中浓度迅速升高，随后细肌丝缓慢而持续降解，附着其上的 cTnT、cTnI 不断释放入血，导致血清 cTnT、 cTnI 水平持续升高，升高时间可达两周[1]。

二、肾衰竭时肌钙蛋白升高的可能机制

肾衰竭患者，特别是 ESRD 患者，有不同程度的血肌钙蛋白升高，肌钙蛋白升高是肾衰竭患者心脏事件、心血管死亡和全因死亡的独立预测因子[2~5]，但是肌钙蛋白升高不一定意味着存在自发性心肌梗死。非 ACS 导致心肌肌钙蛋白升高的心源性病因有急性和重度慢性心力衰竭（chronic heart failure，CHF）、高血压危象、快速或缓慢性心律失常、心脏挫伤、心脏消融、起搏、心脏电复律、心内膜活检、心肌炎、主动脉夹层、主动脉瓣疾病、肥厚型心肌病、心尖球形综合征、肺脉栓塞和重度肺动脉高压[6] 等疾病。心肌肌钙蛋白升高的非心源性病因有急性或慢性肾衰竭、急性神经系统病（包括脑卒中或蛛网膜下腔出血）、甲状腺功能减退、浸润性疾病（如淀粉样变性、血色病、结节病、硬皮病）、药物毒性（如多柔比星、5-氟尿嘧啶、曲妥珠单抗、蛇毒）、烧伤>30％体表面积、横纹肌溶解和严重疾病（呼吸衰竭、脓毒症等疾病）[6]。肾衰竭患者肌钙蛋白升高的病理、生理机制不明确，可能涉及多个方面，包括以下几点。

（1）肾功能恶化导致心脏损伤风险增加，包括使用传统方法不容易检测到的较小的、不明显的心肌损伤或者小灶性梗死，这些微小损伤可能来自以下途径：无症状的心肌缺血、渗透压改变或容量负荷增加或梗死延展产生的心脏毒素，以及尿毒症毒素导致的非心源性损伤等[7, 8]。

（2）由于分子质量较大，肌钙蛋白通常被认为是由单核吞噬细胞系统进行清除[9]，然而更新的研究显示，cTnT 能够被机体分解为更小的片段以便被肾脏清除，肾衰竭患者缺乏从肾脏清除肌钙蛋白或者改变其代谢的能力，这样就能部分解释为什么大部分重度肾衰竭患者会出现 cTnT 升高[10]。

（3）肾衰竭时骨骼肌可能会发生病理性改变，即尿毒症肌病，有报道显示，cTnT 水平的升高可能是肌病导致骨骼肌中 cTnT 的再表达。

（4）左心室肥大可能是终末期肾衰竭患者肌钙蛋白水平升高的另一个原因，在血液透析和连续性不卧床腹膜透析的 ESRD 患者中进行的研究都证实了心脏肌钙蛋白和左心室肥大之间的相关性，可能与由于心肌氧供需失衡引起心肌小灶性坏死有关。

（5）肾衰竭时蛋白质代谢异常包括磷酸化异常同样可能发生在肌钙蛋白，蛋白降解产物可能导致肌钙蛋白检测出现假阳性。

（6）肾衰竭时全身炎症状态可能导致肌钙蛋白升高。

（7）检测方法不同可能出现肌钙蛋白水平差异，目前有胶体金法、ELISA 法、乳胶增强免疫比浊法、化学发光法及电化学发光法等，这些方法的检测灵敏度可相差 10 倍以上，甚至更大。

肾衰竭对 cTnT 和 cTnI 的影响不同，两者在心肌损害的敏感性和特异性方面也存在差异。cTnI 只存在于正常的心肌中，无论在生长发育期、成熟期，还是在疾病状态下，骨骼肌中均无 cTnI 的再表达[11]，且 cTnI 的分子质量较大，不经肾脏代谢，肾衰竭导致的升高可以认为不是由肾衰竭本身所致，而是由肾衰竭或冠心病等各种原因导致的心肌损伤所致，故 cTnI 有更好的心脏特异性。而对于 cTnT，其本身也不经肾脏代谢，但有研究表示机体能够将 cTnT 分解成小片段从肾脏排泄，且某些慢性肌病也可能导致胎儿时期骨骼肌中的 cTnT 在成人骨骼肌再表达，因此 cTnT 升高不一定意味着存在心肌梗死，但是因为胞质中游离形式的 cTnT 数量多，且心肌梗死后平均 2~3 小时 cTnT 开始升高，24~48 小时出现峰值，持续 10~14 天，相对于 cTnI 在血液中出现时间更早、持续时间更长，因此 cTnT 可能是相对更敏感的心肌损害的早期指标。

三、如何评估肾衰竭时肌钙蛋白的升高

2012 年"心肌梗死全球统一定义"中指出心肌梗死的临床分型为以下几型：①1 型：由冠状动脉斑块破裂、裂隙或夹层引起冠脉内血栓形成，从而导致自发性心肌梗死。②2 型：继发于心肌氧供需失衡（如冠脉痉挛、心律失常、贫血、呼吸衰竭、高血压或低血压）导致缺血的心肌梗死。③3 型：疑似为心肌缺血的突发心源性死亡，或怀疑为新发生的心电图缺血变化或新的左束支传导阻滞的心源性死亡。由于死亡已经发生，患者来不及采集血样进行心肌标志测定。④4 型（4a 和 4b）：与 PCI 相关的心肌梗死，其中将 4 型心肌梗死分为 4a 型和 4b 型。⑤5 型：与冠脉搭桥术相关的心肌梗死[12]。本书中提到的鉴别肾衰竭患者是否存在心肌梗死是指 1 型心肌梗死，1 型心肌梗死患者的冠状动脉内膜是不稳定的，血栓形成是心肌梗死发生的主要原因，需要进行溶栓、抗栓和抗血小板等积极治疗。鉴别的目的是判断这类肌钙蛋白升高的患者是否需要进行抗栓等积极治疗。

在临床工作中，将肌钙蛋白升高作为治疗决策的唯一依据是不恰当的，尤其是近年出现的高敏肌钙蛋白（high sensitivity cardiac troponin，hs-cTn）检测方法使得对 ACS 诊断的时间窗提前，能检测出更微量的心肌细胞损伤（前一代肌钙蛋白试剂能检测出<1g 的心肌细胞坏死，新一代 hs-cTn 试剂在此基础上检测灵敏度又提高了 5~10 倍），大大缩小了心肌梗死的临床诊断与病理学诊断之间的差异，

但也导致临床上肌钙蛋白轻微升高的肾衰竭患者比例增加，加大了判断是否存在心肌梗死的难度，此时更应该严格按照指南来评估。2012 年的"心肌梗死全球定义"明确指出其诊断的"1+1"标准：血清心肌标志物（主要是肌钙蛋白）升高（至少超过 99％参考值上限），并至少伴有以下一项临床指标：①缺血症状；②新发生的缺血性 ECG 改变（新的 ST-T 改变或左束支传导阻滞）；③ECG 病理性 Q 波形成；④影像学证据显示有新的心肌活性丧失或新发的局部室壁运动异常；⑤冠状动脉造影或尸检证实冠状动脉内有血栓[12]。2012 年《高敏肌钙蛋白在急性冠脉综合征中的应用中国专家共识》提出对患者就诊时首次 hs-cTn 检测值虽有升高，但临床表现不够典型，不足以立刻确诊急性心肌梗死，如无排除的充分诊断证据，应在 3 小时内重复检测 hs-cTn；如果两次检测值间的差异≥20％（或30％），可确诊急性心肌梗死；如检测值无变化，需考虑其他疾病可能[13]。此外，"心肌梗死全球共识"和 2009 美国临床生化学会指南强调的是肌钙蛋白的升高／下降对于辨别心肌梗死的重要性（动态观察）[14, 15]。2015 年 AHA 发布的《慢性肾脏病合并急性冠脉综合征药物治疗科学声明》提出临床稳定的肾衰竭患者会出现肌钙蛋白的长期升高，但很可能是非心肌缺血损伤所致，因此在鉴别 ESRD 患者是否合并急性心肌梗死时，观察肌钙蛋白的动态改变非常重要[16]。首次与6～9 小时后的肌钙蛋白检测可以辨别出任何类型的坏死[14, 15, 17]。轻度肾衰竭患者相对更容易判断是否合并急性心肌梗死，无急性心肌梗死的肾衰竭患者通常 Scr 超过 221μmol/L 才可能出现肌钙蛋白升高[18]。有学者利用多重线性回归方法得出肾衰竭时肌钙蛋白的校正公式，但由于样本量偏少、需要测定血清胱抑素 C 水平、计算复杂等原因，其临床可行性并不大。

由于肌钙蛋白检测的灵敏度、精密度的提高，导致心肌坏死诊断能力的提高，但新技术也是一把"双刃剑"，有其双重性和局限性，应将肌钙蛋白看做是"心肌损伤标志物"，而不仅是"急性心肌梗死标志物"，其具有"器官特异性，而无疾病特异性"。因此，当难以确定肾衰竭患者是否存在急性冠 ACS 时，按照指南详细的病史采集、心电图及心肌标志物（首选 cTnI）的动态变化及超声心动图和冠状动脉 CTA 结果的综合分析尤为重要，轻易得出急性心肌梗死的诊断可能导致不必要的抗栓治疗及出血风险。

（李　楠）

参 考 文 献

[1] Kalus HA, Remppis A, Seheffold T, et al. Intracellular compartanentation of cardiac troponin T and its release kinetics in patients with reperfused and nonreperfused myocardial infarction.Am J

Cardio, 1991, 67: 1360-1367.

[2] De Lemos JA, Drazner MH, Omland T, et al．Association of troponin T detected with a highly sensitive assay and cardiac structure and mortality risk in the general population. JAMA, 2010, 304: C2503-2512.

[3] Egstrup M, Schou M, Tuxen CD, et al. Prediction of outcome by highly sensitive troponin T in outpatients with chronic systolic left ventricular heart failure. Am J Cardiol, 2012, 110:552-557.

[4] Scheven L, de Jong PE, Hillege HL, et al．High-sensitive troponin T and N-terminal pro-B type natriuretic peptide are associated with cardiovascular events despite the cross-sectional association with albuminuria and glomerular filtration rate. Eur Heart J, 2012, 33:2272-2281.

[5] Landray MJ, Emberson JR, Blackwell L, et al．Prediction of ESRD and death among people with CKD: the chronic renal impairment in birmingham (CRIB)prospective cohort study. Am J Kidney Dis, 2010, 56:1082-1094.

[6] Harem CW, Bassand JP, Agewall S．et al．ESC Guidelines for the management of acute coronary syndromes in patients presenting without persistent ST-segment elevation：the task force for the management of acute coronary syndromes (ACS) in patients presenting without persistent ST-segment elevation of the European Society of Cardiology(ESC)．Eur Heart J, 2011, 32：2999-3054.

[7] Turakhia MP, McManus DD, Whooley MA, et al. Increase in end-systolic volume after exercise independently predicts mortality in patients with coronary heart disease: data from the heart and soul study. Eur Heart J, 2009, 30: 2478-2484.

[8] Inrig JK, Patel UD, Briley LP , et al. Mortality, kidney disease and cardiac procedures following acute coronary syndrome. Nephrol Dial Transplant, 2008, 23: 934-940.

[9] Sharma R, Gaze DC, Pellerin D, et al. Cardiac structural and functional abnormalities in end stage renal disease patients with elevated cardiac troponin T. Heart, 2006, 92: 804-809.

[10] Diris JH, Hackeng CM, Kooman JP, et al. Impaired renal clearance explains elevated troponin T fragments in hemodialysis patients. Circulation, 2004, 109: 23-25.

[11] Collinson PO, Boa FG, Gaze DC．Measurement of cardiac troponins．Ann Clin Biochem, 2001, 38(5): 423-429.

[12] Thygesen K, Alpert JS, Jaffe AS, et al.Third universal definition of myocardial infarction. Eur Heart, 2012 , 33:2551-2567.

[13] 中华医学会心血管病学分会, 中华心血管痛杂志编辑委员会. 高敏心肌肌钙蛋白在急性冠脉综合征中的应用中国专家共识. 中华心血管病杂志, 2012, 40: 809-812.

[14] Wu AH, Lu QA, Todd J, et al. Short-and long-team biological variation in cardiac troponin I measured with a high-sensitivity assay：implications for clinical practice. Clin Chem, 2009, 55:

52-58.

[15] Jaffe AS, Apple FS. High-sensitivity cardiac troponin: hype, help, and reality.Clin Chem, 2010, 56: 342-344.

[16] Jeffrey BW, Charles AH, Amber LB, et al. Pharmacotherapy in chronic kidney disease patients presenting with acute coronary syndrome: a scientific statement from the American Heart Association. Circulation, 2015, 131(12).

[17] Cardinale D, Colombo A, Torrisi R, et al. Trastuzumab-indueed cardiotoxicity: clinical and prognostic implications of troponin I evaluation. J Clin Oncol, 2010, 28: 3910-3916.

[18] Hamm CW, Bassand JP, Agewall S, et al. ESC Committee for Practise Guidelines.ESC Guidelines for the management of acute coronary syndromes inpatients presenting without persistent ST-segment elevation: the task force for the management of acute coronary syndromes (ACS) in patients presenting without persistent ST-segment elevation of the European Society of Cardiology (ESC). Eur Heart J, 2011, 32:2999-3054.

第十七章 2015 年 AHA 关于慢性肾脏病合并急性冠脉综合征患者药物治疗的科学声明

急性冠脉综合征（acute coronary syndromes，ACS）患者同时合并 CKD 在临床中很常见。NCDR-ACTION（Cardiovascular Data Registry-Acute Coronary Treatment and Intervention Outcomes Network）注册研究显示，STEMI（ST-segment-elevation myocardial infarction）和 NSTEMI（non-ST-segment-elevation myocardial infarction）患者中，CKD [定义为肌酐清除率＜60 ml/（min·1.73 m²）]的发病率分别为 30.5% 和 42.9%，合并 CKD 的 ACS 患者较肾功能正常的 ACS 患者预后更差，主要表现为高死亡率和高出血风险[1]。尽管如此，这部分患者接受循证医学支持的药物治疗方案可能性并不大。此外，CKD 患者在 ACS 药物相关随机临床试验中也常被忽视[2]。因此评估合并 CKD 的 ACS 患者药物治疗的净获益比较困难。此科学声明旨在对已发表的文献进行总结，从而为合并 CKD 的 ACS 患者药物治疗提供临床参考。

一、背景介绍和 CKD 分级

近 10 年来，专家普遍认为 CKD 是心血管事件发生率、心血管因死亡率和全因死亡率的独立预知因素。CKD 分级主要是基于 K/DOQI（kidney disease outcomes quality initiative）临床指南[3]，根据 eGFR 将 CKD 分为 1～5 期：1 期，eGFR≥90ml/（min·1.73 m²）（伴有肾损伤表现，如出现蛋白尿）；2 期，eGFR ＜90 ml/（min·1.73 m²）但≥60ml/（min·1.73 m²）；3 期，eGFR ＜60ml/（min·1.73 m²）但≥30 ml/（min·1.73 m²）；4 期，eGFR＜30ml/（min·1.73 m²）但≥15 ml/（min·1.73 m²）；5 期，eGFR ＜15 ml/（min·1.73 m²）或接受透析治。此外，3 期又被分为 3a 期 [eGFR 45～59ml/（min·1.73 m²）] 和 3b 期 [eGFR 30～44 ml/（min·1.73 m²）]。根据蛋白尿程度与 CKD 进展、心血管因死亡率和全因死亡率的相关性，KDIGO（the kidney disease：improving global outcomes）提出了基于尿白蛋白排泄的新分级方法[4]。

Go AS 及其同事的研究表明，随着肾功能的恶化，患者的全因死亡率、心血管事件发生率、住院率均大幅升高。相比于 eGFR≥60ml/（min·1.73 m²）的患者，

eGFR 为 15～29 ml/（min·1.73 m²）的患者死亡风险增加 3 倍，而 eGFR＜15 ml/（min·1.73 m²）的患者死亡风险增加 6 倍。

二、 合并 CKD 的 ACS 患者的临床特点

与正常肾功能的 ACS 患者相比，合并 CKD 的 ACS 患者临床表现有很大不同。首先胸痛的严重程度与 CKD 的分级呈负相关。随着 eGFR 的降低，胸痛的发生率也显著降低，多项临床研究表明晚期 CKD 患者和接受透析治疗的患者 ACS 发作时，胸痛发生率（40.4% 和 41.1%）低于无 CKD 的患者（61.6%）[5]。其次，与无 CKD 的患者相比，合并 CKD 的 ACS 患者较少罹患 STEMI（15.9% vs. 32.5%），但心力衰竭（52.2% vs. 27.2%）和院内死亡率（23% vs. 12.6%）更高[6]，其心电图更多表现为 NSTEMI 和左束支传导阻滞[7]。关于合并 CKD 患者的 ACS 诊断，美国国家临床生物化学实验药物实践组织指南推荐将肌钙蛋白作为心肌梗死标志物[8]。值得注意的是，有研究证实，在临床治疗稳定的肾衰竭患者中，血肌钙蛋白可出现缓慢升高，而且常常预示着非缺血性心肌损伤[9]。因此，该指南更加强调了肌钙蛋白的动态变化、临床症状、心电图表现等的诊断价值。

三、合并 CKD 的 ACS 患者的药物治疗

评估 eGFR 的常用公式包括 MDRD（Modification of Diet in Renal Disease）和 CG（Cockcroft-Gault）两种。尽管两者均有各自的局限性，但是仍可以与实测值有较好的相关性。CRUSADE 注册研究表明根据 CG 及 MDRD 公式计算的需进行药物调整的患者比例如下：依替巴肽（45.7% vs. 27.3%）、依诺肝素或替罗非班（19.0% vs. 9.6%）[10]。目前推荐应用 CG 公式进行心血管药物剂量调整[11]。

（一）溶栓治疗

NCDR-ACTION 注册研究显示，在 STEMI 患者中，初始治疗选择溶栓的比例约为 10%[12]。由于溶栓治疗的随机临床试验未能评估 CKD 亚组的情况，目前相关临床证据还比较匮乏。

一项囊括 16 710 名患者的汇总分析[Thrombolysis in Myocardial Infarction（TIMI）-10A，TIMI10B，TIMI-14，and Intravenous NPA for the Treatment of Infarcting Myocardium Early Ⅱ（InTIME-Ⅱ）]表明，接受溶栓治疗后，基线肾功

能（主要评估 Scr 和肌酐清除率）较差患者的死亡率、颅内出血的发生率均显著升高[13]。但是，其他临床试验的结果和上述分析有不同之处。Hobbach 及其同事评估了 352 例接受溶栓治疗的 STEMI 患者的基线肾功能和临床预后的关系，结果表明基线肾功能与溶栓后的 TIMI 血流分级、出血事件发生率均无关，但是肾功能不全患者的死亡率显著升高[14]。在 12 532 名 STEMI 和左束支传导阻滞患者注册的 GRACE（Global Registry of Acute Coronary Events）试验中，随着肾功能恶化，院内死亡率显著升高，而再灌注治疗的应用有所下降。与未接受再灌注治疗的患者相比，在肾功能正常和严重肾功能不全 [eGFR<30 ml/（min·1.73 m^2）] 的患者中，溶栓治疗与院内死亡率的增加并无关系，而在中等肾功能不全 [eGFR=30~59 ml/（min·1.73 m^2）] 患者中却直接相关[15]。

总之，目前关于溶栓治疗和肾功能不全的关系的临床证据仍然有限。尽管如此，本声明仍然推荐在无法行介入治疗的 CKD 合并 STEMI 患者中应用溶栓治疗，但要警惕肾功能的恶化可能导致院内死亡率和颅内出血风险升高。

（二）抗血小板治疗

1. 阿司匹林

目前指南建议，对于确诊或疑似 ACS 的患者，无论是接受早期侵入性治疗还是缺血指导策略治疗，如无禁忌证，应尽快给予非肠溶阿司匹林[16]。尽管大多数关于阿司匹林在 ACS 治疗中应用的临床试验均会将 CKD 患者排除在外，但我们仍然可以从观察性研究中找到数据。一项囊括 287 个随机临床试验、涵盖 135 000 名患者的荟萃分析显示，在接受血液透析的患者中，抗血小板治疗可以使严重心血管事件的发生率下降 41%，并且不增加颅内出血发生率[17]。大多数阿司匹林相关临床试验结果均与之相符。同时英国心肾保护透析转归和实践形式两项临床研究也证实，在接受血液透析的患者中，阿司匹林并不增加出血风险，从而为阿司匹林在 CKD 患者中的使用提供了安全证据[18, 19]。结合目前的数据，本声明建议在 CKD 合并 ACS 患者中应用阿司匹林不仅可以降低严重心血管事件的发生率，同时药物安全性也得到保障。

2. P2Y12受体抑制剂：氯吡格雷、普拉格雷、替格瑞洛

目前关于评估 P2Y12 受体拮抗剂在 ESRD 患者中的疗效的临床证据不足，大多数数据均来源于中度肾功能减低和正常肾功能患者。在 CURE（Clopidogrel in Unstable Angina to Prevent Recurrent Events）试验中，NSTE-ACS 患者在氯

吡格雷负荷 300mg 后，以每日 75mg 维持治疗。研究结果根据肾功能将患者分为 3 组（上 1/3、中 1/3、下 1/3），下 1/3 组氯吡格雷主要综合结果的相对风险和 95%CIs 分别为 0.74（0.60～0.93）、0.68（0.56～0.84）、0.89（0.76～1.05）[20]。此外，CREDO 和 CLARITY-TIMI 28 两项试验结果显示，随着肾功能下降，氯吡格雷效果降低[21, 22]。CHARISMA 研究证实，在无糖尿病肾病患者中，氯吡格雷对安慰剂的风险比为 0.9，而糖尿病肾病患者则为 1.1[23]。在上述研究中，氯吡格雷组患者的出血风险均高于安慰剂组，但是出血风险的升高与肾功能并无关系。

普拉格雷和替格瑞洛比氯吡格雷起效快，抗血小板作用更强。TRITON-TIMI 38 研究显示，在计划行 PCI 的中高危 ACS 患者中，肌酐清除率＞60ml/min 的患者应用普拉格雷比氯吡格雷风险下降 20%，肌酐清除率＜60ml/min 的患者下降 14%[24]。PLATO 试验证实，肌酐清除率＞60ml/min 的患者中，替格瑞洛对氯吡格雷主要综合结果的风险比（95%CIs）为 0.9，肌酐清除率＜60ml/min 的患者风险比（95%CIs）为 0.77。而在这两类人群中，替格瑞洛对氯吡格雷出血事件的风险比（95%CIs）分别为 1.08 和 1.07[25]。

综上所述，P2Y12 受体拮抗剂应用于 CKD 合并 ACS 患者的临床试验证据有限，对大型临床试验的亚组分析显示，随着肾功能恶化，氯吡格雷的疗效降低。在与新型抗血小板药物比较的临床试验中，普拉格雷在疗效方面、替格瑞洛在疗效和安全性方面均优于氯吡格雷。本声明建议没有出血倾向的患者应推荐普拉格雷或替格瑞洛治疗。

3. 血小板糖蛋白Ⅱb/Ⅲa 受体拮抗剂（glycoprotein Ⅱb/Ⅲa receptor inhibitor，GPI）：替罗非班、依替巴肽、阿昔单抗

指南建议，对接受早期侵入策略和双联抗血小板治疗的中/高危（如肌钙蛋白阳性）NSTE-ACS 患者，GPI 可作为初始抗血小板治疗的一部分（优选依替巴肽或替罗非班）（Ⅱb/B）[26]。而替罗非班和依替巴肽需要根据肌酐清除率进行剂量调整，此外依替巴肽在透析患者中禁用。

目前有关 GPI 在 CKD 合并 ACS 患者中应用的临床试验结果并不一致。ESPRIT（Enhanced Suppression of the Platelet Ⅱb/Ⅲa Receptor with Integrilin Therapy）试验结果提示，依替巴肽在肌酐清除率＜50ml/min 的患者中依然有效，而且依替巴肽相关的高出血风险与 CKD 并无相关性[27]。Best 等将接受 PCI 治疗的患者根据肌酐清除率分为 3 组：＞70ml/min 组，50～69ml/min 组，＜50ml/min 组。在接受阿昔单抗治疗的患者中，肌酐清除率与死亡率增加、心肌梗死发生和出血事件发生均无关系[28]。但是另一项观察性研究表明，在控制了肌酐清除率分层后，

GPI 应用可以降低院内死亡率，但是会导致出血事件发生率增加[29]。PRISM-PLUS（Platelet Receptor Inhibition in Ischemic Syndrome Management in Patients Limited by Unstable Signs and Symptoms）研究结果显示，替罗非班在 ACS 患者上游应用可以减少缺血事件发生，与患者肌酐清除率并无关系，且在 CKD 患者中并不增加出血风险[30]。

综上所述，对于 CKD 合并 ACS 患者，GPI 可以降低缺血事件发生，总体上增加出血风险，但是临床试验结果并不一致。本声明并不把 GPI 作为 CKD 合并 ACS 的治疗进行优先推荐。

（三）抗凝治疗

1. 普通肝素

普通肝素是 ACS 患者经典的抗凝药物，由于其主要经肝代谢，用于 CKD 患者无需调整给药剂量。在 ACS 患者中，经常将普通肝素与低分子量肝素和 Xa 因子抑制剂进行广泛的比较，但针对普通肝素本身的大型随机临床试验较少。因此 CKD（尤其是重度）合并 ACS 患者中普通肝素的研究证据有限，大部分数据都是基于其他新型抗凝药物的临床试验。

2. 低分子肝素：依诺肝素

依诺肝素的清除主要依赖于肾功能，约有 40% 的剂量是通过肾小球滤过而被排泄。目前推荐肌酐清除率＜30ml/min 的 ACS 患者，依诺肝素用量为 1mg/kg，每 24 小时皮下注射。大部分临床试验都将这部分患者排除在外，因此依诺肝素在肌酐清除率＜30ml/min 的 ACS 患者中应用的证据目前比较匮乏。

TIMI 11A 试验结果显示，肌酐清除率是依诺肝素代谢和动力学特点的最强影响因素。在肌酐清除率＜40ml/min 的 ACS 患者中，依诺肝素的峰值抗 Xa 因子效果有所增加，同时伴有出血风险增加[31]。一项汇总分析的结果表明，在严重肾功能不全的患者（肌酐清除率＜30ml/min）中，依诺肝素和普通肝素治疗效果并无显著统计学差异[32]。SYNERGY（Superior Yield of the New Strategy of Enoxaparin，Revascularization，and Glycoprotein Ⅱb/Ⅲa Inhibitors）研究也证实了上述观点，而且发现在肌酐清除率＜30ml/min 的 ACS 患者中，与普通肝素相比，应用依诺肝素可以增加出血风险[33]。此外，ExTRACT-TIMI 25 研究结果显示，肌酐清除率＞60ml/min 的 ACS 患者，应用依诺肝素可以显著降低缺血事件发生，但是在肌酐清除率＜30ml/min 的 ACS 患者中并无此效果。而且在肌酐清除率＜

60ml/min 的 ACS 患者中，应用依诺肝素可增加出血风险[34]。

因此，本声明推荐 CKD 合并 ACS 患者应用依诺肝素，但是需要根据肌酐清除率调整用药剂量。

3. Xa因子抑制剂：磺达肝癸钠

磺达肝癸钠是 Xa 因子的间接抑制剂，目前指南对于其在 ACS 患者中的应用是 I 级推荐。磺达肝癸钠原型从肾脏排泄，严重肾功能不全的患者（肌酐清除率 <30ml/min）禁用。

OASIS（Organization for the Assessment of Strategies for Ischemic Syndromes）5 研究囊括了 20 078 名 NSTE-ACS 患者，对比了磺达肝癸钠和依诺肝素的临床效果。结果显示，在 GFR≥58 ml/（min·1.73 m^2）的患者中，9 天内死亡率、心肌梗死、严重缺血事件的主要综合结果在两组中并无差异。而在 GFR<58ml/（min·1.73 m^2）患者中，30 天内主要综合结果风险比在磺达肝癸钠组中显著减低，9 天内出血风险在磺达肝癸钠组中也显著减低[35]。因此，对磺达肝癸钠与依诺肝素直接比较的临床试验亚组分析显示，CKD 合并 ACS 患者磺达肝癸钠的疗效显著优于依诺肝素、出血发生率显著低于依诺肝素，两者效果分界点为 GFR<58 ml/（min·1.73 m^2）。

（四）抗缺血治疗

1. β受体阻滞剂

阿替洛尔主要经肾脏清除，CKD 患者应用时需进行剂量调整（50mg/d，肌酐清除率 15~35ml/min；25mg/d，肌酐清除率<15ml/min），美托洛尔、普萘洛尔、卡维地洛主要经肝脏代谢，无需剂量调整。

通过对现有证据回顾，本声明推荐对于无禁忌证的 CKD 合并 ACS 患者，常规应用 β 受体阻滞剂。

2. 肾素-血管紧张素系统抑制剂

对于急性心肌梗死患者，如无禁忌证，指南推荐 24 小时内应用 ACEI 药物，如对其不能耐受，则可改用 ARB。由于 ACEI/ARB 可导致肾功能恶化、高钾血症等不良反应，ESRD 患者很少使用。

FOSIDIAL（Fosinopril in Dialysis）研究显示，心肌梗死后左心室功能障碍伴 CKD 患者应用 ACEI/ARB 可以改善预后[36]。本声明对无禁忌证的 CKD 合并 ACS

患者推荐应用 ACEI/ARB，但强调开始用药时应谨慎（Scr、循环血容量、起始剂量），并监测肾功能和血钾水平的变化。

3. 醛固酮受体抑制剂

对于心功能不全的 ACS 患者，醛固酮受体拮抗剂（螺内酯、依普利酮）为指南 I 类推荐。EPHESUS（Eplerenone Post-Acute Myocardial Infarction Heart Failure Efficacy and Survival）研究提示，依普利酮可降低心肌梗死后患者全因死亡、心血管死亡及住院期间心血管事件，但研究排除了肌酐＞2.5mg/dl、血钾≥5.0mmol/L 的患者。在肌酐清除率＜50ml/min 的 ACS 患者中，应用依普利酮可导致严重高钾血症的发生率显著升高[37]。因此，AHA/ACC 指南推荐，如果肾功能受损，Scr＞2.5 mg/dl（男）或＞2.0 mg/dl（女）或高血钾（血钾 ＞5.0 mmol/L），不推荐应用醛固酮拮抗剂[38]。

（五）他汀类药物

由于 Scr＞2mg/dl 的患者均被排除在他汀相关随机临床试验外，目前尚缺乏 CKD 合并 ACS 患者他汀治疗有效性、安全性的 RCT 证据。最近 SHARP 试验显示 CKD 患者可以受益于他汀联合依折麦布的降胆固醇治疗。亚组分析及观察性研究显示，CKD 合并 ACS 患者可以受益于他汀治疗，但在重度 CKD 亚组患者获益并没有统计学意义[39]。KAMIR（Korea Acute Myocardial Infarction Registry）研究表明，不服用他汀的慢性肾功能不全患者的住院率、1 个月心血管事件发生率、1 年心源性死亡率均显著升高[40]。CARE（Cholesterol and Recurrent Events）研究证实，在肌酐清除率＜75ml/min 的 ACS 患者中，普伐他汀可显著减少死亡率和急性心肌梗死的发生，而他汀相关不良反应则没有升高[41]。本声明推荐对 CKD 合并 ACS 患者应用他汀，但同时指出 CKD 患者是他汀引起肌肉不良反应的高危人群，希望引起临床医生的关注。为避免采用大剂量他汀治疗，可以考虑他汀联合依折麦布降低 LDL-C。

四、小结与展望

在 ACS 患者中，肾功能的下降与诸多临床不良事件如死亡、心肌梗死、出血等相关。尽管如此，CKD 患者常常被 ACS 相关临床试验排除在外。因此，对于 CKD 合并 ACS 患者的药物治疗，目前缺乏循证医学支持。总体而言，CKD 患者仍然能从 ACS 药物治疗中获益，但是临床医生需要仔细评估患者的肾功能情况，充分考虑药物的不良反应和剂量调整。目前仍需要更多的大型随机临床试验为 CKD 合并 ACS 患者的药物治疗提供充分的证据。

（叶小均　王　放）

参 考 文 献

[1] Fox CS, Muntner P, Chen AY, et al. Use of evidence-based therapies in short-term outcomes of st-segment elevation myocardial infarction and non-ST-segment elevation myocardial infarction in patients with chronic kidney disease: a report from the national cardiovascular data acute coronary treatment and intervention outcomes network registry. Circulation, 2010, 121: 357-365.

[2] Coca SG, Krumholz HM, Garg AX, et al. Underrepresentation of renal disease in randomized controlled trials of cardiovascular disease. JAMA, 2006, 296: 1377-1384.

[3] Foundation NK. K/DOQI clinical practice guidelines for chronic kidney disease: evaluation, classification, and stratification. Am J Kidney Dis, 2002, 39: S1-266.

[4] Andrassy KM. Comments on 'KDIGO 2012 clinical practice guideline for the evaluation and management of chronic kidney disease'. Kidney Int, 2013, 84: 622-623.

[5] Shroff GR, Frederick PD, Herzog CA. Renal failure and acute myocardial infarction: clinical characteristics in patients with advanced chronic kidney disease, on dialysis, and without chronic kidney disease. A collaborative project of the United States Renal Data System/National Institutes of Health and the National Registry of Myocardial Infarction. Am Heart J, 2012, 163: 399-406.

[6] Tonelli M, Muntner P, Lloyd A, et al. Risk of coronary events in people with chronic kidney disease compared with those with diabetes: a population-level cohort study. Lancet, 2012, 380: 807-814.

[7] Herzog CA, Littrell K, Arko C, et al. Clinical characteristics of dialysis patients with acute myocardial infarction in the United States: a collaborative project of the United States Renal Data System and the National Registry of Myocardial Infarction. Circulation, 2007, 116: 1465-1472.

[8] Thygesen K, Alpert JS, Jaffe AS, et al. Third universal definition of myocardial infarction. Circulation, 2012, 126: 2020-2035.

[9] Wu AH, Jaffe AS, Apple FS, et al. National academy of clinical biochemistry laboratory medicine practice guidelines: Use of cardiac troponin and b-type natriuretic peptide or n-terminal prob-type natriuretic peptide for etiologies other than acute coronary syndromes and heart failure. Clin Chem, 2007, 53: 2086-2096.

[10] Melloni C, Peterson ED, Chen AY, et al. Cockcroft-gault versus modification of diet in renal

disease: importance of glomerular filtration rate formula for classification of chronic kidney disease in patients with non-st-segment elevation acute coronary syndromes. J Am Coll Cardiol, 2008, 51: 991-996.

[11] Nyman HA, Dowling TC, Hudson JQ, et al. Comparative evaluation of the cockcroft-gault equation and the modification of diet in renal disease（MDRD）study equation for drug dosing: an opinion of the nephrology practice and research network of the american college of clinical pharmacy. Pharmacotherapy, 2011, 31: 1130-1144.

[12] Melloni C, Roe MT, Chen AY, et al. Use of early clopidogrel by reperfusion strategy among patients presenting with st-segment elevation myocardial infarction. Circ Cardiovasc Qual Outcomes, 2011, 4: 603-609.

[13] Gibson CM, Pinto DS, Murphy SA, et al. Association of creatinine and creatinine clearance on presentation in acute myocardial infarction with subsequent mortality. J Am Coll Cardiol, 2003, 42: 1535-1543.

[14] Hobbach HP, Gibson CM, Giugliano RP, et al. The prognostic value of serum creatinine on admission in fibrinolytic-eligible patients with acute myocardial infarction. J Thromb Thrombolysis, 2003, 16: 167-174.

[15] Medi C, Montalescot G, Budaj A, et al. Reperfusion in patients with renal dysfunction after presentation with st-segment elevation or left bundle branch block: GRACE（global registry of acute coronary events）. JACC Cardiovasc Interv, 2009, 2: 26-33.

[16] O'Gara PT, Kushner FG, Ascheim DD, et al. 2013 ACCF/AHA guideline for the management of st-elevation myocardial infarction: Executive summary: A report of the american college of cardiology foundation/american heart association task force on practice guidelines. Circulation, 2013, 127: 529-555.

[17] Antithrombotic Trialists' Collaboration. Collaborative meta-analysis of randomised trials of antiplatelet therapy for prevention of death, myocardial infarction, and stroke in high risk patients. BMJ, 2002, 324(7329): 71-86.

[18] Baigent C, Landray M, Leaper C, et al. First United Kingdom Heart and Renal Protection （UK-HARP-I）study: biochemical efficacy and safety of simvastatin and safety of low-dose aspirin in chronic kidney disease. Am J Kidney Dis, 2005, 45(3): 473-484.

[19] Ethier J, Bragg-Gresham JL, Piera L, et al. Aspirin preScription and outcomes in hemodialysis patients: the Dialysis Outcomes and Practice Patterns Study（DOPPS）. Am J Kidney Dis, 2007, 50(4): 602-611.

[20] Yusuf S, Zhao F, Mehta SR, et al. Effects of clopidogrel in addition to aspirin in patients with acute coronary syndromes without st-segment elevation. N Engl J Med, 2001, 345: 494-502.

[21] Steinhubl SR, Berger PB, Mann JT, et al. Early and sustained dual oral antiplatelet therapy following percutaneous coronary intervention: a randomized controlled trial. JAMA, 2002, 288(19): 2411-2420.

[22] Sabatine MS, Cannon CP, Gibson CM, et al. Addition of clopidogrel to aspirin and fibrinolytic therapy for myocardial infarction with st-segment elevation. N Engl J Med, 2005, 352: 1179-1189.

[23] Bhatt DL, Fox KA, Hacke W, et al. Clopidogrel and aspirin versus aspirin alone for the prevention of atherothrombotic events. N Engl J Med, 2006, 354: 1706-1717.

[24] Wiviott SD, Braunwald E, McCabe CH, et al. Prasugrel versus clopidogrel in patients with acute coronary syndromes. N Engl J Med, 2007, 357: 2001-2015.

[25] James S, Budaj A, Aylward P, et al. Ticagrelor versus clopidogrel in acute coronary syndromes in relation to renal function: results from the Platelet Inhibition and Patient Outcomes （PLATO） trial. Circulation, 2010, 122: 1056-1067.

[26] Amsterdam EA, Wenger NK, Brindis RG, et al. 2014 AHA/ACC guideline for the management of patients with non-ST-Elevation acute coronary syndromes: a report of the American College of Cardiology/American Heart Association Task Force on Practice Guidelines. Circulation, 2014, 130: 2354-2394.

[27] Reddan DN, O'Shea JC, Sarembock IJ, et al. Treatment effects of eptifibatide in planned coronary stent implantation in patients with chronic kidney disease (esprit trial). Am J Cardiol, 2003, 91: 17-21.

[28] Best PJ, Lennon R, Gersh BJ, et al. Safety of abciximab in patients with chronic renal insufficiency who are undergoing percutaneous coronary interventions. Am Heart J, 2003, 146: 345-350.

[29] Freeman RV, Mehta RH, Al Badr W, et al. Influence of concurrent renal dysfunction on outcomes of patients with acute coronary syndromes and implications of the use of glycoprotein IIIb/IIIa inhibitors. J Am Coll Cardiol, 2003, 41: 718-724.

[30] Januzzi JL Jr, Snapinn SM, Dibattiste PM, et al. Benefits and safety of tirofiban among acute coronary syndrome patients with mild to moderate renal insufficiency: results from the platelet receptor inhibition in ischemic syndrome management in patients limited by unstable signs and symptoms (PRISM-PLUS) trial. Circulation, 2002, 105: 2361-2366.

[31] Becker RC, Spencer FA, Gibson M, et al. Influence of patient characteristics and renal function on factor xa inhibition pharmacokinetics and pharmacodynamics after enoxaparin administration in non-st-segment elevation acute coronary syndromes. Am Heart J, 2002, 143: 753-759.

[32] Spinler SA, Inverso SM, Cohen M, et al. Safety and efficacy of unfractionated heparin versus

enoxaparin in patients who are obese and patients with severe renal impairment: analysis from the essence and timi 11b studies. Am Heart J, 2003, 146: 33-41.

[33] Spinler SA, Mahaffey KW, Gallup D, et al. Relationship between renal function and outcomes in high-risk patients with non-st-segment elevation acute coronary syndromes: results from synergy. Int J Cardiol, 2010, 144: 36-41.

[34] Fox KA, Antman EM, Montalescot G, et al. The impact of renal dysfunction on outcomes in the extract-timi 25 trial. J Am Coll Cardiol, 2007, 49: 2249-2255.

[35] Yusuf S, Mehta SR, Chrolavicius S, et al. Comparison of fondaparinux and enoxaparin in acute coronary syndromes. N Engl J Med, 2006, 354: 1464-1476.

[36] Zannad F, Kessler M, Lehert P, et al. Prevention of cardiovascular events in end-stage renal disease: Results of a randomized trial of fosinopril and implications for future studies. Kidney Int, 2006, 70: 1318-1324.

[37] Pitt B, Remme W, Zannad F, et al. Eplerenone, a selective aldosterone blocker, in patients with left ventricular dysfunction after myocardial infarction. N Engl J Med, 2003, 348: 1309-1321.

[38] Antman EM, Hand M, Armstrong PW, et al. 2007 focused update of the ACC/AHA 2004 guidelines for the management of patients with st-elevation myocardial infarction: a report of the American college of cardiology/american heart association task force on practice guidelines: developed in collaboration with the canadian cardiovascular society endorsed by the american academy of family physicians: 2007 writing group to review new evidence and update the ACC/AHA 2004 guidelines for the management of patients with ST-elevation myocardial infarction, writing on behalf of the 2004 writing committee. Circulation, 2008, 117: 296-329.

[39] Baigent C, Landray MJ, Reith C, et al. The effects of lowering ldl cholesterol with simvastatin plus ezetimibe in patients with chronic kidney disease (study of heart and renal protection): a randomised placebo-controlled trial. Lancet, 2011, 377: 2181-2192.

[40] Lim SY, Bae EH, Choi JS, et al. Effect on short- and long-term major adverse cardiac events of statin treatment in patients with acute myocardial infarction and renal dysfunction. Am J Cardiol, 2012, 109: 1425-1430.

[41] Tonelli M, Moye L, Sacks FM, et al. Pravastatin for secondary prevention of cardiovascular events in persons with mild chronic renal insufficiency. Ann Intern Med, 2003, 138: 98-104.

第五篇

心力衰竭与肾脏

第十八章　心力衰竭对肾脏的影响及相关治疗

心脏和肾脏是维持人体健康两个至关重要的器官，两者在功能上同时存在着密切的相关性。心脏功能的维持依赖于肾脏调节机体的水、钠含量，反之，肾脏的功能受到心脏收缩所产生的血压和血流的直接影响。心力衰竭发生时，体内细胞外水分增加，此时心肾之间的相互作用会导致恶性循环产生，从而造成情况进一步恶化，最终产生不良预后，临床上我们把这种情况定义为"心肾综合征"。近10年来，心脏疾病与肾脏疾病之间的相关性得到了广泛的研究，临床医生对该综合征的认识不断增加。然而，尽管目前对心力衰竭的治疗已经取得了很大的进展，但是我们依然缺乏有充分证据的手段去改善心力衰竭患者肾功能恶化的情况。本章就近些年心力衰竭与肾脏功能受损的相关研究加以总结，阐述心脏疾病与肾脏病之间相互影响、互为因果的复杂关系。

一、对心力衰竭状态下肾功能受损的认识

普通人群中 eGFR<60ml/（min·1.73m^2）者所占比例大约为 4.5%，而在急性及慢性心力衰竭患者中，该比例可高达 50%[1]，表明心力衰竭对肾脏功能下降具有显著影响。目前的研究使人们认识到肾功能恶化（worsening renal function，WRF）是肾功能障碍的本质。急性肾损伤（acute kidney injury，AKI）相关文献多数将 WRF 定义为：肌酐水平升高≥26.5μmol/L（0.3mg/dl）。多项荟萃分析表明，WRF 可增加住院患者及门诊患者死亡率，若同时 Scr 水平大幅升高则直接预示患者的不良预后。原因不明的 WRF 患者较血液浓缩、充血减轻或降压治疗中发生的肾功能恶化预后更差。

出现 WRF 的患者需仔细寻找可逆因素，如是否合并低血压、有效循环血容量不足、梗阻性因素、容量负荷过重等。对于有明确原因的肾功能恶化，往往可采取有效的针对性治疗。

血液浓缩、充血减轻或降压治疗中发生的肾功能恶化多由肾前性因素所致，随着诱因迅速纠正并给予有效处理，恶化的肾功能较快得到改善，往往预后最好。对于疾病或药物相关的急性肾小管坏死、急性间质性肾炎等肾实质性原因导致的 WRF，即便接受了有效治疗，器质性损害往往带来后续一系列不利的临床过程，预后相对较差。而对于原因不明的肾功能恶化，临床只能被动地对症支持治疗，往往预后不佳。

二、心力衰竭过程中肾脏损伤的病理生理学

（一）血流动力学因素

早在 20 世纪，人们就已经认识到肾血流量减少和中心静脉压（central venous pressure，CVP）增加是肾损害的主要始动机制[2~4]。近些年，研究方向更加侧重于静脉充血，并确定这是导致 GFR 下降的一个重要因素。目前的研究已经确定，心力衰竭患者中 CVP 增高或者静脉充血与 GFR 下降之间存在着明确的相关性，并且独立于肾血流量下降这一因素[5, 6]。在慢性心力衰竭情况下，Mullens 等发现 CVP 增高是住院患者发生 WRF 的风险预测因子，其强度超过心脏指数下降[6]。相比之下，急性心力衰竭的情况下，CVP 增高与 GFR 下降之间的关系则比较复杂，有待进一步研究。

（二）非血流动力学因素

在心肾功能的相互影响中，RAAS、SNS 激活，炎症，内皮功能紊乱和贫血作为非血流动力学因素同样备受关注。其中 Ang II 通过促进肾脏纤维化直接影响肾小球率过滤，导致肾脏对利钠肽反应性降低，同时调节 SNS 的激活，其作用仅次于对肾灌注的直接影响[7, 8]。SNS 激活改变超滤系数并伴随着肾小管损伤和活性氧族的形成[9]。此外氧化应激效应和内皮功能障碍似乎也受 Ang II 的调节。通过还原型烟酰胺腺嘌呤二核苷酸磷酸（reduced nicotinamide adenine dinucleotide phosphate，NADPH）的活化，Ang II 促进活化氧族的形成，导致肾内损害。此外，贫血也是心力衰竭患者伴有肾损害的一个重要因素。

（三）肾功能不全的早期诊断标志物

目前发现心力衰竭患者出现肾功能损伤不仅表现为 GFR 下降，越来越多的相关生物标志物被发现并应用于临床，为心力衰竭患者的早期肾损伤提供了重要的诊断及预后信息。

蛋白尿是在心力衰竭患者中较早发现的一个肾功能损伤指标，在回顾性分析 CHARM 和 GISSI-HF 研究中[10, 11]，慢性心力衰竭患者出现尿蛋白的比例大约为

30%，说明近端肾小管重吸收蛋白出现障碍，进而反映肾小管受损。临床检验中尿液正常者、微量蛋白尿者、大量蛋白尿者，心力衰竭住院与死亡风险依次增加。临床观察发现，随着蛋白尿水平由正常、微量到大量，心力衰竭患者住院风险也逐渐增加。近年的研究发现，类似的生物标志物还包括 N-乙酰-β-D-氨基葡萄糖苷酶（N-acetyl-β-D-glucosaminidase，NAG）、中性粒细胞明胶酶相关脂质运载蛋白（neutrophil gelatinase-associatecd lipocalin，NGAL）、肾脏损伤分子-1（kidney injury molecule 1，KIM-1）、胱抑素（cystatin-C，CysC）。这些生物标志物在急性 CRS 中可作为肾小管细胞损伤的敏感性指标。在非心力衰竭人群中，肾小管损伤标志物是严重 AKI 非常敏感和特异的指标[12]。其中 NGAL 是最早发现在急性肾衰竭患者血浆或尿液中监测到的生物标志物，同时也是心脏手术或在 ICU 发生急性肾衰竭的重要标志物[13]，但上述指标应用于临床的价值还不够充分，例如，近期的一些研究表明，在急性心力衰竭患者中观察到 NGAL 对于预测出现具有临床意义的 WRF 缺乏价值，特别是在一些已经存在 WRF 的患者中尿液 NGAL 水平并未显著增高[14, 15]。对于 CAF 患者，尿 KIM-1 水平则是 WRF 的最佳预测因子[16]，而 CysC 则是通过血液用于检验早期肾小球滤过是否发生损伤[17]。

三、治　　疗

CRS 的治疗往往使临床医生陷入治疗矛盾的窘境，为治疗心功能不全，需要降低后负荷和大量利尿，导致肾脏灌注不足而恶化肾功能；而保护肾功能需保证一定的容量灌注，致使体 / 肺循环淤血加重而使心功能恶化。因此，CRS 的治疗如同在敏感的天平上寻求微弱的平衡。目前临床常用并得到一定认可的药物主要包括以下几类。

（一）血管紧张素转化酶抑制剂（ACEI）和血管紧张素受体拮抗剂（ARB）

RAAS 拮抗剂应用于 CVD 和肾脏疾病患者的获益是公认的其中最为常见的临床用药是 ACEI 和 ARB，然而在临床实践中，由于担心上述两种药物造成肾功能的进一步恶化，临床医生甚少应用[18]。越来越多的研究证实，肾功能不全和肾功能正常患者，虽然使用这两种药物的绝对风险值在肾功能不全患者中是增高的，但是合理的应用对患者仍是利大于弊。总体而言，RAAS 拮抗剂可以降低肾小球滤过压并增加肾灌注，从而改善肾功能[19~21]。需要注意的是，RAAS 拮抗剂应用过程中可同时干扰人体自身的调节机制，易出现肾功能急剧恶化，还可伴有高钾血症等不良反应。临床应用过程中需要密切监测相关指标，随时调整药物剂量。

（二）盐皮质激素受体拮抗剂

急性心力衰竭时，RAAS 激活，醛固酮分泌增多，促进心脏和肾脏的炎症反应及纤维化，这时，盐皮质激素受体拮抗剂（mineralocorticoid receptor antagonist，MRA）的应用可发挥一定的心、肾保护作用。1999 年，RALES 研究第一次提出，小剂量螺内酯可降低失代偿心力衰竭患者的全因死亡率[22]。晚近则有研究发现依普利酮可增加心肌梗死后心力衰竭的生存率[23]。但同时关于其使用中的安全性问题也开始受到关注，高钾血症或恶化肾功能的不良反应成为临床中较为常见的不良反应[24, 25]。有证据表明若患者可耐受 MRA 药物，GFR 降低的患者将获得显著的临床获益[26]。相信随着将来对此方面研究的增多，MRA 在伴肾功能不全的心力衰竭患者中的临床地位会得以明确，而目前临床医师应对可能出现的不良反应保持谨慎。

（三）选择性腺苷 A_1 受体阻滞剂

不同部位腺苷 A_1 受体被激活会致肾损伤，激活分布于肾小球入球小动脉上的受体会减少肾血流量和 GFR，而激活位于肾小管近端的受体可致水、钠重吸收增多。氨茶碱作为腺苷受体阻滞剂，临床上早已开始应用，其优势在于可维持心力衰竭患者的 GFR，增加水、钠排泄且改善利尿剂疗效。但同时此类药物的致心律失常作用严重制约了其临床使用情况。作为一种新药，rolofylline（一种腺苷 A_1 受体拮抗剂）被认为可以改善呼吸困难症状，降低肾功能恶化的危险，并导致更加有利的临床病程。遗憾的是，相关的 PROTECT 临床研究结果显示，合并肾功能不全的急性心力衰竭患者并未从选择性腺苷 A_1 受体阻滞剂 rolofylline 治疗中获益[27]。

（四）小剂量多巴胺

小剂量 [<3μg/（kg·min）] 多巴胺的持续泵入可通过刺激多巴胺 α1 及 α2 受体起到扩张肾动脉，增加尿、钠排泄的作用，此外，多巴胺的肾脏保护机制也已通过各种临床研究得以证实。一个纳入 61 项临床研究的 Meta 分析显示，在伴急性肾衰竭风险的患者中，相较于安慰剂，接受小剂量多巴胺的患者尿量增加 24%，肌酐水平下降 4%且肌酐清除率提高 6%[28]，在急性心力衰竭患者中，联合应用小剂量呋塞米及多巴胺可提高利尿治疗的疗效且减少对肾功能的损伤，从而起到保护肾脏的作用。

（五）重组人 B 型钠尿肽

奈西立肽作为重组人 B 型钠尿肽的一种药物，是体-肺循环的血管扩张剂，能促进尿、钠排泄并抑制 RAAS。最初通过对门诊慢性心力衰竭的试验发现，有关奈西立肽对 GFR 的作用不尽相同，有研究显示其可改善 GFR，而有些却降低 GFR[29, 30]。随后对肾功能影响的一系列相关研究结论也大相径庭[31, 32]。2013 年 12 月，来自美国梅奥医学中心的 Chen 博士等在 *JAMA* 上发表了 ROSE 研究结果。研究表明在利尿剂基础上加用小剂量多巴胺或奈西利肽不能改善急性心力衰竭失代偿患者的充血状况或肾功能[33]。至此，重组人 B 型钠尿肽目前并不建议应用于心力衰竭合并肾功能减退的患者。

（六）钙增敏剂

钙增敏剂包括正性肌力药如左西孟旦，通过激活细胞膜上的 ATP 敏感的钾通道而扩张动、静脉血管。在心力衰竭患者中，中心静脉压的高低直接决定 GFR 水平，而左西孟旦通过降低中心静脉压可起到改善肾功能的作用[34]。因此，同多巴酚丁胺相比，左西孟旦不仅能增加尿量，还可提高 GFR、降低肌酐水平[35]，故更受临床医师的青睐。但 SURVIVE 研究发现，急性心力衰竭患者中分别接受两种药物治疗的全因死亡率没有显著差别[36]，因此，该药用于心力衰竭患者是否可以带来肾脏获益还需要更多的研究加以证实。

（七）血液超滤治疗

对于急性心力衰竭患者，超滤通过迅速减轻体-肺循环淤血状态而对其有益，但并非常规治疗手段。超滤与连续应用利尿剂相比，其更能有效地促进钠排泄，减轻体重效果更为明显，可降低心力衰竭再住院率。在治疗时机的选择上，Costanzo 等[37]认为急性心力衰竭伴高血容量、血清肌酐≥1.5mg/dl 或口服呋塞米 80mg 者无效，可在住院后 12 小时内应用静脉利尿剂之前开始超滤治疗，能安全有效地减轻患者的高容量负荷，缩短平均住院日即减少再住院率。

综上所述，心力衰竭对肾脏功能的影响具有多重因素，且各因素之间存在相互作用。其中涉及的病理生理机制复杂，需要更多进一步的研究帮助我们深入理解。ACEI 和 ARB 药物治疗仍是目前临床应用最为广泛且行之有效的治疗方案。

（张　虎）

参 考 文 献

[1] Damman K, Valente MA, Voors AA.Renal impairment, worsening renal function, and outcome in patients with heart failure: an updated meta-analysis. Eur Heart J, 2014, 35(7): 455-469.

[2] Blake WD, Wegria R, Keating RP, et al. Effect of increased renal venous pressure on renal function. Am J Physiol, 1949, 157(1): 1-13.

[3] Maxwell MH, Breed ES, Schwartz IL. Renal venous pressure in chronic congestive heart failure. J Clin Invest, 1950, 29(3): 342-348.

[4] Kinoshita M. Studies on cardiac output to blood volume, and renal circulation in chronic congestive heart failure. Jpn Circ J, 1968, 32(3): 249-270.

[5] Damman K, Navis G, Smilde TD, et al. Decreased cardiac output, venous congestion and the association with renal impairment in patients with cardiac dysfunction. Eur J Heart Fail, 2007, 9(9): 872-878.

[6] Mullens W, Abrahams Z, Francis GS, et al. Importance of venous congestion for worsening of renal function in advanced decompensated heart failure. J Am Coll Cardiol, 2009, 53(7): 589-596.

[7] Kon V, Yared A, Ichikawa I. Role of renal sympathetic nerves in mediating hypoperfusion of renal cortical microcirculation in experimental congestive heart failure and acute extracellular fluid volume depletion. J Clin Invest, 1985, 76(5): 1913-1920.

[8] Dibona GF. Nervous kidney interaction between renal sympathetic nerves and the renin-angiotensin system in the control of renal function. Hypertension, 2000, 36(6): 1083-1088.

[9] Blantz RC, Konnen KS, Tucker BJ. Angiotensin II effects upon the glomerular microcirculation and ultrafiltration coefficient of the rat. J Clin Invest, 1976, 57(2): 419-434.

[10] Masson S, Latini R, Milani V, et al. Prevalence and prognostic value of elevated urinary albumin excretion in patients with chronic heart failure: data from the GISSI-heart failure trial. Circ Heart Fail, 2010, 3(1): 65-72.

[11] Jackson CE, Solomon SD, Gerstein HC, et al. Albuminuria in chronic heart failure: prevalence and prognostic importance. Lancet, 2009, 374(9689): 543-550.

[12] Haase M, Bellomo R, Devarajan PA. Accuracy of neutrophil gelatinase-associated lipocalin (NGAL)in diagnosis and prognosis in acute kidney injury: a systematic review and meta-analysis. Am J Kidney Dis, 2009, 54(6): 1012-1024.

[13] Aghel A, Shrestha K, Mullens W. Serum neutrophil gelatinase-associated lipocalin (NGAL) in predicting worsening renal function in acute decompensated heart failure. J Card Fail, 2010, 16(1): 49-54.

[14] Dupont M, Shrestha K, Singh D, et al. Lack of significant renal tubular injury despite acute

kidney injury in acute decompensated heart failure. Eur J Heart Fail, 2012, 14(6): 597-604.

[15] Verbrugge FH, Dupont M, Shao Z, et al. Novel urinary biomarkers in detecting acute kidney injury, persistent renal impairment, and all-cause mortality following decongestive therapy in acute decompensated heart failure. J Card Fail, 2013, 19(9): 621-628.

[16] Damman K, Masson S, Hillege HL, et al. Tubular damage and worsening renal function in chronic heart failure. JACC Heart Fail, 2013, 1(5): 417-424.

[17] Leelahavanichkul A, Souza AC, Street JM, et al. Comparison of serum creatinine and serum cystatin C as biomarkers to detect sepsis-induced acute kidney injury and to predict mortality in CD-1 mice. Am J Physiol Renal Physiol, 2014, 307(8): F939-948.

[18] Berger AK, Duval S, Krumholz HM. Aspirin, beta-blocker, and angiotensin-converting enzyme inhibitor therapy in patients with end-stage renal disease and an acute myocardial infarction. J Am Coll Cardiol, 2003, 42(2): 201-208.

[19] Jafar TH, Schmid CH, Landa M, et al. Angiotensin-converting enzyme inhibitors and progression of nondiabetic renal disease. A meta-analysis of patient-level data. Ann Intern Med, 2001, 135(2): 73-87.

[20] Remuzzi G, Perico N, Macia M, et al. The role of renin-angiotensin-aldosterone system in the progression of chronic kidney disease. Kidney Int Suppl, 2005, (99): S57-65.

[21] Taal MW, Brenner BM. Renoprotective benefits of RAS inhibition: from ACEI to angiotensin II antagonists. Kidney Int, 2000, 57(5): 1803-1817.

[22] Pitt B, Zannad F, Remme WJ, et al. The effect of spironolactone on morbidity and mortality in patients with severe heart failure. Randomized aldactone evaluation study investigators. N Engl J Med, 1999, 341(10): 709-717.

[23] Pitt B, Remme W, Zannad F, et al. Eplerenone, a selective aldosterone blocker, in patients with left ventricular dysfunction after myocardial infarction. N Engl J Med, 2003, 348（14）: 1309-1321.

[24] Waldum B, Westheim AS, Sandvik L, et al. Renal function in outpatients with chronic heart failure. J Card Fail, 2010, 16(5): 374-380.

[25] Tamirisa KP, Aaronson KD, Koelling TM. Spironolactone-induced renal insufficiency and hyperkalemia in patients with heart failure. Am Heart J, 2004, 148(6): 971-978.

[26] Vardeny O, Wu DH, Desai A, et al. Influence of baseline and worsening renal function on efficacy of spironolactone in patients with severe heart failure: insights from RALES (randomized aldactone evaluation study). J Am CollCardiol, 2012, 60(20): 2082-2089.

[27] Voors AA, Dittrich HC, Massie BM, et al. Effects of the adenosine A1 receptor antagonist rolofylline on renal function in patients with acute heart failure and renal dysfunction: results

from PROTECT (placebo-controlled randomized study of the selective adenosine A1 receptor antagonist rolofylline for patients hospitalized with acute decompensated heart failure and volume overload to assess treatment effect on congestion and renal function). J Am CollCardiol, 2011, 57(19): 1899-1907.

[28] Friedrich JO, Adhikari N, Herridge M S, et al. Meta-analysis: low-dose dopamine increases urine output but does not prevent renal dysfunction or death. Ann Intern Med, 2005, 142(7): 510-524.

[29] Marcus LS, Hart D, Packer M, et al. Hemodynamic and renal excretory effects of human brain natriuretic peptide infusion in patients with congestive heart failure. A double-blind, placebo-controlled, randomized crossover trial. Circulation, 1996, 94(12): 3184-3189.

[30] La Villa G, Fronzaroli C, Lazzeri C, et al. Cardiovascular and renal effects of low dose brain natriuretic peptide infusion in man. J ClinEndocrinolMetab, 1994, 78(5): 1166-1171.

[31] Sackner-Bernstein JD, Skopicki HA, Aaronson KD. Risk of worsening renal function with nesiritide in patients with acutely decompensated heart failure. Circulation, 2005, 111(12): 1487-1491.

[32] Witteles RM, Kao D, Christopherson D, et al. Impact of nesiritide on renal function in patients with acute decompensated heart failure and pre-existing renal dysfunction a randomized, double-blind, placebo-controlled clinical trial. J Am CollCardiol, 2007, 50(19): 1835-1840.

[33] Chen HH, Anstrom KJ, Givertz MM, et al. Low-dose dopamine or low-dose nesiritide in acute heart failure with renal dysfunction: the ROSE acute heart failure randomized trial. JAMA, 2013, 310(23): 2533-2543.

[34] Damman K, Voors AA. Levosimendan improves renal function in acute decompensated heart failure: cause and clinical application. Editorial to: "Levosimendan improves renal function in patients with acute decompensated heart failure: comparison with dobutamine by Yilmaz et al.". Cardiovasc Drugs Ther, 2007, 21(6): 403-404.

[35] Follath F, Cleland JG, Just H, et al. Efficacy and safety of intravenous levosimendan compared with dobutamine in severe low-output heart failure (the LIDO study): a randomised double-blind trial. Lancet, 2002, 360(9328): 196-202.

[36] Mebazaa A, Nieminen MS, Packer M, et al. Levosimendan vs dobutamine for patients with acute decompensated heart failure: the SURVIVE randomized trial. JAMA, 2007, 297(17): 1883-1891.

[37] Costanzo MR, Ronco C. Isolated ultrafiltration in heart failure patients. Curr Cardiol Rep, 2012, 14(3): 254-264.

第十九章　急性心力衰竭患者肾脏保护进展

急性失代偿性心力衰竭（acute decompensated heart failure，ADHF）导致急性肾损伤（acute kidney injury，AKI）被称为 I 型 CRS，其发生率高达 24%～45%[1]，ADHF 患者发生 AKI 后，将会显著延长住院时间、增加再住院率及死亡率[1]。ADHF 合并 AKI 患者，常规药物治疗效果往往不佳，死亡率极高。有研究显示，肾功能损害是心力衰竭患者病死率升高的独立危险因素[2]。AKI 不仅反映疾病的严重程度，还通过神经系统、内分泌系统及炎症反应等方式加速心血管损伤。因此，预防急性心力衰竭肾损伤的发生或发生后给予积极有效治疗对临床治疗有决定性作用，应该高度重视，认真防治。本章将就 ADHF 并发 AKI 的病理、生理机制及治疗方案进行回顾总结。

一、ADHF-AKI 的发病机制

目前，ADHF-AKI 的病理、生理机制尚不明确，血流动力学、神经-体液调节机制均可能发挥着至关重要的作用。目前被大多数学者认同的假说有以下几种。

（1）低血容量灌注假说：心力衰竭患者心排血量下降、循环血容量不足致肾脏低灌注损伤可能是 ADHF-AKI 的首要发病机制。当肾脏灌注不足时，可使肾小球灌注压、肾小球滤过压等下降，导致 GFR 进行性下降，并进一步激活 SNS、RAAS、氧化应激等一系列反应。

（2）RAAS 过度激活假说：心力衰竭患者心排血量、循环血量减少，导致肾血流量下降及肾灌注压不足，刺激近球小体分泌肾素，继而激活机体防御机制，减少原尿生成并促进远端小管和集合管对水、钠的重吸收，以维持重要脏器的血流灌注。RAAS 激活后，一方面导致肾入球小动脉收缩及肾纤维化相关神经激素的大量分泌，进一步使肾内血管收缩、肾血流量减少、GFR 下降，引发肾血管重塑、肾脏缺血缺氧、炎性反应并释放细胞因子，造成进行性肾结构及功能损害；另一方面 Ang II 产生大量增加，并激活还原性辅酶 II 氧化酶，促进活性氧族的产生。此外，RAAS 激活还引起醛固酮大量分泌，导致内皮功能障碍，对肾脏及心脏均产生不利影响。

（3）SNS 过度激活假说：心力衰竭早期压力感受器反射性激活 SNS，使心肌收缩力加强、心搏出量增加，并通过刺激近球小体分泌大量肾素，产生对细胞外血容量、血压的长效调节。交感神经过度刺激，不仅可诱发心肌细胞凋亡、心脏肥大及局灶性心肌坏死，从而使心脏功能恶化，还可导致压力感受器反射失调，使心率稳定性降低及心律失常易患性上升，对于肾脏可促使血管内皮生长，导致肾素、血管紧张素、醛固酮分泌进一步增加，引起水、钠潴留及肾血流量下降。

（4）NO 与活性氧簇（reactive oxygen species，ROS）失衡假说：NO 为一种舒血管因子，通过舒张血管、改善心肌缺血、促进排钠及抑制管-球反馈实现肾脏对细胞外液容量 （extracellular fluid volume，ECFV）和血压等的调节。ROS 具有抑制 NO 的作用，对 ECFV 调控有相反作用，并参与高血压的形成。心力衰竭患者体内氧化应激反应增强，使 ROS 产生增多，从而抑制 NO 的作用。ADHF-AKI 患者存在上述多方面的因素，使 NO 生物利用度大大减弱，继而造成 NO 与 ROS 失衡，导致多器官损害。另外，氧化应激反应可同时启动炎性反应。

（5）炎性反应亢进假说：Colombo 等[2]研究发现，CRS 患者组织和血液中存在大量的肿瘤坏死因子-α（tumor necrosis factor，TNF-α）、白细胞介素-6（interleukin-6，IL-6）、白细胞介素-1β（interleukin-1β，IL-1β）等炎性因子，这些炎性因子作用于机体后，一方面引发组织细胞损坏，使局部组织细胞变性、坏死；另一方面诱导机体抵抗能力增强，以益于清除炎性因子，使受损组织得以修复，从而使机体的内环境及内、外环境之间达到新的平衡。

（6）中心静脉压（central venous pressure，CVP）升高肾淤血假说：心力衰竭患者后期 CVP 可升高，进而使血液流经肾小球毛细血管网时压力梯度降低（肾小球滤过压降低），引起肾血流灌注减少，导致 GFR 下降甚至肾衰竭。

（7）管-球反馈异常假说：管-球反馈是肾血流量和 GFR 自身调节的重要机制之一。心力衰竭患者腺苷水平升高，激活 A1 受体使入球小动脉收缩，降低 GFR，增加近曲小管或远曲小管对钠的重吸收，导致水、钠潴留，进一步加重心、肾衰竭。

（8）其他：除上述假说外，CRS 还可能与内皮细胞功能紊乱、尿毒症毒素作用及相关激素（如促红细胞生成素、抗利尿激素、ET 及前列腺素等）失衡有关，这些情况可能开始为 CRS 的现象之一，其后激素失衡可进一步加重 CRS，成为 CRS 进展加重的原因，如此形成恶性循环。

二、ADHF-AKI 的治疗

ADHF 合并 AKI 的治疗措施分为药物治疗及非药物治疗。药物治疗包括利尿剂的应用（适用于高容量负荷患者）、血管扩张药的应用（适用于血压正常或增高的心力衰竭患者）及正性肌力药的应用（适用于心排血量降低伴低血压的心力衰竭患者）等。非药物治疗包括针对严重心力衰竭的主动脉内球囊反搏治疗、针对呼吸衰竭的呼吸机辅助通气治疗、针对高容量负荷的血液净化治疗及对准备接受心脏移植患者进行的心室辅助装置治疗等[1, 3]。

（一）利尿剂

利尿是治疗 ADHF 的基石，可减轻高容量负荷，改善心力衰竭，防止 AKI 的发生。但是，利尿治疗又是一把双刃剑，利尿不当（利尿过度造成血容量不足，利尿疗效差时利尿剂用量过大）将激活神经体液介质，减少肾血流量灌注而诱发 AKI[1, 4]。

（1）袢利尿剂的使用方法：ADHF 常需使用强效利尿剂即袢利尿剂进行治疗，常用药物为呋塞米、托拉塞米及布美他尼，它们的等效剂量是 40mg、20mg、1mg[5]。ADHF 患者常因胃肠道血流灌注不足和（或）淤血而影响口服药吸收，所以此时袢利尿剂均应静脉给药[5]。在静脉给药时，现在多主张先给一次负荷量袢利尿剂，使髓袢中的药物浓度较快达到利尿阈值，然后改用输液泵持续缓慢泵注，以长时间维持髓袢中的药物浓度在利尿阈值之上，发挥持续利尿效果[5, 6]。因为袢利尿剂的半衰期短（布美他尼约 1 小时， 呋塞米约 2 小时，托拉塞米也仅 3～4 小时），在"弹丸"式给药间期，髓袢局部利尿剂浓度达不到利尿阈值便会出现钠重吸收"反跳"，即钠重吸收显著增强，造成利尿后钠潴留，降低利尿效果。以呋塞米为例，首先从小壶一次性滴入 20～40mg，然后将余量以泵输注，速度为 5～40mg/h，前 6 小时用量一般不超过 80mg，全日总量不超过 200mg。

（2）袢利尿剂的最大用量：利尿剂的剂量-效应曲线呈"S"形，因此存在一个最大用量，超过此量不但不能获得更多利尿效应，反而可能出现毒性不良反应。研究表明，正常人单次静脉注射呋塞米 40mg 即能达到最大排钠利尿效应（在 4 小时内排钠 200～250mmol 及排尿 3～4L）[5]。ADHF 时，袢利尿剂的剂量-效应曲线右移，需要更大药量才能达到利尿阈值，产生利尿效果，此时单次剂量可增至 200mg，但不宜再超过此量[7]。其他袢利尿剂剂量可按等效剂量类推。

（3）利尿剂的联合应用： 现在很提倡袢利尿剂与作用于远端肾单位的口服利尿剂联合应用，后者包括作用于远端肾小管的噻嗪类利尿剂（如氢氯噻嗪）及其相关制剂（如美托拉宗） 及作用于皮质集合管的保钾利尿剂（如阿米洛利及螺内酯，在肾功能明显受损时这类药要慎用，以免诱发高钾血症）。利尿剂联合应用是因为较长时间地应用袢利尿剂会造成远端肾小管及集合管对钠的重吸收代偿性增强，致使袢利尿剂利尿效果下降。所以，应该辅以作用于远端肾单位的药物抑制钠重吸收，以增强利尿效果[5]。

（4）新型利尿剂的开发：现在已研发出不少新型利尿剂，其应用将很可能为ADHF-AKI 的防治带来前景。　这些新型利尿剂包括以下几种。

1）抗利尿激素 V2 受体拮抗剂：如托伐普坦（tolvaptan，为 V2 受体选择性拮抗剂）及考尼伐坦 （conivaptan，为 V1 及 V2 受体双重拮抗剂）。它们能抑制垂体抗利尿激素与远端肾小管及集合管上的 V2 受体结合而发挥利尿作用[1,5,8]。在多个指南中，托伐普坦均被推荐用于充血性心力衰竭、常规利尿剂治疗效果不佳、伴低钠血症或有肾功能损害倾向的患者，它可以快速有效地降低体液量并使肾功能维持正常。

2）腺苷 A1 受体拮抗剂：如那普茶碱（naxifylline，曾用名 BG9719）及罗咯茶碱（rolofylline，曾用名 KW3902）。它们能改善肾脏血流，抑制近端肾小管钠重吸收而发挥利尿作用。

（二）血管扩张剂

1. 血管紧张素转换酶抑制剂及血管紧张素受体拮抗剂

ACEI 和 ARB 的应用对 CVD 和肾脏疾病均是获益的，在药物应用的初始阶段，由于扩张肾小球出球小动脉可使 GFR 进一步降低，导致肾功能恶化，需监测肾功能，注意防止肾脏灌注不足。但已有越来越多的研究证实，合理使用这两种药物可以使肾小球滤过压得以降低，改善尿蛋白及肾小球受损程度，使患者获益。研究证实，两药合用临床获益不明显，而药物不良反应风险增高，故不推荐两药合用。

2. 重组人B型脑利钠肽

奈西利肽作为重组人 B 型脑利钠肽的一种药物，是体-肺循环的血管扩张剂，能促进尿、钠排泄并抑制 RAAS。类似药物还有 CD-利钠肽（CD-natriuretic peptide）及乌拉立肽（ularitide）。

（三）正性肌力药物

该类药物的主要作用机制是缓解组织低灌注所致症状，保障重要脏器血液供应，用于伴症状性低血压或心排血量降低伴循环淤血。血压降低伴低心排血量或低灌注时尽早使用，器官灌注恢复、循环淤血减轻时尽快停用。药物剂量和速度个体化调整。警惕药物可能导致的心律失常、心肌缺血加重等不良反应。无器官组织灌注不足患者不宜使用。　常用药物有多巴胺、多巴酚丁胺及米力农。其中小剂量多巴胺 [<3μg/（kg·min）] 可起到扩张肾动脉，增加尿、钠排泄的作用。其肾脏保护作用也有相当数量的研究证实[9]。

左西孟旦是一种新型正性肌力药物，除了通过 Ca^{2+} 浓度依赖性结合肌钙蛋白 C 增强心肌收缩力外，还通过激活细胞膜上腺嘌呤核苷三磷酸敏感的钾通道起到扩张动、静脉血管的作用。在心力衰竭患者中，中心静脉压的高低直接决定 GFR 水平，左西孟旦通过降低中心静脉压可起到改善肾功能的作用。其不良反应包括降低血压、室性心律失常等，但都不足以撼动其增加肾血流量的积极作用。

（四）血液净化

血液净化治疗在解除高容量负荷方面是一种重要措施，它不但能通过超滤脱水改善心、肾功能，而且治疗后利尿剂抵抗也常能获得改善，使患者对利尿剂重新出现效应。

（1）血液净化超滤治疗与袢利尿剂利尿治疗的优缺点比较：袢利尿剂治疗的局限性：排出低渗尿液；利尿剂抵抗，缺乏用量指南；导致电解质紊乱；减少 GFR；直接激活神经体液介质；药物不良反应包括过敏（药疹、间质性肾炎）、听力损害、骨质丢失。超滤治疗的优越性：移出等渗血浆水分；能精确控制液体移出率及移出量；对血浆电解质浓度无影响；改善 GFR；不直接激活神经体液介质；无利尿剂的不良反应。

（2）进行血液净化超滤治疗时，有如下问题需要讨论。

1）血液净化治疗模式：ADHF 患者血流动力学不稳定，因此应该选择对患者血流动力学影响小的血液净化模式。常用的模式有：①连续性血液净化（又称连续性肾脏替代治疗），如持续静-静脉血液滤过或持续静-静脉血液透析滤过；②缓慢持续超滤，如连续静-静脉超滤；③腹膜透析[10]。

具体选择上述哪种治疗模式应根据医院设备、患者肾功能状态及经济情况来决定。缓慢持续超滤的设备及技术都比较简单，心内科医师即能独立执行，而连续性血液净化及腹膜透析治疗因设备和（或）技术原因而常需肾内科医师来完成。单纯脱水可以采用持续静-静脉血液滤过或连续静-静脉超滤，脱水并清除尿毒素则宜采用持续静-静脉血液透析滤过或腹膜透析。在慢性肾病基础上发生的 ADHF-AKI，患者可能需要长期进行维持性透析治疗，此时选择腹膜透析可能更为合理[10]。

2）何时开始血液净化治疗：不少医师认为只有在利尿剂治疗失败后，或出现

AKI 后，才宜对 ADHF 患者进行血液净化治疗，即血液净化治疗仅作为利尿剂的一个"替补"手段。但是，也有学者主张血液净化应该尽早开始[11]。有研究显示，在应用静脉袢利尿剂前就实施超滤脱水能迅速解除患者高容量负荷，改善心功能，缩短住院时间及再住院率[12]。但是，早期超滤治疗是否能减少 AKI 发生？目前尚无研究资料[11]，而且这种早期治疗应该"早"到何时也仍然是个问题[11]。 欲解决这一问题，创建 ADHF 患者 AKI 危险因素的评分预警系统，进行危险分层，达到高危状态就及时实施超滤脱水，可能是一个解决方法[11]。

3）血液净化治疗剂量：合理掌控超滤治疗的脱水量很重要。若脱水不够，高容量负荷及心力衰竭不能有效缓解；而脱水过度，又将加重肾缺血及肾脏损害，必须在这两者间寻获平衡。为此，在超滤过程中随时监测及了解血容量变化极为重要。除观察症状及体征（包括测量体重变化）外，一些指标已被试用于临床，如血清脑利钠肽或氨基末端脑利钠肽原、血细胞比容、生物电阻抗及下腔静脉塌陷指数等无创性检查[13]及有创性插管测量中心静脉压[13]。一般而言，无论用哪种血液净化方法治疗，脱水速度均应掌握在 100～500ml/h 范围，开始脱水时要慢，耐受后逐渐增快[13]。在脱水过程中，若血细胞比容上升超过基线的 10%、SBP 持续低于 90mmHg 或中心静脉压低于正常，即应考虑终止治疗。

综上所述，尽管目前对急性心力衰竭的肾保护发病机制及治疗已有一些探索，但主要基于对心力衰竭的治疗及预后方面，关于肾保护，目前还缺乏大样本人群的前瞻性研究来进一步证实，目前临床仍以经验用药为主，改善心功能、保护肾脏及正确处理并发症是治疗的三大要点，要注意制订合理的个体化治疗方案。

（吴文静）

参 考 文 献

[1] Ismail Y, Kasmikha Z, Green HL, et al. Cardio-renal syndrome type 1: epidemiology, pathohysiologyand treatment. Semin Nephrol, 2012, 32: 18-25.

[2] Colombo PC, Ganda A, Lin J, et al. Inflammatory activation: cardiac, renal, and cardio-renal interactions in patients with the cardiorenal syndrome. Heart Fail Re, 2012, 17(2): 177-190.

[3] Ronco C, Haapio M, House AA, et al. Cardiorenal sundrome. J Am Coll Cardiol, 2008, 52(19):1527-1539.

[4] Bellomo R, Prowle JR, Echeverri JE, et al. Fluid management in septic acute kidney injury and cardiorenal syndromes. Contrib Nephrol, 2010, 165:206-218.

[5] Goebel JA, Van Bakel AB. Rational use of diuretics in acute decompensated heart failure. Curr Heart Fail Rep, 2008, 5:153-162.

[6] Salvador DR, Panzalan FE, Ramos GC, et al. Continuous infuse versus bolus injection of loop diuretics in congestive heart failure. Cochrane Database Syst Rev, 2005, CD003178.

[7] De Bruyne LK. Mechanisms and management of diuretic resistance in congestive heart failure. Postgrad Med J, 2003, 79:268-271.

[8] Krum H, Iyngkaran P, Lekawanvijit S. Pharmacologic management of the cardiorenal syndrome in heart failre. Cuee Heart Fail Rep, 2009, 6:105-111.

[9] Friedrich J, Adhikari N, Herridge MS, et al. Meta-analysis: low dose dopamine increase urine output but does not prevent dysfunction or death. Ann Intern Med, 2005, 142(7):510-524.

[10] Khalifeh N, Vychytil A, Horl WH. The role of peritoneal dialysis in the management of treatment-resistant congestive heart failure: a European perspective. Kidney Int Suppl, 2006, 103:S72-75.

[11] Kazory A. Need for a unified decision-making tool for ultrafiltration therapy in heart failure. Am Heart J, 2010, 159: 505-507.

[12] Dohadwala MM, Givertz MM. Role of adenosine antagonism in the cardiorenal syndrome. Cardiovasc Ther, 2008, 26:276-286.

[13] Ronco C, Giomarelli P. Current and future role of ultrafiltration in CRS. Heart Fail Rev, 2011, 16:595-602.

第二十章　肾脏内髓质 AQP2
与心力衰竭的关系

水通道蛋白 2（aquaporin 2，AQP2）是 AQP 家族成员之一，主要位于肾脏集合管（collecting duct，CD）主细胞管腔侧和靠近管腔侧的囊泡内，受血管加压素（arginine vasopressin，AVP）调控，是肾脏重吸收水分、浓缩尿液，从而调节机体水平衡的关键蛋白[1]，也是慢性心力衰竭（CHF）、高血压等一系列肾脏内外涉及水代谢紊乱疾病的分子基础。尿液中 AQP2 的浓度可用于监测慢性心力衰竭时水重吸收状态[1]。AQP2 受体拮抗剂托伐普坦可有效改善急性心力衰竭患者的症状。

一、AQP2 在肾脏的分布、调节及作用

AQP2 分布于肾脏集合管主细胞管腔膜和靠近管腔膜下的胞质囊泡内，与血浆抗利尿激素（antidiuretic hormone，ADH）水平呈正相关，是 ADH 调节集合管水通透性的靶分子，是血管加压素依赖性水通道，是调节肾脏集合管对水通透性的主要水通道蛋白，在调节肾脏水平衡中起重要作用[2]。1993 年，Fishimi 首先克隆并报道了 AQP2，并将其命名为 AQP2-CD，确认其为 271 个氨基酸组成的四聚体，主要位于肾脏集合管主细胞管腔侧和靠近管腔侧的囊泡内[3]。随后也有免疫染色发现在内髓集合管主细胞的基侧部细胞膜也有表达[4]。而近年来研究发现，AQP2 在输精管远端部分及子宫内膜也有表达，且与肾内的 AQP2 100％同源，提示 AQP2 可能还有肾外功能[5]。

研究表明，AQP2 是 AVP 依赖性水通道蛋白，是对集合管水通透性进行调节的主要靶点，加压素通过改变集合管主细胞对水的通道性进行调节。其调节主要有两种方式，即短时调节机制和长时调节机制[6]。短时调节机制包括囊泡穿梭假说和蛋白磷酸化作用，长时调控则通过转录后调控实现。

到目前为止，大量的基础与临床实验研究已经证实 AQP2 在维持机体水平衡中起重要的作用，并且与水平衡紊乱所造成的某些遗传性及获得性疾病如尿崩症、肾衰竭、肾病综合征、肝硬化、抗利尿激素分泌异常综合征、CHF 等密切相关。肾脏作为人体水代谢的主要器官，每日约有 180L 原尿经肾小球滤过，其重吸收水进而浓缩尿液主要发生于 3 个不同节段：即近端肾小管、髓袢降支薄壁段和集

合管。肾小球滤液的 80%～90%在前两段被重吸收，不受 AVP 影响，可能主要通过球管平衡机制保持相对恒定的重吸收率。集合管虽然仅处理余下的 10%～20%肾小球滤液，但对维持机体水平衡、调节体液容量和渗透压至关重要。AQP2 则是存在于肾脏集合管主细胞管腔膜及细胞内囊泡的通道蛋白，在集合管处理肾小球滤液过程中起关键调节作用[7]。在机体内，集合管在 AVP 为主的神经体液因素调节下，经 AVP 受体和 AQP2 调控水的重吸收，其中加压素 2 型受体（vasopressin type-2 receptor，V2R）和 AQP2 是完成该过程的关键[8]。

二、AQP2 与心力衰竭

心力衰竭患者心排血量下降，血液中 AVP 增加导致肾集合管主细胞 V2 受体激活、AQP2 激活、基因表达上调，水重吸收增加导致水潴留。慢性心力衰竭患者尿量明显减少，血钠水平显著下降，尿渗量明显增高，AQP2 表达水平显著升高，同时血浆 AVP 浓度、尿液 AQP2 浓度亦显著升高。可能原因有心排血量下降，有效循环血量减少，重要器官包括肾脏组织灌注不足，RAAS 活性增高，Ang Ⅱ 生成增加，刺激垂体后叶释放 AVP，刺激下丘脑视上核、室旁核合成和分泌 AVP 增加，并通过神经垂体储存和释放入血。一方面，AVP 分泌入血，作用于肾脏集合管主细胞管周膜上的 V2 受体，通过胞吐作用使管腔膜上的 AQP2 分布密度增加，水通道开放，通透性增加，此即短期调节"穿梭机制"；另一方面，AVP 水平持续升高数小时或更长时间，可使肾脏髓质内 AQP2 基因活化、转录、翻译增加，集合管 AQP2 绝对数量增加，从而增大水转运能力，此即长期调节。水通道开放，水重吸收增加，尿渗量增高，尿排出减少，心脏充盈压增加，加重血流动力学障碍，进一步激活 SNS 和 RAAS，导致肾脏组织 AQP2 表达进一步上调，水、钠潴留加重，如此形成恶性循环。

有研究表明，治疗慢性心力衰竭的经典药物 ACEI 可抑制慢性心力衰竭大鼠肾脏 AQP2 表达[9]。其机制可能为：一方面，可阻断血管紧张素 Ⅰ 降解，从而减少血管紧张素Ⅱ的生成，抑制 AVP 分泌入血，从而抑制 AQP2 表达；另一方面，阻断缓激肽灭活，缓激肽的水平升高，作用于血管内皮缓激肽受体可以促进 NO 和前列腺素 E2 等扩血管因子释放[9]。还有文献报道缓激肽亦可增加大鼠水摄入量，降低肾脏 AQP2 表达，NO 和前列腺素 E2 等扩血管因子也导致肾脏 AQP2 表达降低[10]。此外 Wong 等[11]报道，ACEI 类药物可抑制血管紧张素Ⅱ对 AVP V2 受体 mRNA 的表达，从而抑制肾脏集合管内 AQP2 表达。随着肾脏集合管主细胞内 AQP2 表达下降，水通道开放减少，水重吸收下降，尿渗透压下降，尿排出增加，心脏充盈压下降，水、钠潴留得以缓解，从而一定程度上缓解慢性心力衰竭症状。

CHF 患者细胞外容量扩张，引起水肿、稀释性低钠血症等。在这一过程中，AQP2 可能发挥了重要作用。研究发现，AQP2 的 mRNA 和蛋白质表达在 CHF 大鼠是显著增加的，其上调主要是由 AVP 经 V2R 介导，V2R 拮抗剂可显著降低心力衰竭大鼠肾脏 AQP2 的表达。Niesen 等还报道了 CHF 大鼠伴低钠血症时，除了 AQP2 增加外，肾脏中分布于近曲小管和髓袢降支的 AQP1 和分布于肾脏集合管主细胞基底侧细胞膜的 AQP3 不增加，证明 AQP2 的增加是选择性的，说明 *AQP2* 基因表达的增加在 CHF 的发生中起一定作用。在心肌梗死后 CHF 大鼠模型中，当心功能处于代偿期时，就已经出现肾脏 *AQP2* 基因表达的轻度增加，CHF 大鼠集合管管腔侧膜 AQP2 增加，包括 AQP2 数目增加及转移到管腔膜增多，仅见于严重 CHF（左室舒张末压增高伴低钠血症）而非代偿性者（左室舒张末压增高但血钠浓度正常者）。研究发现，AQP2/uCr 随着 NYHA 心功能分级的加重和 ACC/AHA 分期的增加而增加，并呈现出显著的线性趋势，且不受 EF 的影响。这也进一步证明 AQP2 可作为 CHF 发生、发展的信号蛋白。CHF 时 AQP2 增加与 CHF 时自由水的清除下降相一致，这可能是长期动脉相对充盈不足与肾脏低灌注机体的代偿性变化，即 AQP2 促使水在集合管重吸收增加，以适应有效循环容量不足有关。但是，水重吸收增加又可以引起心脏前负荷增加、水肿、电解质紊乱、神经内分泌激活等一系列反应而加重心力衰竭，如此形成恶性循环。

AVP 是一类肽类激素，与其他神经内分泌激素一样，慢性心力衰竭患者血液循环中 AVP 水平升高，可以分别通过 V2R 和 V1R 引起水潴留和血管收缩。AVP 在 CVD 中的具体病理、生理作用机制尚存在争议。CHF 大鼠肾脏中 AQP2 的升高可以被 V2R 拮抗剂阻断，给予 CHF 患者 V2R 拮抗剂 VPA 2985，可检测到尿液中 AQP2 排出显著减少，从而间接证明 *AQP2* 基因表达的上调受 AVP 介导[12]。

三、AQP2 的临床应用

由于 AQP2 主要存在于肾脏集合管主细胞的胞质内和小管侧细胞膜上，部分 AQP2 可脱落于小管腔而被尿液冲出，而尿液间接酶联免疫吸附测定（enzyme linked immunosorbent assay，ELISA）法能较准确地测量尿液 AQP2 的排出水平[13]，提示尿液 AQP2 浓度可能可以反映心力衰竭的严重程度。但是目前关于尿液 AQP2/uCr 与 AVP 的关系各报道不一。Funayama 等的临床研究显示，CHF 患者尿液 AQP2/uCr 与血浆中 AVP 水平强烈相关[14]，AVP 随 NYHA 分级的增加而升高，但尿液 AQP2/uCr 在 NYHA Ⅲ级时最高，与 AVP 不存在平行关系。在心肌梗死后 CHF 大鼠模型中，当心功能处于代偿期、血 AVP 水平尚在正常范围内时就已经出现肾脏 *AQP2* 基因表达的轻度增加，亦提示体内可能还存在 AVP 以外的调节 AQP2 的因素参与这一过程。Buemi 研究证实，妊娠期间尿 AQP2 的排泄与 AVP 也无任何相关性。

目前经 FDA 批准可用于临床的 V2R 拮抗剂仅有托伐普坦。在用肌球蛋白诱导的实验性自身免疫性心肌炎 CHF 模型中，口服 V2R 托伐普坦可以增加尿量和尿 AVP 排泄，减少尿渗量。大剂量的托伐普坦可以明显增加电解质-自由水的清除，因而可以提高血浆渗透压和血钠水平。但在最近公布的托伐普坦临床研究中，与安慰剂相比，托伐普坦不能改善 CHF 患者的住院率和死亡率。

（吴文静）

参 考 文 献

[1] Moeller HB, Olesen ET, Fenton RA, et al. Regulation of the water channel aquaporin-2 by posttra-nslational modification. Am J Physiol Renal Physiol, 2011, 300: 1062-1073.

[2] Nielsen S, Marples D, Kwon TH, et al. Aquaporins in the kidney: from molecules to medicine. Physiol Rev, 2002, 82:205.

[3] Watanabe S, Kang DH, Feng L. Uric acid, hominoid evolution, and the pathogenesis of saltsensitivity.Hypertension, 2002, 40: 355-360.

[4] Martin T, Cardarelli PM, Parry GC. Cytokineinduction of monocyte chemoattractant protein-1 gene expression in human endothelial cells depends on the cooperative action of NF-β and AP-1. Eur J Immunol, 1997, 27: 1091-1097.

[5] Ramel F, Guisan B, Diezi J. Effects of uricosuric and antiuricosuric agents on urate transport in human brush-border membrane vesicles. J Pharmacol Exp Ther, 1997, 280(2): 839-845.

[6] Deen PM, Kamsteeq EJ, van Balkom BW, et al. Routing of the aquaporin-2 water channel in health and disease. Euroean Journal Cell Biology, 2000, 79(8): 523-530.

[7] Kanellis J, Watanabe S, Li JH, et al. Uric acid stimulates monocyte chemoattractant protein 1 production in vascular smooth muscle cells via mitogen activated protein kinase and cyclooxy-genase-2. Hypertension, 2003, 41(6): 1287-1293.

[8] Buemi M, D'Anlla R, Di Pasquale G, et al. Urinary Excretion of Aquaporin2 Water Channel During Pregnancy. Cell Physiol Biochem, 2001, 11: 203-208.

[9] Simoons ML. Angiotensin-converting enzyme inhibition by perindopril in cardiovascular disease. Eur Heart J, 2009, 11: 4-8.

[10] 欧阳劭, 陈伟. 氯沙坦钾对慢性心力衰竭患者尿液水通道蛋白 2 的影响. 中南医学科学杂志, 2012, 40: 484-486.

[11] Wong NL, Tsui JK. Upregulation of vasopressin V2 and aquaporin 2 in the inner medullar collecting duct of cardiomyopathic hamsters is attenuated by enalapril treatment. Metabolism, 2002, 51: 970-975.

[12] Combet S, Gouraud S. Gobin & aquaporin-2 downregulation in kidney medulla of aging rats is posttranScriptional and is abolished by water deprivation. Am J Physiol Renal Physiol, 2008, 26: 285-289.

[13] Pedersen RS, Bentzen H, Beeh JN, et al. Effect of an acute orallithium intake on urinary Aquaporin-2 in healthy humans with and without simultaneous stimulation with hypertonic saline infusion. Scand J Clin Lab Invest, 2003, 63: 181-194.

[14] Hiroshi Funayama, TomohiroNakamura, Takako Saito, et al. Urinary excretionof aquaporin2 water channel exaggerated dependent upon vasopressin incongestive heart failure. Kidney International, 2004, 66: 1387-1392.

第二十一章 心肾综合征研究进展

心肾综合征（cardiorenal syndrome，CRS）即心脏和肾脏互为因果，最终导致心脏和肾脏同时损害和衰竭的一种综合征。CRS是临床处理的难点，本章将从CRS分型、发病机制、监测和治疗方面对其进行简要介绍。

一、心肾综合征的定义和分型

（一）心肾综合征的定义

2010年全球肾脏病预后（Kidney Disease：Improving Global Outcomes，KDIGO）和急性透析质量指导组（Acute Dialysis Quality Initiative Group，ADQI）将CRS定义为心脏或肾脏其中一个器官的急性或慢性功能障碍，导致另外一个器官产生急性或慢性功能障碍的病理、生理学紊乱状态[1]。

（二）心肾综合征的分型

根据发病进程，CRS共分为5种类型。Ⅰ、Ⅱ型特征是急、慢性心功能不全引发的肾功能不全。Ⅲ、Ⅳ型为急、慢性肾功能不全导致的心功能不全。Ⅴ型为继发性CRS。需要指出的是，疾病可在不同阶段呈现出不同的CRS亚型。

（1）Ⅰ型为急性心肾综合征：指由于急性失代偿性心力衰竭（acute decompensated heart failure，ADHF）导致的急性肾损伤（acute kidney injury，AKI），较为常见。据文献报道，在ADHF和ACS患者中，AKI的发生率分别为24%～45%和9%～19%。美国急性失代偿性心力衰竭国家登记资料显示，63.6%的ADHF患者患有中到重度的肾功能不全。广东省人民医院完成的多中心临床研究结果显示Ⅰ型CRS发病率达54.7%。

（2）Ⅱ型为慢性心肾综合征：指由慢性心功能不全导致的慢性肾功能不全。ADHERE研究显示，105 388例CHF住院患者中，20%血清肌酐水平为177pmol/L（2.0mg/dl）以上。Hebert等调查发现，LVEF＜40%的收缩功能不全的患者中，26%伴有CKD。

（3）Ⅲ型为肾心综合征：指由急性肾衰竭导致的急性心功能不全。急性肾衰竭常见病因包括心脏和非心脏手术后 AKI、对比剂肾病、药物性急性肾衰竭和横纹肌溶解相关性急性肾衰竭。此类患者出现的急性心功能不全为急性心肌梗死、充血性心力衰竭或心律失常时，称为Ⅲ型 CRS。目前针对Ⅲ型 CRS 的研究较少。

（4）Ⅳ型为慢性心肾综合征：CKD 导致的心功能不全称为Ⅳ型慢性心肾综合征，该型 CRS 多见。研究显示，不同透析模式影响Ⅳ型 CRS 的发病率。50 岁以上、透析年限超过 36 个月的患者中，腹膜透析患者心血管病的发病率明显高于血液透析患者。

（5）Ⅴ型为继发性心肾综合征：在急、慢性全身系统性疾病（如脓毒症、败血症、糖尿病、系统性红斑狼疮和结节病）基础上出现的心肾功能同时异常，称为Ⅴ型 CRS，为继发性 CRS。Ⅴ型 CRS 病因以脓毒血症最为常见，11%～64%的脓毒血症患者并发 AKI，30%～80%的患者并发心功能不全。

二、心肾综合征的发病机制

CRS 的发病机制尚未完全明确，目前比较公认的理论是血流动力学改变、神经内分泌机制、免疫炎症反应与氧化应激失衡。

（一）血流动力学改变

急、慢性心力衰竭时，由于心排血量降低，导致肾血流量下降、肾灌注不足，继发激活 RAAS，RAAS 过度激活导致 GFR 下降，使肾功能恶化[2]。然而，有研究认为 Ⅰ、Ⅱ型 CRS 中肾功能恶化的主要原因可能是肾充血，而不是肾灌注不足。对 433 例急性失代偿心力衰竭患者的充血性心力衰竭和肺动脉插管疗效评价研究[3]数据结果显示，只有右心房压与肾功能基线值相关，而肺动脉楔压、心脏指数与其不相关，提高心脏指数也并不能改善肾功能。右心房压升高，体循环回流受阻，导致周围水肿和腹水，腹压升高。腹压增高与肾功能恶化密切相关。心-腹-肾反射在 CRS 中亦日益受到关注。尽管如此，笔者认为，血流动力学改变仍是肾功能恶化不可忽视的原因之一。

（二）神经内分泌机制

神经内分泌机制包括 RAAS 和 SNS,在心肾功能不全的发病中具有重要地位。

相应的神经内分泌抑制剂 ACEI、ARB、β 受体阻断剂可降低 RAAS 和 SNS 的过度激活，延缓心肾功能进展。

（1）RAAS的过度激活：CHF和慢性肾功能不全均可导致RAAS过度激活。RAAS过度激活，继发引起血管收缩、肾血流量降低，并促进平滑肌增生、心肌和肾间质纤维化，加重心、肾功能不全。RAAS过度激活还可促进活性氧的产生，致氧化应激反应失衡。

（2）SNS的过度激活：心力衰竭早期SNS激活具有代偿作用，可促进心肌收缩、增加心搏出量，借以调节血压和血容量。但SNS过度激活导致心肌耗氧量增加、心肌细胞缺血、细胞凋亡、局灶性心肌坏死、心律失常等。SNS过度激活还可导致肾血管收缩、肾血流量降低，继发激活RAAS，并增加去甲肾上腺素调节因子等释放，诱发炎症反应。可见SNS过度激活最终引起心、肾功能恶化，在CRS中起重要作用。

（三） 免疫炎症反应

免疫炎症反应普遍存在于心、肾功能不全的患者中。先天性和适应性免疫在 CRS 发病过程中发挥着重要作用[4, 5]。Ⅰ型 CRS 病程中特异性免疫反应易化和增强心脏与肾脏之间的交互作用；肾组织炎症刺激黏附分子在内皮细胞中高表达，导致肾脏疾病中免疫复合物沉积和血管硬化。CRS 患者中炎症因子白细胞介素-6 （interleukin-6，IL-6）和肿瘤坏死因子-α（tumor necrosis factor-α，TNF-α）明显升高，并与病情严重程度相关。IL-6 还可增强氧化应激反应。

（四）氧化应激失衡

氧化应激失衡在 CRS 中同样起着重要作用[6]。CRS 患者由于 ROS 蓄积和内源性 NO 抑制剂增加，均可致氧化应激失衡，导致 NO 相对缺乏。而 NO 具有扩张小血管、促水钠排出、抑制球管反馈、调节细胞外容量和血压、抗感染、抗凋亡等作用，广泛参与心血管、神经和免疫系统的生理和病理调节。因此 NO 缺乏最终引起血管内皮功能损伤及 NO 生物学效应缺失，导致心、肾功能恶化，从而出现各种类型的 CRS。

三、心肾综合征患者生物标志物的检测和评价

（一）用于监测心脏损伤及其功能的生物标志物

评价心肌及心功能的常用生物标志物包括 Tns 和 BNP 等。cTnI 或 cTnT 升高提示发生心肌缺血坏死，而 BNP 升高提示左心室收缩和（或）舒张功能降低。

CRS 时，BNP 升高究竟源于心功能不全所致生成增加，还是肾功能不全致肾排出下降，目前仍有争议。但不可否认的是，两者功能不全均可导致 BNP 水平升高。BNP 升高，CKD 患者死亡和不良心血管事件发生率均明显增加。

可溶性 st-2 是白细胞介素-33 （interleukin-33，IL-33）的受体，可用于判断 CRS 患者的预后。IL-33 可抑制心肌细胞凋亡和纤维化，减少心功能受损并提高生存率，心肌牵张刺激、免疫激活、炎症等均可影响 IL-33 水平。可溶性 st-2 升高阻断了 IL-33 的有益作用，引起 GFR 降低和血清肌酐水平升高。

（二）用于监测肾脏损伤的生物标志物

传统反映肾损伤的标志物有 cr、肌酐清除率、GFR 等。目前认为，胱抑素 C 较 cr 能更好地反映肾脏损伤，因为后者不受年龄、性别、肌肉容积等影响。胱抑素 C 与血清肌酐、eGFR 联合使用，能更好地对患者的情况进行评估、治疗。胱抑素 C 升高可预测 I 型 CRS 患者早期 AKI 的发生、院内死亡及 90 天死亡率。

新型肾功能损伤生物标志物包括中性粒细胞明胶酶相关脂质运载蛋白、肾脏损伤分子-1（kidney injury molecule-1，KIM-1）、IL-18 等。中性粒细胞明胶酶相关脂质运载蛋白存在于中性粒细胞及多种组织上皮细胞中，V 型 CRS 时，血液及尿液中中性粒细胞明胶酶相关脂质运载蛋白明显升高，可早期检出肾损伤。KIM-1 在正常肾组织中几乎不表达，仅当发生急性肾损伤时才在肾小管上皮细胞出现高表达，可用于早期检测肾小管损伤。KIM-1 可预测 II 型 CRS 患者的肾小管损伤。IL-18 由巨噬细胞及肾小管上皮细胞产生。缺血性肾损害时，尿液中 IL-18 浓度明显升高，而肾前性氮质血症及 CKD 时无明显变化。

CRS 的生物标志物对病情的早期诊断、危险评估、判断预后有重要意义。临床上，常需联合多种生物标志物对病情进行综合评估，多种生物标志物增高患者预后最差。

四、心肾综合征的治疗

CRS 治疗应同时关注心脏和肾脏，去除易患因素，阻断心肾交互环节，避免过度利尿。主要包括抑制神经内分泌激活、容量控制及服用新型抗心力衰竭药物等几个方面。

（一）心力衰竭治疗的"黄金三角"

慢性心力衰竭治疗的"黄金三角"包括：ACEI 或 ARB、β 受体阻滞剂、醛固酮受体拮抗剂。其中 ACEI 类药物相关的研究包括 CIONSENSUS（依那普利）、SOLVD（依那普利）、SAVE（卡托普利）及 AIRE（雷米普利）；β 受体阻滞剂相关研究包括 CIBIS、CIBIS II、CIBIS III（比索洛尔），MERIT-HF（琥珀酸美托洛尔）及 COPERNICUS（卡维地洛）；醛固酮受体拮抗剂相关研究包括 RALES（螺内酯）、EPHESUS（依普利酮）及 EMPHASIS（依普利酮）。

ACEI 和 ARB 是心功能不全药物治疗的基石，可改善左心室重构，改善心力衰竭患者预后，减少 CKD 患者的尿蛋白，阻断或延缓心力衰竭和肾功能不全的进展。但需注意的是，应用 ACEI 或 ARB 最初一段时间内，可能出现一过性肾小球滤过滤下降，致肌酐升高，若不超过基础值的 30%，可不必停药。因肌酐升高而过早停用 ACEI 治疗可导致慢性心力衰竭患者死亡率增加。因此，除非血清肌酐浓度升高超过基础值的 30% 和出现高钾血症（血清钾为 5.6mmol/L），否则一过性肾小球滤过滤下降应看做是 ACEI 和 ARB 治疗有效的标志，不应据此终止 ACEI 或 ARB 的治疗[7]。临床上，为减少肾脏损害的发生，CRS 患者应用 ACEI 或 ARB 应从小剂量开始，并严密观察肾功能变化，同时注意避免应用非甾体类抗炎药和血容量不足的发生。

（二）心力衰竭的容量管理

1. 利尿剂治疗

袢利尿剂可有效减少体内液体积聚，改善充血症状。但过度利尿会导致血容量不足、电解质紊乱、低血压等，继发激活 SNS 和 RAAS，致心肾功能恶化。在急性失代偿性心力衰竭中利尿剂优化策略评估研究显示，大剂量利尿剂增加急性失代偿性心力衰竭患者发生一过性肾功能恶化、疾病严重程度、死亡和 60 天再入院风险。关于利尿剂的用法，有研究显示，高剂量与低剂量、间歇静脉注射与持续输注对肾功能、死亡率均无明显差异，但是高剂量静脉持续输注组可更有效地减轻体重、改善呼吸困难。

2. 血液超滤

临床上约 1/3 的患者对最大耐受剂量的利尿剂治疗无反应或反应不足，即利尿剂抵抗。利尿剂抵抗与总死亡率、猝死和泵衰竭导致的死亡独立相关。利尿剂抵抗的 CRS 患者，可采取血液超滤[8]，超滤对肾功能影响较小，已成为 I、II 型 CRS 患者利尿剂治疗的有效替代方案。常用的血液超滤方式主要包括缓慢持续性超滤和连续性静脉-静脉血液过滤。

急性失代偿性心力衰竭心肾拯救研究[9]显示，与有规律地利尿剂治疗相比，血液超滤治疗并无优势，反而发生肾衰竭、出血和静脉导管相关的并发症更多，明显影响患者生活质量。但必须指出，超滤主要用于利尿剂治疗无应答的患者，对利尿剂治疗有应答的患者，超滤是否有优势，需要进一步研究确定。

3. 连续性肾脏替代治疗

连续性肾脏替代治疗可清除大量水分并同时维持血流动力学稳定，不引起 RAAS 及 SNS 的过度激活，不激活管球反馈机制，可克服利尿剂抵抗，并减少发生低血钾和心律失常的风险。早期应用连续性肾脏替代治疗有助于改善心肾功能，降低再住院率。尤其适用于合并利尿剂抵抗和原有肾功能不全、低蛋白血症患者。

4. 腹膜透析

近年研究表明，与接受传统治疗方案的患者相比，I 型和 II 型 CRS 患者腹膜透析的生存率明显升高。一项荟萃分析结果显示，接受腹膜透析和血液超滤的 I 型 CRS 患者生存率并无明显差异。但在长期透析的心力衰竭患者中，腹膜透析的结局比血液透析差。目前，腹膜透析和血液超滤在改善 CRS 患者生存率方面孰优孰劣尚缺乏证据。

（三）新型抗心力衰竭药物在心肾综合征中的应用

1. 奈西立肽

奈西立肽（nesiritide）[10]是一种具有血管扩张作用的重组 B 型利钠肽，近年来多用于 ADHF 患者的扩血管治疗。ASCEND-HF[11]对 7141 名急性失代偿性心力衰竭患者应用奈西立肽对肾功能影响的研究显示，奈西立肽并不影响急性失代偿性心力衰竭患者的肾功能。对于住院期间肾功能恶化（指肌酐增加>0.3mg/dl，或变化值≥25%）出现的频率，奈西立肽组和安慰剂组相似，分别为 14.1% 和 12.8%，$P=0.19$，并且与 30 天内心力衰竭死亡率、全因死亡率或再住院无关。但是，肾功能（包括基线、出院时与 30 天的变化情况）与患者的 30 天死亡率或再住院率相关。奈西立肽不影响急性失代偿性心力衰竭患者的肾功能，因此可用于 CRS 的治疗。

2. 托伐普坦

托伐普坦是一种选择性 V2 受体抑制剂，可竞争性与 V2 受体结合，阻断抗利尿激素与 V2 受体的结合，减少水的重吸收，介导排水不排钠的作用，显著升高血浆渗透压，改善血流动力学，增加肾血流量，降低心力衰竭患者的肾损伤。Everest[12]研究显示，在标准治疗基础上加用托伐普坦 30mg/d 能有效改善心力衰竭患者的症状和体征，对肾功能也无不良影响。Matsue 的研究显示，与安慰剂和呋塞米相比，托伐普坦明显增加有效肾血浆流量（9.00%）和肾血流量（9.56%），并呈 GFR 升高（1.45%）、肾血管阻力降低的趋势（-8.24%）。CRS 患者可应用托伐普坦治疗。

3. LCZ696

LCZ696 进入人体后水解为缬沙坦与 LBQ 657，后者是一种脑啡肽酶抑制剂，可抑制 BNP、缓激肽、ET 及血管紧张素等的降解，增加内源性钠尿肽的利尿、排钠及血管扩张效应，因此具有降压作用。PARADIGM-HF[13]是一项比较 LCZ696 与依那普利的大规模随机双盲对照研究。结果显示，与依那普利组相比，LCZ696 组主要终点（心力衰竭死亡及心力衰竭住院）发生率降低 20%（$P=0.0000002$），心血管死亡降低 20%（$P=0.00004$），总死亡率降低 16%（$P=0.0005$）。

五、小结与展望

关于心肾功能相互影响的交互机制至今未能完全阐明，鉴于现有治疗方法有限，仍以神经内分泌拮抗和利尿为主，新型抗心力衰竭药物如奈西立立肽、托伐普坦等在 CRS 患者中的应用仍需进一步研究证实。未来研究重点将集中在寻找早期监测指标和早期有效治疗措施，避免心肾功能恶化。

（范书英）

参 考 文 献

[1] Ronco C, McCullough P, Anker SD, et al. Cardio-renal syndromes: report from the consensus conference of the acute dialysis quality initiative.European Heart Journal, 2010,31(6): 703-711.

[2] Sato T, Yamauchi H, Suzuki S, et al. Distinct prognostic factors inpatients with chronic heart failure and chronic kidney disease. Int Heart J, 2013, 54 (5): 311-317.

[3] Virzì G, Day S, de Cal M, et al. Heart-kidney crosstalk and role of humoral signaling in critical illness. Crit Care, 2014, 18(1): 201.

[4] VirzìGM, Torregrossa R, Cruz DN, et al. Cardiorenal syndrome type 1 may be immunologically mediated: a pilot evaluation of monocyte apoptosis. Cardiorenal Med, 2012, 2(1): 33-42.

[5] Khan SR. Stress oxidative: nephrolithiasis and chronic kidney diseases. Minerva Med, 2013, 104(1): 23-30.

[6] Rubattu S, Mennuni S, Testa M, et al. Pathogenesis of chronic cardiorenal syndrome: is there a role for oxidative stress. Int J MolSci, 2013, 14(11): 23011-23032.

[7] BahsGL, Weir MR. Anglotensin-converting enzyme inhibitor "associated elevations in serum creat nino: is this a cause for concern?". Arch Intern Med, 2000, 160(5): 685 -693.

[8] Bart BA, Goldsmith SR, Lee KL, et al. Ultrafiltration in decompensated HF with CRS. N Engl J Med, 2012, 367 (24): 2296-2304.

[9] Constanzo MR, Guglin ME, Saltzberg MT, et al. Ultrafiltration versus intravenous dIuretics for patients hospitalized for acute decompensated HF.J Am Coll Cardio, 2007, 49(6): 675-683.

[10] Connor CM, Starllng RC, Hernandez AF, et al. Effect of nesiritide in patients with acute decompcnsated heart failure. N Engl J Med, 2011, 365(1): 32-43.

[11] van Deursen VM, Hernandez AF, Stebbins A, et al. Nesiritide, renal function, and associated outcomes during hospitalization for acute decompensated heart failure: results from the Acute Study of Clinical Effectiveness of Nesiritide and Decompensated Heart Failure (ASCEND-HF). Circulation, 2014, 130(12): 958-965.

[12] Konstam MA, Gheorghiade M, Bumett JC Jr, et al. Effects of oral toIvaptan in patient hospitalized for worselling heart failure: the EVEREST Outcome Trial. JAMA, 2007, 297(12): 1319-1331.

[13] Jhund PS, Fu M, Bayram E, et al. Efficacy and safety of LCZ696（sacubitril-valsartan）according to age: insights from PARADIGM-HF. European Heart Journal, 2015, 36(38): 2576-2584.

第二十二章 连续性肾脏替代治疗（CRRT）在难治性心力衰竭中的应用

从狭义上讲，心肾综合征（CRS）是指慢性心力衰竭（chronic heart failure, CHF）患者出现进行性肾衰竭，表现为治疗过程中血肌酐渐进性升高。广义上讲，CRS 是指心脏或肾脏功能不全时相互影响、相互加重，导致心肾功能急剧恶化的一种临床综合征[1]。在美国，约 25％的 CHF 患者出现肾衰竭，约 36％透析患者有 CHF 病史[2]。为了概括心脏与肾脏之间复杂的因果关系，2007 年 4 月在世界肾脏病会议上，意大利肾脏病学家 Ronco 等[3]根据原发病和起病情况将 CRS 分为以下 5 种临床亚型：①Ⅰ型：急性 CRS（急性心功能恶化导致肾衰竭）；②Ⅱ型：慢性 CRS（CHF 导致 CKD）；③Ⅲ型：急性 CRS（急性肾功能损伤导致心力衰竭）；④Ⅳ型：慢性 CRS（慢性肾脏病导致心力衰竭）；⑤Ⅴ型：继发性 CRS（急、慢性系统性功能紊乱导致心脏和肾脏同时失去功能）。

一、CRS 的发生机制

（一）急性心力衰竭导致急性肾脏损害的机制[4]

（1）心排血量降低导致肾灌注不足，肾小球滤过滤减少，肾脏缺血、缺氧，造成肾单位坏死和凋亡。心源性休克时肾灌注压严重不足，可导致肾前性少尿，引起急性肾脏损害的可能性最大[5]。

（2）急性心力衰竭可使静脉压升高，使肾静脉淤血，也可使肾灌注减少。

（3）大量使用襻利尿剂可使血容量降低、肾灌注不足，同时激活神经介质，引起肾功能恶化。

（4）急性心力衰竭时应用扩血管药物治疗，可引起低血压，加重肾功能损伤。

（5）冠脉介入治疗或心脏手术治疗时使用对比剂致对比剂肾病，导致急性肾脏损害。

（二）慢性心力衰竭导致慢性肾脏病的机制

（1）慢性心力衰竭导致长期相对慢性的肾脏灌注不足，肾脏长期缺血、缺氧可增加肾脏对各种损害因素的易患性，造成肾单位坏死和凋亡。

（2）RAAS 的作用：CHF 时肾脏灌注减少可激活 RAAS，而 RAAS 的过度激活将导致肾脏缺氧、血管收缩、肾小球内高压、肾小球硬化、肾小管间质纤维化及蛋白尿等。

（3）NO 与反应性氧自由基（reactive oxygen species，ROS）比例失衡：CHF 时氧化应激反应增强，体内 ROS 蓄积，使 NO 生物利用度降低，引起血管内皮功能损伤及 NO 其他生理学效应丧失。有研究者发现，CHF 患者肾灌注压下降，NO 介导的血管内皮舒张功能降低与内源性 NO 合酶浓度密切相关，与慢性肾衰竭发病机制极为相似。

（4）炎性反应的影响：心力衰竭患者血浆和心肌细胞中肿瘤坏死因子、白细胞介素-6 等炎性细胞因子显著增加，并促进氧自由基产生增加，刺激 RAAS，加速心肾功能损害。

（5）医源性因素：如利尿剂相关的血容量不足、药物导致的低血压均可致肾脏损害。

（三）急性肾损伤引起急性心力衰竭的机制

（1）急性肾功能恶化时 GFR 减少，使水、钠潴留，静脉压升高，心脏前负荷增加，引起急性肺水肿或急性左心力衰竭。

（2）容量负荷增加引起血压升高，加重心脏负担。

（3）未治疗的尿毒症通过蓄积的心肌抑制因子降低心肌收缩力或引起心包积液。

（4）RAAS 的激活可使血管阻力增加，导致水、钠潴留进一步加重心脏负担。

（5）高钾血症和酸中毒可致心肌收缩力降低，并引起心律失常。

（6）急性肾功能恶化可激活炎性反应，诱导心肌细胞凋亡。

（四）慢性肾衰竭引起心脏损害的机制

（1）GFR 降低可使水、钠潴留，血容量增加，诱发或加重心力衰竭。

（2）严重肾衰竭时红细胞生成素（EPO）的绝对或相对不足可产生贫血，贫血使代偿性心率加快，心肌收缩力加强，引起心脏重构。

（3）RAAS 持续激活，血管紧张素和醛固酮对心肌直接作用导致心脏重构和纤维化。

（4）慢性肾衰竭时炎性反应剧烈、氧自由基产生增加，血管内皮功能减退，全身动脉粥样硬化加剧，冠状动脉扩张功能减退，可引起或加重心力衰竭。

（5）交感神经系统（SNS）活性增强，可能引起心肌细胞凋亡。

由此可知 CRS 为心脏或肾脏中一个器官对另一个器官的功能损害不能进行代偿，最终导致心脏和肾脏的功能共同损害。心肾衰竭（cardiorenal failure）和（或）肾功能恶化和（或）利尿剂抵抗（diuretic resistance，DR）等进展性心肾功能调控障碍为其特征性临床表现[6]。心、肾两个器官相互影响，加剧病程进展。

二、CRRT 在难治性心力衰竭中的应用

难治性心力衰竭患者通常有心脏扩大、心肌收缩力下降、射血分数下降；容量负荷过重；利尿剂反应不佳；严重或难以纠正的电解质紊乱；各组织脏器的淤血、水肿导致功能下降；肾功能的一过性或持续恶化[7]。从而导致治疗心力衰竭的基石药物的使用受到限制，当容量负荷过重时，β 受体阻滞剂不能使用；高钾血症时，螺内酯不能使用；肾功能恶化时，ACEI 及 ARB 类药物不能应用。最终导致心力衰竭持续加重，住院时间延长，病死率增高及患者生活质量下降。

2014 年中国防治心力衰竭指南[8]指出：①高容量负荷、对利尿剂反应不佳者；②肾功能恶化或者有其他急诊透析指征如严重酸碱失衡、高钾血症、高分解状态、肺水肿等的心力衰竭患者考虑选择血液净化治疗。

CRRT 即连续性肾脏替代治疗（continuous renal replacement therapy，CRRT），是指每日 24 小时或接近 24 小时的缓慢、连续清除水和溶质的治疗方法。它能通过超滤、对流、弥散吸附等一系列技术在调节体液平衡的同时清除各种代谢产物、毒物、药物和自身体内产生的各种致病性生物分子等。临床上一般将单次治疗持续时间<24 小时的 RRT 称为间断性肾脏替代治疗（intermittent renal replacement therapy，IRRT）。与超滤相比，CRRT 在纠正电解质紊乱及清除毒素方面更有优势，所以在 CRRT 快速发展的今天，其更广泛地应用于临床。

CRRT 主要优点有以下几个方面[9]：①缓慢连续排除水分、溶质，更符合人体的生理状态；②能较好地维护血流动力学稳定，容量波动小，可更好维持液体平衡；③溶质清除率高；④有利于营养改善；⑤能清除细胞因子及炎症因子；⑥可改善危重病症及 ARF 患者的愈后。

对于心力衰竭患者来说，CRRT 的优点有：CRRT 超滤液相对血浆是等渗的，而袢利尿剂所排的尿液相对血浆几乎都是低渗的；超滤治疗比利尿剂排钠能力更强；超滤治疗可以不引起电解质紊乱；超滤治疗相较于利尿剂排出的细胞外液的量更多。CRRT 可以降低心脏前后负荷，改善内环境，改善心功能；可以减少肾间质水肿，增加肾血流量，改善肾功能；可以减少肺水肿，改善呼吸功能；可以

减轻组织、器官水肿，改善脏器功能。同时 CRRT 可以纠正电解质紊乱；改善肾功能和利尿剂的敏感性；可以给予使用 β 受体阻滞剂、ACEI、ARB、螺内酯创造机会，最终改善心力衰竭患者的症状及预后。

CRRT 没有绝对的禁忌证，对心力衰竭患者只有如下相对禁忌证：无法建立合适的血管通路者；严重的凝血功能障碍者；严重的低血压者；严重的活动性出血，特别是颅内出血者；对利尿剂有反应者。

当然，CRRT 作为一项有创伤性的治疗方法，可能会有以下一些问题需要避免：避免脱水过多造成低血容量、低血压；避免诱发或加重肾衰竭；避免抗凝引起 HIT、出血、血栓；避免继发导管或透析管路相关感染；避免不必要的营养物质和药物丢失。需要在有经验的肾内科或 ICU 医师指导下进行。

总之，对于重症心力衰竭或者难治性心力衰竭患者来说，CRRT 或许是改善患者症状的一项有效措施。选择合适的患者，最大限度地发挥 CRRT 的作用、减少不良反应是临床医师的工作职责。

（李　靖）

参 考 文 献

[1] Boerrigter G, Barnett JC. Cardiorenal syndrome in deeompansated heart fmlure：prognostic and therapeutic implications. Curr Heart Fail Rep, 2004, l: 113-120.

[2] Fonarow GC, Adams KF Jr, Abraham WT, et al. Risk stratification for in-hospital mortality in acutely decompensated heart failure：classification and regression tree analysis. JAMA, 2005, 293(5): 572-580.

[3] Ronco C, Haapio M, House AA, et al. Cardiorenal syndrome．J Am Coll Cardiol, 2008, 52: 1527-1539.

[4] 江薇, 严海东, 庄守纲.心肾综合征防治研究的进展. 中华肾脏病杂志, 2012, 28(2): 151-154.

[5] Jose P, Skali H, Anavekar N, et al. Increase in creatinine and cardiovascular risk in patients with systolic dysfunction after myocardial infarction. J Am Soc Nephml, 2006, 17(10): 2886-2891.

[6] Liang KV, WIlliams AW, Greem EL, et al. Acute decompensated heart failure and the cardiorenal syndmme. Crit Care Med, 2008, 36(Suppl): S75-88.

[7] 陈灏珠. 实用心脏病学. 第 4 版. 上海：上海科学技术出版社.

[8] 中华医学会心血管病学分会. 中国心力衰竭诊断和治疗指南 2014. 中华心血管病杂志, 2014, 42(2): 98-122.

[9] 袁伟杰, 周静. CRRT 技术在非肾脏疾病治疗中的应用及研究新进展. 中华血液净化杂志, 2013, 12(1): 639-641.

第六篇

心脏疾病与急性肾损伤

第二十三章 急性肾损伤的评估及治疗

一、什么是急性肾损伤

2005 年，急性肾损伤国际组织（Acute Kidney Injury Network，AKIN）在 RIFLE[1]（RIFLE 分别代表了不断增加的严重性程度分级风险 risk、损伤 injury、衰竭 failure 及两个预后分级丢失 loss、终末期肾脏病 end stage kidney disease）基础上对急性肾损伤（acute kidney injury，AKI）的诊断及分级标准进行了修订[2]。

2012 年 3 月，KDIGO（Kidney Disease Improving Global Outcomes）指南确立了最新的 AKI 诊断标准[3]：48 小时内血清肌酐（Scr）水平升高≥26.5μmol/L（≥0.3mg/dl）或超过基础值的 1.5 倍及以上，且明确或经推断上述情况发生在 7 天之内；或持续 6 小时尿量<0.5 ml/（kg·h）。

KDIGO-AKI 诊断标准融合了先前的急性透析质量倡议中风险、损伤、衰竭、丢失和终末期肾衰竭（ADQI-RIFLE）标准及 AKIN 标准的各自优点，与传统的 ARF 定义相比，AKI 把肾功能受损的诊断提前，有利于早期救治。根据血清肌酐和尿量的变化，AKI 可分为 3 级（表 23-1）。

表 23-1 急性肾损伤的分级标准

分级	血清肌酐（Scr）	尿量
1	基线水平的 1.5～1.9 倍，或 Scr 上升≥26.5μmol/L(0.3 mg/dl)	连续 6～12 小时尿量< 0.5 ml/（kg·h）
2	基线水平的 2.0～2.9 倍	连续 12 小时以上尿量< 0.5 ml/（kg·h）
3	基线水平的 3 倍以上，或 Scr≥353.6μmol/L(4.0mg/dl)，或开始肾脏替代治疗，或小于 18 岁，估算的 GFR<35 ml/（min·1.73m²）	连续 24 小时以上尿量< 0.3 ml/（kg·h），或连续 12h 以上无尿

二、急性肾损伤的评估

（一）急性肾损伤的鉴别

面对一名肾功能异常的患者，需要先进行以下鉴别。首选明确性质，是急性肾损伤还是慢性肾衰竭，还是在慢性肾衰竭的基础上又合并了急性加重；然后判断类型，肾前性、肾后性，还是肾实质性或者血管性疾病导致的急性肾损伤；最后需要进一步寻找导致肾损伤的原因。

急性肾损伤的诊断方法包括仔细询问病史、用药史，完整的体格检查及实验室和影像学检查。评估过程中应该考虑下列问题：是 AKI 还是慢性肾衰竭（chronic renal failure，CRF）？评估患者血管内容量状态，排除肾前性原因导致的 AKI；是否已经排除了尿路梗阻等肾后性原因导致的 AKI？寻找支持肾性急性肾损伤的证据；有无严重的血管阻塞？

1. 鉴别急性肾损伤和慢性肾衰竭

在评估的最初阶段区分是急性肾损伤（AKI）还是慢性肾衰竭（CRF）很重要，因为急性和慢性的治疗方法差别很大。

（1）过去的肌酐值水平：最有效和最重要的线索是过去的肌酐检测值。如果知道患者过去的肌酐检测值，就可以鉴别肾功能障碍是新发还是一直存在的，并可了解肾功能下降的速度。

（2）超声检查：超声检查发现肾脏体积和皮质厚度下降，这是慢性肾脏病的特征，但是糖尿病肾病例外，糖尿病肾病时肾脏的大小通常是正常的，即使是肾衰竭的晚期阶段。

（3）症状、体征和生物学标志物

1）CRF 患者出现症状（如疲倦、恶心、夜尿或皮肤瘙痒）的病史较长。

2）急性肾损伤的患者患有急性疾病（如败血症、肺炎或腹泻）的可能性更高。

3）CRF 患者通常患有贫血、高磷血症、低钙血症及甲状旁腺素水平升高。急性肾损伤时也会出现类似的实验室检查结果，但是发生率低得多。

（4）急性肾损伤和慢性肾衰竭的鉴别要点

1）病程：病程长短是区分急性肾损伤（AKI）、慢性肾衰竭（CRF）的基础，但是仅以病程长短作为判断依据尤其是 CRF 并不可靠。

2）肾脏超声：一般认为肾脏体积增大见于 AKI，肾脏体积缩小见于 CRF。但其实也应关注 B 超下测量的肾实质厚度，其比测肾体积更有意义。此外，肾淀粉样变病或糖尿病肾病所致 CRF 的早期，有时双肾体积亦大。

3）贫血：贫血是 CRF 临床表现之一，但应注意某些 AKI 亦可有贫血的发生。例如，急进性肾小球肾炎（差不多半数会出现贫血）、溶血性尿毒症综合征及血液系统疾病（淋巴瘤、骨髓瘤等）引起的 AKI 可出现重度贫血，急性间质性肾炎时因红细胞生成素产生下降也可表现为贫血，此外，AKI 时急性扩容也可导致轻、中度贫血。

4）夜尿、尿比重：夜尿增多、尿比重下降是 CRF 的临床表现。夜尿多系指夜间尿量超过全日尿量 1/2，提示远端肾小管浓缩功能障碍，有此病史者多为 CRF。

　　5）少尿：少尿系指每日尿量少于 400ml。部分 AKI 患者病情尚不严重即出现少尿，而 CRF 到终末期（肌酐清除率<10ml/min）才呈现少尿，因此，如果肾衰竭早期即出现少尿多提示为 AKI。

　　6）钙磷及全段甲状旁腺激素（intact parathyroid hormone，iPTH）：低钙高磷及高甲状旁腺激素水平支持慢性肾衰竭。

　　7）尿细胞学及其他有形成分：肾小管坏死时，尿沉渣可检查出肾小管细胞总数、坏死细胞数、管型数及类别，其数量越多病情越严重，肾功能越差；急性间质性肾炎 AKI 时尿沉渣中出现嗜酸粒细胞；肾小球肾炎导致的 AKI 患者常常尿液中出现大量红细胞，特别是红细胞管型。

2. 评估血管内容量状态，寻找肾前性原因导致的AKI

　　导致低容量血症的临床情况总是伴有血浆抗利尿激素水平升高，导致肾小管对水、尿素的重吸收增加及血浆尿素氮：肌酐比值 [尿素氮/肌酐=尿素氮（mmol/L）×2.8/肌酐（μmol/L）/88.4=尿素氮/血肌酐×247.5] 不成比例的升高。但是分解代谢增强（如继发于败血症或者皮质类固醇治疗）也会升高血浆尿素水平，蛋白质吸收增加时（如继发于上消化道出血）也是如此。

　　大部分肾前性急性肾损伤患者，盐和水的潴留会导致尿钠浓度降低。但是在临床实践中，利尿剂的使用使得尿液的检测结果很难用疾病的病理、生理变化来解释。

　　如果不确定患者是否出现低容量血症，可以考虑谨慎地使用液体疗法，必须在持续观察患者病情变化的前提下使用液体疗法，因为这种疗法可能引起威胁生命的肺水肿，尤其是对少尿或无尿患者而言。

3. 排除尿路梗阻等肾后性原因导致的AKI

　　如果 AKI 的原因不明显，应该询问患者是否患有肾结石或者出现过膀胱出口梗阻的症状，如排尿延迟、尿频和夜尿。体检时可能触及膀胱。完全无尿提示尿路梗阻，否则在 AKI 中很少见。

　　患者应该行肾脏超声检查，这是发现肾盂和肾盏扩张最有效的方法。即使没有发现肾盏扩张，也可能已经存在梗阻，尤其是恶性肿瘤患者，这可能是由于纤维组织包裹输尿管或者受到正常输尿管蠕动的干扰。

4. 寻找支持肾性急性肾损伤的证据

　　在排除了肾前性和肾后性原因导致的 AKI 之后，需要寻找支持肾性 AKI 的证据。虽然肾性急性肾损伤罕见，但仍然具有重要的治疗意义。

病史和体检可以反映系统性基础疾病如皮疹、关节痛或者肌痛的特点。应该询问患者使用抗生素和非甾体抗炎药（nonsteroidal anti-inflammatory drug，NSAID）的情况，因为这两类药物可能会引起急性间质性肾炎。

为了不遗漏炎性病变的诊断，必须完成尿液的常规检查和尿沉渣镜检。尿常规检查时血细胞或者蛋白质阳性，或者尿沉渣镜检时出现变形的红细胞或者红细胞管型，这些都强烈提示肾小球肾炎。尿沉渣镜检时出现嗜酸粒细胞，提示急性间质性肾炎。此外，新月体性肾炎时也会出现无菌性白细胞尿。

5. 判断有无严重的血管阻塞

这里的血管阻塞主要指肾动脉狭窄，通常会累及肾动脉的动脉粥样硬化性血管疾病在老年患者中常见，也是 AKI 相对较常见的病因。

正常的肾动脉发生阻塞会引起腰痛和血尿，但是已经狭窄的肾动脉阻塞后可以没有症状，一个肾脏可以满足患者基本日常生活。在这种情况下，为残留肾脏供应血液的肾动脉发生阻塞会诱发 AKI，由于粥样硬化性肾动脉疾病通常都是双侧的，也就更容易出现上述情况。

血管阻塞的危险因素还包括：肾动脉狭窄的患者使用 ACEI 或者利尿剂，低血压，肾动脉或者主动脉接受仪器检查治疗。

诊断的线索包括：完全无尿，影像学检查显示肾脏不对称，尤其是身体其他部位患有血管疾病的患者。

（二）急性肾损伤新的鉴别要点

胆固醇栓塞导致的 AKI 逐年增加。对于新近接受过血管造影、血管手术、血栓溶解或者抗凝治疗等干预措施的老年患者，在鉴别诊断 AKI 时应该考虑胆固醇栓塞的可能性。胆固醇栓塞的特点是网状青斑、急性肾损伤和嗜酸粒细胞增多三联征。通常在干预措施后 1～4 周发病。发病时患者可能已经忽略接受过干预治疗。

这部分患者的发病率和死亡率都较高。最常见的死亡原因是心血管疾病。肾衰竭通常会进展至依赖透析的阶段。

三、治　疗

（一）去除病因，控制原发病

停用肾毒性和影响肾灌注的药物，补充血容量，保持血压和血流动力学稳定。对于肾后性 AKI，应尽早解除梗阻因素。

（二）少尿期治疗

（1）卧床休息，密切监护，早期优质低蛋白（0.6g/kg）、高热量（30～35kcal/kg）饮食，必要时可补充白蛋白。

（2）监测液体出入量，限制每日入液量≤前一天液体排出量（包括尿量、大便量、呕吐量和创面渗出量等）+500ml。监测每日体重，体重减轻 0.3kg/d 为宜。

（3）纠正水、电解质紊乱。

（4）纠正酸中毒，补足热量，减少组织分解，积极防治感染，严密监测血气分析。

（5）选用无肾毒性抗生素积极治疗感染。

（6）透析治疗：凡保守治疗无效，出现下列情况者应进行透析治疗。

1）急性肺水肿。

2）高钾血症，血钾≥6.5mmol/L。

3）高分解代谢状态，血 BUN 每日升高 10.1～17.9mmol/L（30～50mg/dl），Cr 每日升高 176.8μmol/L（2mg/dl）以上。

4）无高分解代谢状态，但无尿 2 天或少尿 4 天以上。

5）二氧化碳结合力<13mmol/L。

6）血 BUN>21.4mmol/L 或血 Cr>442μmol/L。

7）少尿 2 天，并伴有体液过多（球结膜水肿、胸腔积液，心音呈奔马律或中心静脉压高于正常）、持续呕吐、烦躁或嗜睡、血钾（6mmol/L）、心电图疑有高钾表现等任何一种情况者。

（三）多尿期治疗

（1）加强营养，适当增加蛋白质饮食，逐渐减少透析次数至停透。积极防治感染。

（2）维持水电解质平衡：一般入液量为尿量的 2/5，半量为生理盐水，半量用 5％或 10％的葡萄糖。每日尿量超过 2000ml 时补充钾盐。密切监测血钾、血钠、二氧化碳结合力、血尿素氮和肌酐等，根据病情随时调整。

（四）恢复期治疗

尽量避免一切对肾脏有害的因素（如妊娠、手术、外伤和有肾毒性的药物），定期复查肾功能和尿常规。

（五）连续性肾脏替代治疗的治疗及终止时机

对 AKI 患者何时开始连续性肾脏替代治疗（CRRT）尚未达成一致意见。近年，越来越多的研究提示，早期开始（Ⅰ期或Ⅱ期）CRRT 可改善危重患者的预后，而在Ⅲ期选择 CRRT 则难以改善预后。但既往对早期 CRRT 量化的标准还没有一致的观点。

AKI 患者接受血液净化治疗时，无论采用哪种模式，置换剂量或超滤率均应以体重为基础，剂量均应≥35 ml/（kg·h）。

对于 AKI 患者何时中止 CRRT 治疗尚未达成一致意见，但是尿量是判断 CRRT 治疗成功的一个最重要的预测指标，在没有任何利尿措施干预下，尿量 >400ml/d 是一个有效的指征。

（卓　莉）

参 考 文 献

[1] Bellomo R, Ronco C, Kellum JA, et al. Acute renal failure-definition, outcome measures，animal models, fluid therapy and information technology needs: the Second International Consensus Conference of the Acute Dialysis Quality Initiative (ADQI) Group. Crit Care, 2004, 8(4): R204-212.

[2] Ronco C, Levin A，Warnock DG, et al. Improving outcomes from acute kidney injury (AKI): Report on an initiative. Int J Artif Organs, 2007, 30(5): 373-376.

[3] Khwaja A. KDIGO clinical practice guidelines for acute kidney injury. Nephron ClinPract, 2012，120(4): C179-184.

第二十四章　急性心肌梗死合并急性肾损伤的风险评估

2008 年 Ronco 等[1]首次提出 CRS 的定义，即"一个器官的急性或慢性功能损害，能引起另一个器官的急性或慢性功能损害。"2008 年，急性透析质量改善计划组（Acute Dialysis Quality Initiative Group，ADQI）倡议在意大利召开了首届国际研讨会，第一次制订出对 CRS 概念及分型的共识。CRS 分为 5 型：①Ⅰ型：急性 CRS，指急性心脏病变（如心源性休克、失代偿性心力衰竭或急性冠脉综合征）导致急性肾损伤（acute kindey injury，AKI），此型最常见；②Ⅱ型：慢性 CRS，即慢性心力衰竭导致进行性 CKD；③Ⅲ型：急性肾心综合征，即急性原发性肾功能恶化导致急性心脏损伤，此型较少见；④Ⅳ型：慢性肾心综合征，即原发性 CKD 导致心功能减退、心肌肥大和（或）心血管不良事件风险增加，此型常见；⑤Ⅴ型：继发性 CRS，即急、慢性系统性功能紊乱（如糖尿病、脓毒症等）导致心脏和肾脏同时受累[1]。

目前文献中 AKI 的诊断标准主要为急性肾损伤网络（Acute Kidney Injury Network）标准[2]，即肾功能在 48 小时内急剧下降；Scr 上升$\geqslant$26.5μmol/L（0.3mg/dl）或 Scr 上升$\geqslant$50%（$\geqslant$基线的 1.5 倍）；或尿量减少 [<0.5ml/（kg·h）] 超过 6 小时。2012 年的 KDIGO（Kidney Disease Improving Global Outcomes）指南[3]将 AKI 定义为 Scr 浓度绝对值 48 小时内升高$\geqslant$26.5μmol/L，或 Scr 在 7 天内升高$\geqslant$1.5 倍基础值，此标准有较高的敏感性和特异性[4]。对比剂诱导的急性肾损伤（contrast-induced acute kidney injury，CI-AKI）也是急性心肌梗死（acute myocardial infarction，AMI）患者 AKI 的重要组成部分，诊断标准为 2006 年对比剂肾病共识工作组标准：注射碘对比剂后 48 小时或 72 小时内，Scr 上升$\geqslant$44.2μmol/L（0.5mg/dl）或上升$\geqslant$25%基线值，且能排除其他病因所致 AKI。

AMI 合并 AKI 属于 1 型 CRS，发病率为 10%～20%[5, 6]。非 ST 段抬高型心肌梗死（non-ST segment elevations myocardial infarction，NSTEMI）患者由于没有明确再灌注的时间窗、高龄、合并基础疾病多、冠脉多支多处病变等混杂因素，因此针对其合并 AKI 的临床研究相对较少。ST 段抬高型心肌梗死（ST segment elevation myocardial infarction，STEMI）合并 AKI 的研究较多，主要是回顾性研究及一些大型临床研究的亚组分析。

一、AMI 患者发生 AKI 的危险因素

（1）年龄：随着年龄增长，老年患者肾脏逐渐出现各种生理变化（如肾小球硬化、GFR 逐年下降、肾血管神经异常等）及病理状态，因此对肾损伤性刺激（血流动力学变化、感染、利尿不当、容量不足等）更加敏感；此外老年患者抵抗力低下、心脑血管疾病等并发症较多，因此较其他 AMI 患者 AKI 发生率明显升高，老年患者 1 型 CRS 的发病率为 18%～53% [7~9]，这可能是由于不同研究采用不同 AKI 诊断标准，入组患者年龄水平、基础疾病构成等基线情况不等，各中心的治疗方案不同所致。AMI 合并 AKI 的老年患者的近期及远期预后均不佳。

（2）心率：一项包括 406 名 STEMI 患者的回顾性研究发现，就诊时心率与 AKI 风险相关，即使心率在正常范围，AKI 的发生率也随着心率增加逐步增加，心率低于 50 次/分及心率超过 80 次/分的患者，AKI 发生率明显增加，可达 20% 以上，为 AKI 的独立危险因素[10]。

（3）高血糖：AMI 早期急性血糖升高在临床上较常见，既往无糖尿病史也可以出现急性血糖升高，研究证实急性血糖升高与 AMI 预后不良相关，可能的机制包括氧化应激反应增强、炎症反应加剧、促进凋亡、内皮功能不全及激活血小板和凝血活性。这些因素都可能导致 AKI 发生。Moriyama 等[11]发现入院血浆血糖 <120mg/dl 的 STEMI 患者 AKI 发生率为 7%，而>200mg/dl 的患者为 28% （$P<0.001$），通过单因素分析发现，入院高血糖、既往糖尿病、HbA1C 水平、应用降糖药均与 AKI 发生相关，但在调整了其他因素后，入院高血糖仍为 AKI 发生的独立危险因素。

（4）CKD：AKI 是一个复杂的病理过程，有多因素参与，往往由基础肾功能水平及其他神经体液和内分泌因素共同调节。CKD 或基础肾功能下降是 AMI 患者发生 AKI 的重要原因，AMI 后血流动力学受损、肾脏灌注不足，加之强烈的应激反应，基础肾功能水平差的患者，由于肾脏储备能力弱及代偿能力低下，肾损伤程度加剧。Hsu 等[12]发现当基线 eGFR 为 45～59ml/（min·1.73m^2）时 AKI 的患病风险为 eGFR>60ml/（min·1.73m^2）者的 2 倍，基线 eGFR 下降至 15～29ml/（min·1.73m^2）时的患病风险将增加至 29 倍。国内孙妍蓓等[13]发现基线 eGFR<60ml/（min·1.73m^2）的 AMI 人群发生 AKI 的风险明显增加，且在保守治疗及 CAG 术后合并 AKI 的多因素回归模型中，基础肾功能下降是最强的独立危险因素（矫正的 OR 分别为 2.049、2.371）。

（5）心力衰竭：心力衰竭的 STEMI 患者发生 AKI 的风险是没有心力衰竭患

者的 4 倍。如果 AMI 合并心源性休克，AKI 的发生率可高达 50%[14]。心排血量降低导致肾灌注不足，GFR 减少，肾脏缺血、缺氧，造成肾单位的坏死和凋亡；急性心力衰竭可使静脉压升高、肾静脉淤血，使肾灌注减少；急性心力衰竭时应用扩血管药物治疗可引起低血压，加重肾功能损伤。Jan Matějka 等[15]发现心力衰竭（Killip 分级 2、3 或 4 级）是 AMI 患者发生 AKI 的独立预测因子（RR=3.35；95%CI：1.64～6.83；P=0.001），Killip 分级 2、3 或 4 级对 AKI 的阴性预测值为 97%，阳性预测值为 36%，而心源性休克（Killip 分级 4 级）对 AKI 的阴性预测值为 93%，阳性预测值为 50%。

（6）贫血：AMI 时心排血量减少，肾脏灌注不足、缺氧及贫血可以加重这一过程。一项包括 1248 名 STEMI 患者的回顾性研究发现，AKI 患者相对于无 AKI 的患者入院血红蛋白水平较低 [(13.6±1.7) g/dl vs.（14.4±1.5）g/dl；P<0.001] 及更倾向有贫血（27% vs.12%；P<0.001），入院血红蛋白水平及贫血是 AKI 发生的独立预测因子[16]。此外，低水平的血红蛋白也是 CI-AKI 的独立预测因子[17]，可能的机制为肾小球髓质高度的代谢活性对缺氧非常敏感，正常情况下髓质局部的氧分压非常低，对比剂导致血管阻力增加，加重髓质缺氧，贫血时氧输送减少，肾脏的缺氧更为严重，因此导致 CI-AKI。

（7）再灌注时间：STEMI 患者的预后与急诊再灌注治疗时间相关，近年研究发现，再灌注时间延长显著增加 STEMI 患者急诊 PCI 术后发生 AKI 的风险，灌注时间<120 分钟的患者有 6.6%发生 AKI，而再灌注时间超过 300 分钟的患者发生 AKI 的概率为 13.3%（P=0.003），多因素回归分析显示再灌注时间是 STEMI 患者急诊 PCI 术后发生 AKI 的独立危险因素[18]。主要原因是再灌注时间越长对 STEMI 患者血流动力学及肾灌注的影响越大，此外入院前症状发生的时间越长越可能导致炎症反应增强，过多的炎症介质对肾脏也有不良影响[19]。

（8）β 受体阻滞剂：Queiroz 等[10]发现应用 β 受体阻滞剂的 STEMI 患者 AKI 发生率较不使用者低，且 AKI 的严重程度低。可能的机制为 β 受体阻滞剂能够直接保护肾功能、激活内皮 NO 合酶及改善肾缺血导致的内皮功能不全[20]，此外大量研究发现 β 受体阻滞剂通过抑制交感神经活性来保护肾脏[21]。因此在无禁忌证的情况下早期给予 β 受体阻滞剂能够改善患者的心脏及肾脏预后。

（9）对比剂：对比剂可以引起肾髓质损伤，这是由于含碘对比剂的黏度、渗透压及对比剂分子对肾小管的直接细胞毒性共同作用的结果。直接 PCI 患者较择期 PCI 患者发生 CI-AKI 的风险增加[22, 23]，其发生率为 8%～15%。大量研究显示，相对于等渗性或者低渗性对比剂，高渗性对比剂导致 CI-AKI 的风险明显增加。早期的研究认为等渗性对比剂相对于低渗性对比剂 CI-AKI 风险减少，但多个随机对照研究及荟萃分析发现这两种对比剂对接受 PCI 的患者 CI-AKI 发生率无显著性差异[24, 27]，近期一项比较碘普胺（低渗性）与碘克沙醇（等渗性）对接受急诊 PCI 的 STEMI 患者 CI-AKI 风险的随机对照研究发现，两者在 CI-AKI 发生率上无显著性差异[28]。然而对于离子型及非离子型对比剂对肾脏的影响尚需要进一步研究。随着冠脉介入技术的进展、术者的熟练性增加、围手术期水化、抗氧化药物（N-乙酰半胱氨酸）及抗感染药物（他汀）的应用，尽管 PCI 的手术量增加，但 CI-AKI 的发生率却较以往降低[29]。

（10）生物标志物

1）BNP：主要是在心室容量或压力负荷增加时由心室肌细胞产生，AMI 患者心肌坏死继发的心室充盈压升高及室壁张力增加可能导致 BNP 水平升高，目前研究认为 BNP 水平可以反映中心静脉压升高及肾脏过度充血，是 AMI 患者发生 AKI 的预测因子。Akgul 等[30]报道 BNP 水平与 STEMI 患者 AKI 的发生与 6 个月全因死亡率相关。Guerchicoff 等[31]在 HORIZONS-AMI 研究中发现 AKI 组患者基线、出院及 30 天和 1 年随访时的 BNP 水平持续较高。BNP 是 STEMI 患者发生 CI-AKI 的独立预测因子，其病理、生理机制不完全明确，STEMI 患者 BNP 水平升高与 LVEF 下降及心功能失代偿（Killip 分级>1 级）有关，心力衰竭导致 CI-AKI 风险升高，因此 BNP 可以作为评价心力衰竭的一个客观指标来预测 CI-AKI 风险，然而有趣的是，高水平的 BNP 预测 CI-AKI 风险独立于 LVEF 及充血性心力衰竭，推测可能有其他病理、生理机制参与其中[32]。由于直接 PCI 的紧急性，因此 STEMI 患者在 PCI 术前很难完成心脏超声检查来评价心功能，作为相对容易获得的检查，入院 BNP 水平可对临床医生识别 AKI 高风险患者提供帮助。

2）红细胞分布宽度（red cell distribution width，RDW）：代表血液循环中红细胞大小的变异度，由于其独立于年龄、性别、平均红细胞体积及血红蛋白含量的预后价值而得到越来越多研究者的关注。目前很多研究发现 RDW 对于肾脏疾病有评估预后的价值，但是关于 RDW 对肾损害是否有潜在的预测价值还缺乏研究。Atsushi Mizuno 等[33]发现 RDW 是 STEMI 患者发生 CI-AKI 的独立预测因子（OR 值：2.029；95% CI：1.029~3.999；P=0.041）。推测其可能与氧化应激及炎症反应相关，因此影响肾脏功能。

3）其他生物标志物：AMI 患者发生 AKI 是一个复杂的病理、生理过程，有多个因素参与其中，相关的生物标志物也非常多，包括 D-二聚体、C 反应蛋白、胱抑素 C、内皮细胞选择性黏附分子、脂联蛋白素、vW 因子等[31]，但任何单独一个指标都无法准确预测 AKI 的发生，因此需要进一步研究特异性或敏感性更高的指标。

二、AMI 患者 AKI 预警评分

（一）Mehran 评分系统（表 24-1）

Mehran 等[34]对 5571 例行 PCI 的患者进行回顾性研究，将单因素分析中与 CI-AKI 发生显著相关的危险因素纳入多因素回归分析，得到 8 个独立危险因素，根据这 8 个危险因素得到 PCI 术后 CI-AKI 的预测评分。Mehran 评分是目前评价 PCI 术后合并 CI-AKI 风险最常使用的评分系统，根据其得分值分为不同危险组：0～5 分为低危组，CI-AKI 发生风险为 7.5%，透析风险为 0.04%；6～10 分为中危组，CI-AKI 发生风险为 14%，透析风险为 0.12%；11～15 分为高危组，CI-AKI 发生风险为 26.1%，透析风险为 1.09%；≥16 分为极高危组，CI-AKI 发生风险为 57.3%，透析风险为 12.6%。然而由于 Mehran 评分设计之初纳入的人群还包括非 AMI 患者，因此 Mehran 评分系统对于 AMI 患者 AKI 风险的评价效用尚需要进一步证实。

表 24-1　Mehran 评分系统

危险因素	分值
低血压（SBP<80mmHg）	5 分
应用主动脉球囊反搏	5 分
充血性心力衰竭	5 分
年龄>75 岁	4 分
贫血（基线 HCT：男性<39%，女性<36%）	3 分
糖尿病	3 分
对比剂剂量	每增加 100ml 增加 1 分
肾脏病	
Scr>1.5mg/dl	4 分
或者 eGFR [ml/（min·1.73 m²）]:	
<60	2 分
20～40	4 分
<20	6 分

（二）Forman 评分系统（表 24-2）

Forman 等[35]对 1004 例急性心力衰竭住院患者进行了回顾性分析，发现有

CHF 病史、糖尿病、入院血清肌酐≥1.5 mg/dl（132.6μmol/L）及 SBP>160 mmHg 是 AKI 的独立危险因素，基于这 4 个危险因素得到心力衰竭患者发生 AKI 的预测评分系统。得分越高 AKI 风险越高：0 分，AKI 风险为 9.76%；1 分，AKI 风险为 18.69%；2 分，AKI 风险为 20.32%；3 分，AKI 风险为 30.32%；4 分及以上，AKI 风险为 52.75%。由于此评分系统设计之初纳入的患者包括 AMI 以外的心力衰竭患者，因此对于 AMI 患者 AKI 风险的评价效用尚需要进一步证实。

表 24-2　Forman 评分系统

危险因素	分值
CHF 病史	1 分
糖尿病	1 分
SBP>160mmHg	1 分
2.5 mg/dl>Scr≥1.5 mg/dl	2 分
Scr≥2.5 mg/dl	3 分

（三）安贞医院预警评分系统

随着人口老龄化，我国 CVD 的发病率逐年升高，成为威胁国人健康的重要疾病。临床上 AMI 合并 AKI 并不少见，据安贞医院统计，AHF 合并 AKI 发生率为 32.2%，AMI 合并 AKI 发生率为 14.7%[36, 37]。由于人种及疾病的发病率差异等原因，目前临床上常用的危险评分如 Mehran 评分系统及 Forman 评分系统可能并不适用于中国人，因此谌贻璞等将安贞医院的 1 型 CRS 患者根据其是否伴有 AKI 分为两组，进行单因素比较及多元 Logistic 回归分析，创建预警评分系统并进行验证。

（1）AHF 患者 AKI 预警评分（表 24-3）：根据得分分为不同危险组，0~3 分为极低危组，AKI 发生风险为 13.5%；4~7 分为低危组，AKI 发生风险为 22%；8~11 分为中危组，AKI 发生风险为 43.3%；12~15 分为高危组，AKI 发生风险为 66.1%；≥16 分为极高危组，AKI 发生风险为 82.4%。经验证，此评分曲线下面积为 0.76，而 Forman 评分为 0.65[36]。

表 24-3　AHF 患者 AKI 预警评分系统

危险因素	分值
年龄≥70 岁	3 分
SBP <90 mmHg	4 分
血清钠 <130 mmol/L	2 分

续表

危险因素	分值
心功能Ⅳ级	2分
因 AHF 入院次数≥3 次	3分
蛋白尿	2分
血清肌酐：	
104～176μmol/L	5分
177～264μmol/L	7分
≥265μmol/L	10分
静脉给予呋塞米剂量：	
80～159mg/d	3分
≥160mg/d	5分

（2）AMI 患者 AKI 预警评分（表 24-4）：根据得分分为不同危险组，0～3 分为低危组，AKI 发生风险为 5%；4～6 分为中危组，AKI 发生风险为 14.7%；≥6 分为高危组，AKI 发生风险为 41.3%。经验证该预警评分系统具有较好的判别能力及校准能力[37]。

表 24-4　AMI 患者 AKI 预警评分系统

危险因素	分值
入院 Killip 分级≥3 级	3分
休克	3分
发病至入院时间≥6 小时	2分
广泛前壁 AMI	1分
高血压	1分
未使用 β 受体阻滞剂	1分
eGFR [ml/(min · 1.73 m^2)]	
80.0～89.9	1分
70.0～79.9	2分
60.0～69.9	3分
50.0～59.9	4分
40.0～49.9	5分
30.0～39.9	6分
<30	7分

（3）冠脉造影后 CI-AKI 预警评分（表 24-5）：根据得分分为不同危险组，0～4 分为低危组，AKI 发生风险为 1.2%；5～8 分为中危组，AKI 发生风险为 6.3%；9～11 分为高危组，AKI 发生风险为 16.8%；≥12 分为极高危组，AKI 发生风险

为 27.3%。经验证该预警评分系统相对于 Mehran 评分系统具有较好的判别能力及校准能力[38]。

表 24-5　冠脉造影后 CI-AKI 预警评分系统

危险因素	分值
年龄>60 岁	2 分
高血压	2 分
AMI	2 分
AHF	2 分
应用 IABP	4 分
基线 eGFR [ml/（min · 1.73 m^2）]	
89～70	1 分
69～50	2 分
49～30	3 分
<30	6 分
对比剂剂量	
100～300 ml	1 分
>300 ml	3 分

　　总之，AMI 患者即使有轻度的 Scr 升高，也会导致近期及远期预后不佳，国内的统计数据显示住院期间死亡率为 9%[37]，Shacham 等对 STEMI 患者随访 5 年，发现合并 AKI 的患者总死亡率高达 29%[39]。AMI 合并 AKI 显著增加疾病的复杂程度、治疗的复杂性及患者的死亡风险，给社会和医疗带来沉重的负担。然而 AMI 合并 AKI 的治疗手段却非常有限，因此充分评估 AMI 患者的 AKI 风险、进行危险分层及早期识别 AKI 对于改善患者的预后非常重要。目前国际上常用的危险评分系统可能不完全适用于中国人，因此需要建立适用于中国人的预警评分系统，安贞医院的 AKI 预警评分系统显示了较好的判别能力及校准能力，但是由于其是单中心的研究，纳入的患者有一定选择偏倚性，因此需要更大量的多中心数据来验证。

（李　楠　叶小钧）

参 考 文 献

[1] Ronco C, Haapio M, House AA, et al. Cardiorenal syndrome. J Am Coll Cardiol, 2008, 52(19): 1527-1539.

[2] Mehta RL, Kellum JA, Shah SV, et al. Acute kidney injury network: report of an initiative to

improve outcomes in acute kidney injury. Crit Care, 2007, 11:R31.

[3] Kidney Disease: Improving Global Outcomes (KDIGO) Acute Kindey Injury Work Group. KDIGO Clinical Practice Guideline for Acute Kindey Injury. Kindey Inter, 2012, 2(Suppl): l-138.

[4] Odrigues FB, Bruetto RG, Torres US, et al. Incidence and mortality of acute kidney injury after myocardial infarction: a comparison between KDIG0 and RIFLE criteria. PLoS One, 2013, 8(7): e69998.

[5] Amin AP, Salisbury AC, McCullough PA, et al. Trends in the incidence of acute kidney injury in patients hospitalized with acute myocardial infarction. Arch Intern Med, 2012, 172: 246-253.

[6] Fox CS, Muntner P, Chen AY, et al. Short-term outcomes of acute myocardial infarction in patients with acute kidney injury: a report from the national cardiovascular data registry. Circulation, 2012, 125: 497- 504.

[7] Lassus JP, Nieminen MS, Peuhkurinen K, et al. Markers of renal function and acute kidney injury in acute heart failure: definitions and Impact on outcomes of the cardiorenal syndrome. Eur Heart J, 2010, 31(22): 2791-2798.

[8] Tarantini L, Cloffi G, Gonzini L, et al. Evolution of renal function during and after an episode of cardiac decompensation: resets from the Italian survey on acute heart failur. J Cardiovasc Med（Hagerstown）, 2010, 11(4): 234-243.

[9] Fabbian F, Pala M, De Giorgi A, et al. Clinical features of cardio-renal syndrome in a cohort of consecutive patients admitted to an intemal medicine ward. Open Cardiovasc Med J, 2011, 5:220-225.

[10] Queiroz RE, de Oliveira LS, de Albuquerque CA, et al.Acute kidney injury risk in patients with ST-segment elevation myocardial infarction at presentation to the ED. Am J Emerg Med, 2012, 30(9): 1921-1927.

[11] Moriyama N, Ishihara M, Noguchi T, et al. Admission hyperglycemia is an independent predictor of acute kidney injury in patients with acute myocardial infarction. Circ J, 2014, 78(6): 1475-1480.

[12] Hsu CY, Ordofiez JD, Chertow GM, et al. The risk of acute renal failure in patients with chronic kidney disease. Kidney Int, 2008, 74: 101-107.

[13] 孙妍蓓, 刘必成, 邹芸, 等.1371 例急性心肌梗死后急性肾损伤患者的临床分析.中华肾脏病杂志, 2014, 30(10): 725-731.

[14] Marenzi G, Assanelli E, Campodonico J, et al. Acute kidney injury in ST-segment elevation acute myocardial infarction complicated by cardiogenic shock at admission. Crit Care Med, 2010, 38: 438-444.

[15] Jan Matějka, Ivo Varvařovský, Vladimír Rozsíval, et al. Heart failure is the strongest predictor of

acute kidney injury in patients undergoing primary percutaneous coronary intervention for ST-elevation myocardial infarction. Polish heart J, 2015.

[16] Shacham Y, Gal-Oz A, Leshem-Rubinow E, et al. Association of admission hemoglobin levels and acute kidney injury among myocardial infarction patients treated with primary percutaneous intervention. Can J Cardiol, 2015, 31:50-55.

[17] Nikolsky E, Mehran R, Lasic Z, et al. Low hematocrit predicts contrastinduced nephropathy after percutaneous coronary interventions. Kidney Int, 2005, 67: 706-713.

[18] Shacham Y, Leshem-Rubinow E, Gal-Oz A, et al.Relation of time to coronary reperfusion and the development of acute kidney injury after ST-segment elevation myocardial infarction. Am J Cardiol, 2014, 114:1131-1135.

[19] Shacham Y, Leshem-Rubinow E, Ben-Assa E, et al.Lower admission hemoglobin levels are associated with longer symptom duration in acute ST-elevation myocardial infarction. Clin Cardiol, 2014, 37:73-77.

[20] Fujii T, Kurata H, Takaoka M, et al. The role of renal sympathetic nervous system in the pathogenesis of ischemic acute renal failure. Eur J Pharmacol, 2003, 481:241-248.

[21] Salman IM, Ameer OZ, Sattar MA, et al. Role of the renal sympathetic nervous system in mediating renal ischaemic injury-induced reductions in renal haemodynamic and excretory functions. Pathology, 2010, 42:259-266.

[22] Sadeghi HM, Stone GW, Grines CL, et al. Impact of renal insufficiency in patients undergoing primary angioplasty for acute myocardial infarction.Circulation, 2003, 108:2769-2775.

[23] Marenzi G, Lauri G, Assanelli E, et al. Contrast-induced nephropathy in patients undergoing primary angioplasty for acute myocardial infarction.J Am Coll Cardiol , 2004, 44:1780-1785.

[24] Solomon RJ, Natarajan MK, Doucet S, et al. Investigators ofthe CARE Study. Cardiac Angiography in Renally Impaired Patients (CARE) study: a randomized double-blind trial of contrast-induced nephropathy in patients with chronic kidney disease. Circulation, 2007, 115:3189-3196.

[25] Reed M, Meier P, Tamhane UU, et al. The relative renal safety of iodixanol compared with low-osmolar contrast media: a meta-analysis of randomized controlled trials. JACC Cardiovasc Interv, 2009, 2:645-654.

[26] Heinrich MC, Häberle L, Müller V, et al. Nephrotoxicity of iso-osmolar iodixanol compared with nonionic low-osmolar contrast media: metaanalysis of randomized controlled trials. Radiology, 2009, 250:68-86.

[27] Wessely R, Koppara T, Bradaric C, et al. Contrast media and nephrotoxicity following coronary revascularization by angioplasty trial investigators. Choice of contrast medium in patients with

impaired renal function undergoing percutaneous coronary intervention.Circ Cardiovasc , 2009, 2:430-437.

[28] Bolognese L, Falsini G, Schwenke C, et al. Impact of iso-osmolar versus low-osmolar contrast agents on contrast-induced nephropathy and tissue reperfusion in unselected patients with ST-segment elevation myocardial infarction undergoing primary percutaneous coronary intervention （From the contrast media and nephrotoxicity following primary angioplasty for acute myocardial infarction [CONTRAST-AMI] trial）. Am J Cardiol, 2012, 109: 67-74.

[29] Amin AP, Salisbury AC, McCullough PA, et al. Trends in the incidence of acute kidney injury in patients hospitalized with acute myocardial infarction. Arch Intern Med, 2012, 172: 246-253.

[30] Akgul O, Uyarel H, Pusuroglu H, et al. High BNP level as risk factor for acute kidney injury and predictor of all-cause mortality in STEMI patients. Herz, 2014, 39(4): 507-514.

[31] Guerchicoff A, Stone GW, Mehran R, et al. Analysis of biomarkers for risk of acute kidney injury after primary angioplasty for acute ST-segment elevation myocardial infarction: results of the HORIZONS-AMI trial. Catheter Cardiovasc Interv, 2015, 85(3): 335-342.

[32] Jarai R, Dangas G, Huber K, et al. B-type natriuretic peptide and risk of contrast-induced acute kidney injury in acute ST-segment elevation myocardial Infarction: a substudy from the HORIZONS-AMI trial. Circ Cardiovasc Interv, 2012, 5: 813-820.

[33] Atsushi Mizuno, Sachiko Ohde , Yuji Nishizaki, et al. Additional value of the red blood cell distribution width to the Mehran risk score for predicting contrast-induced acute kidney injury in patients with ST-elevation acute myocardial infarction. J Cardio, 2015, 66: 41-45.

[34] Mehran R, Aymong ED, Nikolsky E, et al. A simple risk score for prediction of contrast-induced nephropathy after percutaneous coronary intervention: development and initial validation. J Am Coll Cardiol, 2004, 44: 1393-1399.

[35] Forman DE, Butler J, Wang Y, et al.Incidence, predictors at admission, and impact of worsening renal function among patients hospitalized with heart failure. J Am Coll Cardiol, 2004, 43: 61-67.

[36] Wang YN, Cheng H, Yue T, et al.Derivation and validationof a prediction score for acute kidney injury in patients hospitalized with acute heart failure in a Chinese cohort. Nephrology (Carlton), 2013, 18: 489-496.

[37] Yue T, Wang YN, Cheng H, et al.Risk factors and prediction score of acute kidney injury in patients with acute myocardial infarction. Chin J Intern Med, 2013, 33: 377-380.

[38] Gao YM, Li D, Cheng H, et al.Derivation and validation of a risk score for contrast-induced nephropathy after cardiac catheterization in Chinese patients. Clin Exp Nephrol, 2014, 18(6):

892-898.

[39] Shacham Y, Leshem-Rubinow E, Steinvil A, et al. Renal impairment according to acute kidney injury network criteria among ST elevation myocardial infarction patients undergoing primary percutaneous intervention: a retrospective observational study. Clin Res Cardiol, 2014, 103: 525-532.

第二十五章　对比剂肾病的危险因素及处理

对比剂肾病（contrast induced nephropathy，CIN）是指使用对比剂后48～72小时内出现的 Scr 升高超过 44.2μmol/L（0.5mg/dl）或较基线水平升高≥25%，且排除其他原因导致的急性肾衰竭[1, 2]。近年来，随着经皮冠状动脉介入治疗（percutaneous coronary intervention，PCI）的迅速开展，CIN 的发病率不断增加，已成为继手术及药物原因之外院内获得性肾损伤的第三大原因，约占院内获得性肾损伤的 10%[3]。同时，CIN 亦已成为 PCI 术后继支架内血栓、再狭窄之后的第三大并发症[4]。CIN 一旦发生，将显著延长患者住院时间、提高住院费用、增加肾脏及心血管不良事件的发生，部分可进展成为急性或慢性肾衰竭，甚至需要临时或者永久透析，严重影响患者预后[5]。由于目前对 CIN 尚缺乏有效的治疗方法，因此，PCI 术前评估 CIN 的发生风险、识别 CIN 的高危人群并对其进行积极预防显得尤为重要。本章将就 CIN 的临床表现、危险因素、评分系统的临床应用价值及预防方法等进行介绍。

一、临 床 表 现

CIN 的临床症状一般比较轻微，易被忽略，所造成的肾损伤通常可逆，Scr 通常在对比剂使用后1～2天开始升高，3～5天达到高峰，7～10天恢复到正常[6]。

二、危 险 因 素

（一）患者因素

CIN 的发生与患者自身的基础状态密切相关。对于没有基础疾病的患者，CIN 的发生率小于 5%[7]，而 CKD 患者 CIN 的发生率则显著升高，尤其是合并糖尿病的患者，一般而言，eGFR<60ml/（min · 1.73m²）是发生 CIN 危险的充分必要条件[8, 9]。目前认为主要的危险因素包括以下几个方面[10, 11]。

1. 肾功能损害

几乎每一篇报告在描述 CIN 危险因素时均包括基础血清肌酐异常、GFR 降低和基础肾脏疾病，而且所有的多因素分析均显示基础肾功能损害是 CIN 的独立预测因子。综合各种资料后发现，eGFR＜60ml/(min · 1.73m²)（相当于男性血清肌酐 1.3mg/dl 或 115μmol/L，女性血清肌酐 61.0mg/dl 或 88.4μmol/L）的患者发生 CIN 的危险显著升高，应特别小心[12, 13]。

2. 高龄

很多研究表明，随着年龄的增加，CIN 的发生率升高，这可能和肾功能下降有关。但也有研究发现年龄是 CIN 的独立预测因子。随着年龄的增长，血管僵硬度增加，内皮功能下降，结果导致血管舒张功能减退及多能干细胞修复血管的功能下降。这些因素导致老年人发生 CIN 的危险增加，肾脏快速修复功能下降[12]。

3. 糖尿病

目前众多的大规模研究显示，糖尿病是在肾功能损害的基础上导致 CIN 危险倍增，也就是说，当 eGFR<60ml/（min · 1.73m²）时，糖尿病进一步增加 CIN 的危险，并增加操作后控制血糖及治疗其他合并症的复杂程度。相反，肾功能正常时，单纯糖尿病并不必然导致 CIN。

4. 心力衰竭

心力衰竭（heart failure，HF）常常与 CIN 危险增加相关，但这种相关性目前仅在接受心导管检查的患者中观察到。使用地高辛和利尿剂（尤其是呋塞米）也与 CIN 危险增加有关，但并非独立相关，因此其被认为是 HF 的标志。

5. 围术期血流动力学不稳定

几项在 PCI 患者中进行的大规模研究显示，CIN 与血流动力学不稳定相关，如围术期低血压和使用主动脉内球囊反搏泵（intra-aortic balloon pump，IABP）。低血压增加 CIN 危险并不奇怪，因为低血压增加了肾缺血的可能性，因此是急症患者发生急性肾衰竭的显著危险因素。使用 IABP 对 CIN 的影响比较复杂，可能的机制包括：使用 IABP 是血流动力学不稳定的标志，是导致围术期并发症的常见原因；使用 IABP 还可能使主动脉斑块处动脉粥样硬化血栓脱落，导致肾动脉栓塞及肾功能损害。

6. 贫血

最近有报道称，基础红细胞比容下降是 PCI 术后发生 CIN 的预测因子。采用五分位方法，1/5 血细胞比容最低的患者 CIN 的发生率（23.3%）是 1/5 血细胞比容最高的患者（10.3%）的 2 倍以上。eGFR 和血细胞比容最低的患者 CIN 的发生率最高。导致 CIN 危险增加的血细胞比容阈值<41.2%（男性）或<34.4%（女性）。肾功能正常的患者肾髓质外层的氧分压很低，因此在对比剂诱导的血管收缩和贫血的双重作用下氧供进一步下降，足以导致肾髓质缺氧。因此认为贫血在 CIN 的发生中可能具有作用。

7. 肾毒性药物

根据 Alamartine 等的报道，使用肾毒性药物（包括利尿剂、NSAID、环氧化酶-2 抑制剂、氨基糖苷类、两性霉素 B、顺铂等）的患者发生 CIN 的危险有升高的趋势（P=0.07）。

（二）对比剂因素

1. 对比剂的种类

相对于离子型对比剂，非离子型对比剂的不良反应发生率低，机体的耐受性好，可用于各种血管造影及经血管的造影检查。同时，根据药物的渗透压，对比剂可分为高渗、低渗和等渗 3 种。低渗对比剂渗透压为血浆渗透压的 2～3 倍，等渗对比剂渗透压与血浆渗透压相当，高渗对比剂渗透压约为血浆渗透压的 8 倍。目前研究已明确证实高渗对比剂较低渗或等渗对比剂对肾毒性更大，但对于等渗对比剂与低渗对比剂对肾功能的影响尚存争议，近期多数大规模的临床研究更倾向于两者在 CIN 发病率、住院天数、肾功能的影响及术后血液透析等临床事件的发生方面无明显差异[14~17]。

2. 对比剂的剂量

对比剂的剂量与 CIN 发病有关，通常认为对比剂的剂量与肾毒性成正比，使用剂量越大，发生率越高。减少对比剂用量可降低 CIN 发生率，用量<2ml/kg 对于绝大多数患者是相对安全的[18]。2007 年的对比剂肾病中国专家共识为：高危患者使用大剂量对比剂（>100ml）会导致 CIN 发生率升高；共识还指出对比剂用量不存在阈值，对于极高危患者，即使 20～30ml 的剂量也可能导致 CIN。临床上对比剂的用量可参考 Cigarroa 计算公式：对比剂用量=5ml×体重（kg）/Scr（mg/dl），最大剂量不要超过 300ml。最近的研究指出，对比剂剂量/肌酐清除率＞6.15 是术后发生 CIN 的独立危险因素[19]。

三、Mehran 评分系统

2004 年 Mehran 等通过对 8357 例非急诊 PCI 患者的资料进行分析，根据患者是否高龄、低血压、充血性心力衰竭、应用 IABP、低血细胞比容、糖尿病、对比剂剂量及肾功能不全这 8 种因素，利用相关统计学模型定义各危险因素的积分，提出一种评估 CIN 风险的评分，即对比剂肾病 Mehran 评分（mehran risk score，MRS）[20]。

Mehran 评分中包含的危险因素及对应分值为：①高龄（＞75 岁）——4 分；②低血压（SBP＜80mmHg，持续时间至少 1 小时）——5 分；③充血性心力衰竭（NYHA 分级Ⅲ～Ⅳ级或既往有肺水肿病史）——5 分；④IABP——5 分；⑤贫血（血细胞比容：男性＜39%或女性＜36%）——3 分；⑥糖尿病——3 分；⑦对比剂剂量——每 100ml 为 1 分；⑧肾功能不全 Scr＞1.5 mg/dl——4 分或 eGFR 为 40~60ml/（min · 1.73m^2）为 2 分、20～40 ml/（min · 1.73m^2）为 4 分、＜20 ml/（min · 1.73m^2）为 6 分。

根据患者危险积分分为 4 组，即低危组（≤5 分）、中危组（6～10 分）、高危组（11～15 分）和极高危组（≥16 分），其 CIN 发生风险分别为 7.5%、14.0%、26.1%、57.3%，透析风险分别为 0.04%、0.12%、1.09%、12.6%。

四、Mehran 评分的临床价值

Mehran 评分起初被用于预测择期 PCI 患者 CIN 的发生率，随着其预测价值得到普遍认可，Mehran 评分被进一步推广应用于急诊 PCI 患者 CIN 的风险预测及心肌梗死患者的预后评估，适用人群亦由欧美人种扩展到亚裔人种。Raingruber 等发现风险积分≥11 分的患者各时段 Scr 水平均明显高于风险积分为 6～10 分的患者，认为此积分可在造影前为患者提供可靠的预测[21]。而 Sgura 等对 891 例 ST 段抬高急性心肌梗死患者采用 Mehran 风险积分进行危险分层的随访结果表明，Mehran 风险积分不仅预测 PCI 术后 CIN 的发生，根据积分水平递增的危险分层还可以预测术后短期和长期随访中的死亡、心脑血管事件等不良预后[22]。近期韩国学者 Wi 等的研究指出：①Mehran 评分同样可以作为预测 ST 段抬高心肌梗死及非 ST 段抬高心肌梗死患者急诊 PCI 术后 CIN 发生的有效手段；②较高的

Mehran 评分（≥11 分）对伴有肾功能不全患者 PCI 术后 CIN 的发生具有独立的预测价值；③Mehran 评分同时还与急性心肌梗死患者 PCI 术后主要心血管不良事件及其远期预后密切相关，极高危组患者主要心血管不良事件的发生率及远期死亡率显著升高，为低危组患者的 6 倍[23]。台湾学者 Lin YS 等通过对 516 名慢性完全闭塞性病变（chronic total occlusion，CTO）且接受 PCI 治疗患者的临床资料进行分析发现，Mehran 评分可以有效地预测 CTO 患者 PCI 术后 CIN 的发生率 [高危组 OR: 27.022（95% CI: 2.787～262.028，P=0.004）；极高危组 OR: 32.512 （95% CI: 2.149～491.978，P=0.012）][24]。上述研究为 Mehran 评分的临床应用奠定了坚实的基础，因此，2011 年 ACCF/AHA/SCAI 经皮冠状动脉介入治疗指南及 2013 年 ACCF/AHA ST 段抬高心肌梗死指南均推荐 PCI 术前使用 Mehran 评分对患者进行 CIN 相关风险的评估[25, 26]。

　　然而目前 Mehran 评分针对国内人群的有效性验证尚缺乏多中心、大规模的临床实验证据。徐源等对接受冠状动脉造影术和（或）经皮冠状动脉介入术的 802 例国人患者进行回顾性分析，研究结果提示：Mehran 评分可有效预测国人 CIN 的发生率，根据 Mehran 评分将入选患者分为低危、中危、高危及极高危 4 组，CIN 发生率分别为 4.6%、12.5%、15.7% 及 23.1%，具有显著统计学差异（P<0.001），然而各组 CIN 发病率均低于欧美人群中 Mehran 评分的报道，且预测的准确性稍低，考虑其原因可能与人种差异有关[27]。

五、CIN 的 预 防

　　综上所述，CIN 是 PCI 术后的一种常见并发症，其确切发病机制尚不完全明确。CIN 的发生可增加患者心血管不良事件的发生率、近期及远期死亡率，严重影响其预后[28]。然而对 CIN 尚无特殊有效治疗方法，关键在于预防，目前公认的有效预防 CIN 的措施有：①严格把握介入诊治适应证，术前采用对比剂肾病的危险因素评分如 Mehran 评分积极评估 CIN 危险因素，估测患者 CIN 发病风险，针对 CIN 高危患者术前及术后给予充分水化 [1.0～1.5ml/（kg·h）术前 3～12 小时，术后持续 6～24 小时]，并停用影响肾功能的药物如氨基糖苷、二甲双胍等；②术中选用肾毒性较低的等渗对比剂或低渗对比剂，尽量减少对比剂的用量，对于复杂病变可采用分期介入手术治疗或其他治疗方法，两次介入治疗的间隔时间尽可能超过两周；③术后积极复查肾功能、监测尿量，肾功能一旦发生恶化，应及时采取血液滤过或透析等治疗[29]。

（董　哲　郑金刚）

参 考 文 献

[1] Stacul F, van der Molen AJ, Reimer P, et al. Contrast induced nephropathy: updated ESUR Contrast Media Safety Committee guidelines. Eur Radiol, 2011, 21(12): 2527-2541.

[2] 曹厚德. 第二十届长城国际心脏病学会议关于对比剂肾病形成的专家共识. 临床放射学杂志, 2009, (12): 1634.

[3] Nash K, Hafeez A, Hou S. Hospital-acquired renal insufficiency. Am J Kidney Dis, 2002, 39(5): 930-936.

[4] Pannu N, Wiebe N, Tonelli M. Prophylaxis strategies for contrast-induced nephropathy. JAMA, 2006, 295(23): 2765-2779.

[5] Wi J, Ko YG, Shin DH, et al. Prediction of contrast-induced nephropathy with persistent renal dysfunction and adverse long-term outcomes in patients with acute myocardial infarction using the mehran risk score. Clin Cardiol, 2013, 36(1): 46-53.

[6] Solomon R. Contrast-medium-induced acute renal failure. Kidney Int, 1998, 53(1): 230-242.

[7] Rudnick MR, Berns JS, Cohen RM, et al. Contrast media-associated nephrotoxicity. Semin Nephrol, 1997, 17(1): 15-26.

[8] Rihal CS, Textor SC, Grill DE, et al. Incidence and prognostic importance of acute renal failure after percutaneous coronary intervention. Circulation, 2002, 105(19): 2259-2264.

[9] McCullough PA, Adam A, Becker CR, et al. Risk prediction of contrast-induced nephropathy. Am J Cardiol, 2006, 98(6A): 27K-36K.

[10] Toprak O. Conflicting and new risk factors for contrast induced nephropathy. J Urol, 2007, 178(6): 2277-2283.

[11] Malik A. Prevention of contrast-induced acute kidney injury. Br J Hosp Med （Lond）, 2015, 76(12): 685-689.

[12] Wichmann JL, Katzberg RW, Litwin SE, et al. Contrast-induced nephropathy. Circulation, 2015, 132(20): 1931-1936.

[13] Nicola R, Shaqdan KW, Aran K, et al. Contrast-induced nephropathy: identifying the risks, choosing the right agent, and reviewing effective prevention and management methods. Curr Probl Diagn Radiol, 2015, 44(6): 501-504.

[14] Jo SH, Youn TJ, Koo BK, et al. Renal toxicity evaluation and comparison between visipaque (iodixanol) and hexabrix (ioxaglate) in patients with renal insufficiency undergoing coronary angiography: the RECOVER study: a randomized controlled trial. J Am Coll Cardiol, 2006, 48(5): 924-930.

[15] Solomon RJ, Natarajan MK, Doucet S, et al. Cardiac Angiography in Renally Impaired Patients

(CARE) study: a randomized double-blind trial of contrast-induced nephropathy in patients with chronic kidney disease. Circulation, 2007, 115(25): 3189-3196.

[16] Wessely R, Koppara T, Bradaric C, et al. Choice of contrast medium in patients with impaired renal function undergoing percutaneous coronary intervention. Circ Cardiovasc Interv, 2009, 2(5): 430-437.

[17] Mehran R, Nikolsky E, Kirtane AJ, et al. Ionic low-osmolar versus nonionic iso-osmolar contrast media to obviate worsening nephropathy after angioplasty in chronic renal failure patients: the ICON (Ionic versus non-ionic contrast to obviate worsening nephropathy after angioplasty in chronic renal failure patients) study. JACC Cardiovasc Interv, 2009, 2(5): 415-421.

[18] Nikolsky E, Mehran R, Turcot D, et al. Impact of chronic kidney disease on prognosis of patients with diabetes mellitus treated with percutaneous coronary intervention. Am J Cardiol, 2004, 94(3): 300-305.

[19] Barbieri L, Verdoia M, Marino P, et al. Contrast volume to creatinine clearance ratio for the prediction of contrast-induced nephropathy in patients undergoing coronary angiography or percutaneous intervention. Eur J Prev Cardiol, 2016, 23(9): 931-937.

[20] Mehran R, Aymong ED, Nikolsky E, et al. A simple risk score for prediction of contrast-induced nephropathy after percutaneous coronary intervention: development and initial validation. J Am Coll Cardiol, 2004, 44(7): 1393-1399.

[21] Raingruber B, Kirkland-Walsh H, Chahon N, et al. Using the Mehran risk scoring tool to predict risk for contrast medium-induced nephropathy in patients undergoing percutaneous angiography. Crit Care Nurse, 2011, 31(1): e17-22.

[22] Sgura FA, Bertelli L, Monopoli D, et al. Mehran contrast-induced nephropathy risk score predicts short- and long-term clinical outcomes in patients with ST-elevation-myocardial infarction. Circ Cardiovasc Interv, 2010, 3(5): 491-498.

[23] Wi J, Ko YG, Shin DH, et al. Prediction of contrast-induced nephropathy with persistent renal dysfunction and adverse long-term outcomes in patients with acute myocardial infarction using the mehran risk score. Clin Cardiol, 2013, 36(1): 46-53.

[24] Lin YS, Fang HY, Hussein H, et al. Predictors of contrast-induced nephropathy in chronic total occlusion percutaneous coronary intervention. Euro Intervention, 2014, 9(10): 1173-1180.

[25] Levine GN, Bates ER, Blankenship JC, et al. 2011 ACCF/AHA/SCAI Guideline for Percutaneous Coronary Intervention. A report of the American College of Cardiology Foundation/American Heart Association Task Force on Practice Guidelines and the Society for Cardiovascular Angiography and Interventions. J Am Coll Cardiol, 2011, 58(24): e44-122.

[26] Ghimire G, Gupta A, Hage FG. Guidelines in review: 2013 ACCF/AHA guideline for the

management of ST-elevation myocardial infarction. J Nucl Cardiol, 2014, 21(1): 190-191.

[27] 徐源. 对比剂肾病的临床相关因素分析及 Mehran 评分的有效性研究. 首都医科大学, 2013.

[28] Mehran R, Nikolsky E. Contrast-induced nephropathy: definition, epidemiology, and patients at risk. Kidney Int Suppl, 2006, (100): S11-15.

[29] Azzalini L, Spagnoli V, Ly HQ. Contrast-induced nephropathy: from pathophysiology to preventive strategies. Can J Cardiol, 2016, 32(2): 247-255.

第二十六章　他汀类药物与对比剂肾病

随着诊断影像学、冠心病介入技术的普及和人口老龄化，尤其是冠心病介入治疗的指征在复杂病变中的不断扩大，使得对比剂的应用日益广泛及用量显著增多，对比剂肾病（contrast induced nephropathy，CIN）成为继支架内再狭窄、支架内血栓之后冠脉介入治疗的第三大并发症。研究显示 CIN 的发生明显增加患者院内和长期死亡率及其他心血管风险事件。他汀类是 CVD 的最常用药物之一，其可显著降低心血管事件发生，动物实验和临床试验都显示，其具有调脂以外的肾脏保护作用，因此本章就他汀类药物对对比剂肾病的预防作用做一介绍。

一、对比剂肾病的诊断标准

多数文献[1~3]报道，Scr 多于造影后 24～48 小时升高，3～5 天出现峰值，7～10 天恢复到基线水平。目前临床试验中最常用的定义是：碘对比剂给药后 48～72 小时，Scr 绝对值升高＞44.2μmmol/L（0.5mg/dl）或比基线升高＞25%，除外长期腹膜透析或血液透析患者及其他引起急性肾功能损伤的因素（胆固醇栓塞、血栓形成、缺血、其他肾毒性药物的使用）。

二、对比剂肾病的危险因素

对比剂肾病的发生率为 3%～50%。目前公认的对比剂肾病的主要危险因素为肾功能不全、糖尿病、对比剂用量；其他危险因素包括高龄、心功能不全、血容量不足、肾毒性药物、血流动力学不稳定、贫血、心肌梗死定位、肝病、严重感染、创伤等[3~6]。

（一）肾功能不全

所有报道都将基线 Scr 异常、低 GFR 或 CKD 视为 CIN 的危险因素，多变量分析也表明，CKD 是 CIN 的独立危险预测因素，且患 CIN 的风险与基线 Scr 呈正相关。研究显示基线 Scr 为 133.5～159.1μmmol/L，CIN 的发生率为 4.7%；基线 Scr 为 176.8～212.2μmmol/L，CIN 的发生率为 14.3%；基线 Scr 为 221～256.4μmmol/L，CIN 的发生率可达 20%。Solomon 等研究显示，当 Scr＞442μmmol/L 时，50%的患者呈不可逆转的永久性 CIN，因此术前评定基线肾功能非常重要。对于肾功能稳定的患者，用简化的 MDRD（肾脏病饮食调整公式）方程计算 eGFR 来评价肾功能。我国也制定了适合中国人群的简化 MDRD 方程。目前认为 eGFR＜60ml/（min · 1.73m^2）是 CIN 的主要危险因素。

（二）糖尿病

糖尿病不仅是冠心病的危险因素，同时也是患者发生 CIN 的危险因素，研究显示对于有一定 GFR 的 CKD 患者，存在糖尿病时其 CIN 的发生率增加一倍，8357 例患者的多因素分析确定糖尿病的存在使得CIN的发生风险增加，其OR值为1.6，且糖尿病前期同样是发生 CIN 的危险因素。

（三）对比剂用量

对比剂的剂量也是 CIN 的危险因素之一。多变量分析显示，对比剂的剂量是 CIN 的独立预测因子，对于特别高危的患者，即使是小剂量（约 30ml）的对比剂也会对肾功能产生不良影响。研究表明对比剂用量/肌酐清除率（V/Ccr）>2.62 是经皮冠脉介入治疗（percutaneous coronary intervention， PCI）术后发生 CIN 的独立危险因素；中国对比剂肾病专家共识推荐单次最大对比剂用量=5ml×体重（kg）/基线 Scr（mg/dl），但是近年随着复杂病变的介入治疗增多，单次动脉内应用对比剂剂量往往超过 100ml，所以为了避免 CIN 的发生，应尽量控制介入治疗时的对比剂用量。

三、他汀预防 CIN 的临床研究

他汀类药物是近年来心血管领域最常用的药物之一，特别是在冠心病治疗方面，其显著降低了心血管风险事件。他汀除了具有强大的降低胆固醇和低密度脂蛋白的作用外，还有许多降脂外作用，即他汀的多效性，如抗炎症反应、抗微血栓等。以下是近年来他汀对冠脉介入诊疗后肾功能影响的研究报道。

2005 年 Khanal 等[7]首次报道了大样本的围术期服用他汀类降低 CIN 发病率

的回顾性研究。入选行 PCI 治疗的患者，术前需要透析者除外，根据术前服用他汀情况分为他汀组（n=10 831）和非他汀组（n=18 040）。与他汀组相比，非他汀组既往高血压、心肌梗死、糖尿病、充血性心力衰竭、卒中、外周血管病、PCI、冠脉搭桥术（coronary artery bypass grafting，CABG）比例低，而 24 小时内、7 日内的急性心肌梗死比例高（P 均<0.001），基线 Ccr 低 [（89.8±40.0）ml/min vs.（88.7±41.3）ml/min，P=0.02]，两组对比剂用量无明显差异（220ml vs.221ml，P=0.30）。而术后 Scr 绝对值升高 0.5mg/dl 的发生率为 4.37%和 5.93%（P<0.001），CIN [Scr 绝对值升高 0.5mg/dl 和（或）相对值升高 25%] 的发生率为 8.8%和 11.9%（P<0.001）。两组术后 Scr 均值相似，但 Scr 的峰值表现出有利于他汀组的趋势，非他汀组 Ccr 更低 [（89.6±40.8）ml/min vs.（87.9±44.4）ml/min，P=0.001]、需要透析的比例更高（0.32% vs. 0.49%，P=0.03）。亚组分析，基线 Ccr<30ml/min 的亚组患者未见明显获益（P=0.80）。虽然本研究为非随机试验，未提供术前、术后服用他汀类药物种类、剂量、对比剂的类型和术后采血时间，但提示行 PCI 前服用他汀可能降低 CIN 的风险（OR=0.87，95% IC：0.77～0.99，P=0.03），使相对风险降低 26%，但 Ccr<30ml/min 的重度肾功能不全人群无明显获益。

ARMYDA-CIN 试验（Atorvastatin for Reduction of MYocardial Damage during Angioplasty-contrast-Induced Nephropathy Trial）[8]是 2011 年发表的一项旨在探讨 ACS 患者术前短期应用高剂量阿托伐他汀是否可预防 CIN 的对照研究。该研究共入选 241 例未用过他汀的 ACS-PCI 患者，随机分为两组：阿托伐他汀组（术前 12 小时给予阿托伐他汀 80mg，术前给予 40mg，n=120）和安慰剂组（n=121），所有患者术后长期给予阿托伐他汀 40mg/d，结果显示阿托伐他汀组 CIN 的发生率明显降低（5% vs. 13.2%，P=0.046），术后血浆肌酐水平更低[（1.06±0.35）mg/dl vs.（1.12±0.27）mg/dl，P=0.01]，肌酐清除率在安慰剂组更低 [（80.1±32.2）ml/min vs.（72.0±26.6）ml/min，P=0.034]，多因素分析显示阿托伐他汀预治疗是 CIN 降低的独立相关因子（OR=0.34，95%CI：0.12~0.97，P=0.043）。

Li 等的研究[9]是国内在 STEMI 患者中进行的他汀对术后 CIN 的影响研究，该研究共入选未使用过他汀的急性 STEMI-PCI 患者 161 例，随机分为阿托伐他汀组（n=78，阿托伐他汀 80mg）和安慰剂组（n=83），所有患者术后长期服用阿托伐他汀 40mg/d，结果显示阿托伐他汀组 CIN 的发生率显著降低（2.6% vs. 15.7%，P=0.01），术后阿托伐他汀组血浆肌酐显著降低 [48 小时，（93.4±17.1）μmol/L vs.（112.6±23.3）μmol/L；72 小时，（84.2±14.2）μmol/L vs.（95.3±17.7）μmol/L，P<0.0001]，且在安慰剂组胱抑素 C 更低 [（0.51±0.14）mg/L vs.（0.61±0.13）mg/L，P<0.0001]，阿托伐他汀预治疗是 CIN 降低的独立相关因子（OR=0.084，95%CI：0.015~0.462，P=0.004），该研究认为高剂量阿托伐他汀预治疗可预防急性

STEMI-PCI 患者 CIN 的发生。

TRACK-D（Rosuvastatin Prevent Contrast Induced Acute Kidney Injury in Patients with Diabetes）研究[10]是 2014 年发表于 *JACC* 的他汀预防 CIN 的临床研究，该研究共随机入选 2998 例同时具有 2 型糖尿病和 CKD 且接受冠脉/外周血管造影的患者。一组患者接受瑞舒伐他汀治疗 5 天，术前 2 天，术后 3 天（10mg/d，*n*=1498）；另一组为对照组（不用他汀，*n*=1500），结果显示接受瑞舒伐他汀治疗组患者 CI-AKI 发生率更低（2.3% vs. 3.9%，*P*=0.01），在 CKD 2 期亚组中，瑞舒伐他汀组 CI-AKI 的发生率为 1.5%（1.5% vs. 3.3%，*P*=0.01）；随访 30 天，心力衰竭发生率在瑞舒伐他汀组也更低（2.6% vs. 4.3%，*P*=0.02）。多因素分析显示瑞舒伐他汀是 CI-AKI 发生降低的独立预测因子（OR=0.60，95%CI：0.39~0.94，*P*=0.03），并且不论患者以前是否接受他汀治疗都能从瑞舒伐他汀治疗中获得降低 CI-AKI 的益处。

PRATO-ACS（Protective Effect of Rosuvastatin and Antiplatelet Therapy on Contrast-Induced Acute Kidney Injury and Myocardial Damage in Patients with Acute Coronary Syndrome）研究[11]是 2014 年与 TRACK-D 同时发表于 *JACC* 的瑞舒伐他汀预防 CI-AKI 的临床研究。该研究连续入选未用他汀治疗的接受早期介入治疗的非 STE-ACS 患者，随机分为瑞舒伐他汀组（术前负荷 40mg，随后每日 20mg，*n*=252）和对照组（*n*=252），结果显示在瑞舒伐他汀组 CI-AKI 的发生率显著降低（6.7% vs. 15.1%，校正的 OR=0.38，95%CI：0.20~0.71，*P*=0.003），瑞舒伐他汀组 CI-AKI 绝对减少 8.3%，并且预防 CI-AKI 获益持续存在，30 天时不良心血管和肾脏事件（死亡、透析、心肌梗死、脑卒中、肾损害）在瑞舒伐他汀组更低（3.6% vs. 7.9%，*P*=0.036）。

Barbieri 等研究[12]荟萃分析到目前为止的 8 项他汀预防 CIN 的随机研究，共有 4734 例患者，他汀治疗组 2358 例，对照组 2376 例，结果表明他汀组 CIN 发生率显著降低（3.3% vs. 6.4%，OR=0.50，95%CI：0.38~0.66，*P*<0.00001）；获益在高剂量短期他汀组和低剂量他汀组均可以观察到（分别为 OR=0.44，95%CI：0.30~0.65，*P*<0.0001；OR=0.58，95%CI：0.39~0.88，*P*=0.010）。该分析认为在接受冠脉造影/介入治疗的患者中短期使用他汀可减少 CIN 的发生，甚至在低密度脂蛋白胆固醇水平低的患者也应该强烈推荐使用。

四、小　　结

随着对比剂使用日趋广泛和用量增多，CIN 已经成为继外科手术、低血压之后医源性急性肾衰竭的第三位原因，同时也是行 PCI 时继支架内再狭窄、支架血栓之后的第三大并发症，CIN 的存在严重影响患者的预后。他汀类药物已经显示出显著降低心血管风险和预防 CIN "一箭双雕"的临床益处。

（刘晓飞　李宪伦）

参 考 文 献

[1] Sudarsky D, Nikolsky E. Contrast-induced nephropathy in interventional cardiology. Int J Nephrol Renovasc Dis, 2011, 4: 85-99.

[2] Mehran R, Aymong ED, Nikolsky E, et al. A simple risk score for prediction of contrast-induced nephropathy after percutaneous coronary intervention: development and initial validation. J Am Coll Cardiol, 2004, 44:1393-1399.

[3] McCullough PA, Wolyn R, Rocher LL, et al. Acute renal failure after coronary intervention: incidence, risk factors, and relationship to mortality. Am J Med, 1997, 103:368-375.

[4] Toprak O, Cirit M, Yesil M, et al. Impact of diabete and prediabete state on development of contrast-induced nephropathy in patients with chronic kidney disease. Nephrology Dislysis Transplantion, 2007, 22: 819- 826.

[5] Narula A, Mehran R, Weisz G, et al. Contrast-induced acute kidney injury after primary percutaneous coronary intervention: results from the HORIZONS-AMI substudy. Eur Heart J, 2014, 35:1533-1540.

[6] Brown JR, Robb JF, Block CA, et al. Does safe dosing of iodinated contrast prevent contrast-induced acute kidneyinjury? Circ Cardiovasc Interv, 2010, 3:346-350.

[7] Khanal S, Attallah N, Smith D, et al. Statin therapy reduces contrast-induced nephropathy: An analysis of contemporary percutaneous interventions. Am J Med, 2005, 118:843-849.

[8] Patti G, Ricottini E, Nusca A, et al. Short-term, high-dose Atorvastatin pretreatment to prevent contrast-induced nephropathy in patients with acute coronary syndromes undergoing percutaneous coronary intervention from the ARMYDA-CIN(Atorvastatin for reduction of MYocardial Damage during Angioplasty-contrast-Induced Nephropathy)Trial. Am J Cardiol, 2011, 108:1-7.

[9] Li W, Fu XH, Wang YB, et al. Beneficial effects of high-dose atorvastatin pretreatment on renal function in patients with acute ST-segment elevation myocardial infarction undergoing emergency percutaneous coronary intervention. Cardiology, 2012, 122:195-202.

[10] Han YL, Zhu GY, Han LX, et al. Short-term rosuvastatin therapy for prevention of contrast-induced acute kidney injury in patients with diabetes and chronic kidney disease. J Am Coll Cardiol, 2014, 63: 62-70.

[11] Leoncini M, Toso A, Maioli M, et al. Early high-dose rosuvastatin for contrast-induced nephropathy prevention in acute coronary syndrome: Results from the PRATO-ACS study (Protective Effect of Rosuvastatin and Antiplatelet Therapy on Contrast-Induced Acute Kidney Injury and Myocardial Damage in Patients with Acute Coronary Syndrome). J Am Coll Cardiol, 2014, 63: 71-79.

[12] Barbieri L, Verdoia M, Schaffer A, et al. The role of statins in the prevention of contrast induced nephropathy: a meta-analysis of 8 randomized trials. J Thromb Thrombolysis, 2014, 38:493-502.

第二十七章　预防对比剂肾病——水化疗法再认识

对比剂肾病（contrast induced nephropathy，CIN）是仅次于肾灌注不足和肾毒性药物引起医院获得性肾损伤的第三大常见原因，占全部医院获得性肾损伤的11%[1]。按照美国心脏病学会（American College of Cardiology，ACC）的冠脉介入（percutaneous coronary intervention，PCI）指南[2]及《冠心病介入治疗对比剂应用专家共识》[3]的推荐，冠心病患者行 PCI 治疗围术期应遵循以下原则：最大限度地降低对比剂肾病的风险。首先，PCI 术前应根据患者的年龄、肾功能、糖尿病、ACS、冠脉情况进行危险分层，估计 CIN 的发生风险；其次，PCI 术中首选非离子型等渗或低渗对比剂，严格控制对比剂用量，以最大限度地降低 CIN 风险；最后是水化疗法。水化是目前唯一被循证医学证实有效、指南强烈推荐的预防 CIN 的措施，而且在临床上易操作[4]。本章将从水化液的选择、最佳剂量、持续时间、特殊人群的水化等方面进行介绍。

一、水化疗法的原理

CIN 的发生是多因素共同参与的结果，其核心机制为对比剂引起肾髓质损伤。渗透压高于血液的对比剂注入血管后，初期诱发肾血管一过性舒张，而后肾脏血管尤其是肾髓质血管持续收缩，导致肾血流量减少，肾缺血、缺氧。对比剂的渗透性利尿作用使血容量减少，高渗尿使肾小管内静水压升高，从而降低肾小球滤过压及 GFR。对比剂对肾小管的直接毒害作用可引起尿酸盐、草酸盐、FH 蛋白沉积，导致肾小管阻塞。对比剂的黏滞度对 CIN 的发生也起到重要作用。水化正是针对以上 CIN 的病理生理机制，多方面发挥作用[5]。充分的水化可以增加肾血流量、减弱肾血管收缩、加速对比剂排泄，从而减少对比剂在肾脏的停留时间，提高 GFR。由于液体浓度与黏滞度存在指数负相关关系，充分的水化使对比剂稀释，可大幅度降低肾小管液体黏滞度，再次加速对比剂排泄，减少管型形成。因此，水化可降低 CIN 发生风险。

二、水化液的选择

2002 年以前很多人选择 0.45% 生理盐水作为水化液。2002 年 Mueller 的一项大型、随机、前瞻性研究显示，在降低 CIN 风险方面，0.9%生理盐水优于 0.45%生理盐水[6]。适当的钠负荷有利于维持血管内容量，从而改善肾脏灌注、稀释对比剂。

　　NaHCO$_3$ 溶液水化是否优于生理盐水目前尚存在争议。Meta 分析显示，以血清肌酐作为 CIN 的终点评估 NaHCO$_3$ 溶液在减少 CIN 发病风险上稍优于生理盐水，但以透析作为硬终点来看，NaHCO$_3$ 溶液与生理盐水相比并无过多获益[7~9]。选择 NaHCO$_3$ 溶液目的在于其可以减弱活性氧对肾小管上皮的损伤，但是 NaHCO$_3$ 主要在近端肾小管被重吸收，肾髓质中浓度很低，NaHCO$_3$ 溶液水化获益主要还是源于其本身为等渗液。因此，CMSC 推荐生理盐水和 NaHCO$_3$ 溶液均可作为水化预防 CIN 的选择。

　　渗透性利尿剂较生理盐水有更强的利尿效果，其是否可加速对比剂排泄从而降低 CIN 风险？临床实验显示静脉输注甘露醇反而加速 CIN 发生。这些实验采用了高渗甘露醇溶液，渗透性利尿作用使容量减少、肾灌注减低。如果输注甘露醇同时维持恒定的容量，或许可以减弱甘露醇对肾脏的不利影响。Seeliger 在大鼠中进行了一项基础研究[10]，一组以 12ml/（kg•h）的速度输注 3.2%甘露醇与 3.2%葡萄糖的混合溶液，另一组以 4ml/（kg•h）的速度输注等渗生理盐水，前者尿量明显增加的同时维持稳定的血容量，最终前者 GFR 下降幅度低于后者。

　　袢利尿剂（如呋塞米）对 CIN 的影响与甘露醇相似，即增加尿量的同时减少细胞外容量。有两项研究显示，若利尿的同时保证容量补充，应用呋塞米对预防 CIN 同样获益[11,12]。

三、水 化 途 径

　　一项前瞻观察性研究显示，尽管指南强烈推荐，但冠脉造影的患者仅有 45%接受静脉水化治疗[13]。很大原因在于静脉水化需要留院、输液、护理，尤其是对于门诊患者很难实现，增加医疗资源消耗也是需要考虑的问题。口服水化疗法是否可以成为一种选择？

　　至今尚缺乏足够多的大样本研究证据直接对比静脉与口服这两种方法孰优孰劣。Trivedi 等的研究显示[14]，对比剂使用前 12 小时至使用后 12 小时，持续静脉点滴 0.9%生理盐水 1ml/（kg•h）与不加限制口服液体相比，静脉组较口服组 CIN 发生率明显降低（3.7% vs. 34.6%）。Dussol 的研究却有不同的结论[15]，口服白水同时加用盐胶囊在预防 CIN 方面可以取得与静脉水化相当的效果。Swapnil 严格筛选 1950～2011 年关于口服与静脉水化的研究并进行系统综述[16]，结果显示两者在预防 CIN 方面无差异，若对比剂使用量较大，则静脉水化与口服水化相比获益更大。

四、水 化 剂 量

　　静脉水化液体的总量是由输液速度及持续时间决定的。目前指南推荐按照体重计算静脉水化液体输注速度。既往研究显示，与仅在术中水化相比，对比剂使用术前 12 小时至术后 12 小时持续水化在预防 CIN 方面获益更大[17, 18]。因此结合大量实验结果，对比剂应用安全委员会（Contrast Media Safety Committee，CMSC）做出如下推荐[4]：若使用生理盐水，应以 1.0～1.5ml/（kg·h）的速度至少输注术前 6 小时至术后 6 小时；若使用 NaHCO₃ 溶液，最普遍的做法为术前 3ml/(kg·h) 输注 1 小时，术后 1ml/（kg·h）输注持续 6 小时。目前临床普遍采用生理盐水 1.0～1.5ml/（kg·h）的速度静脉输注术前 12 小时至术后 12 小时；若左室射血分数（left ventricular ejection fraction，LVEF）<35%或心功能纽约心脏病协会（New York Heart Association，NYHA）分级>2 级，则水化速度减量为 0.5ml/（kg·h）。

　　水化有效降低 CIN 风险的关键在于"充分"。如何定义或评价"充分"，目前尚无统一结论。患者的心脏、肾脏及全身基础状况不同，而按照上述统一方案进行是否达到充分的效果呢？Marenzi 认为，1.0～1.5ml/（kg·h）的静脉输液速度是为了避免过多液体负荷而设置的安全水化程序，并非充分水化。在他的研究中[12]，接受 PCI 的 170 名基础肾功能不全患者随机分为两组，对照组按照上述指南推荐方式予生理盐水静脉水化，平均累计输液量（1742±290）ml，水化期间平均尿量（3117±876）ml；实验组予单次利尿剂后采用智能尿液收集及输液系统，根据每小时尿量自动匹配输液量，保证每小时尿量在 300ml 以上，最终平均累计输液量（3995±1401）ml。结果显示实验组 CIN 发生率较对照组明显降低（4.6% vs. 18%，P=0.005）。Marenzi 将实验组获益很重要的原因归结于"利尿剂+大量输液"的水化模式，在机体不脱水的情况下产生大量尿液快速冲刷肾小管，稀释对比剂浓度，缩短对比剂与肾小管上皮细胞的接触时间，减少了肾毒性。而 Veeraish Chauhan 教授评论，实验组的获益有多少来自"利尿剂"的功效，或许只是因为足够的静脉输液恰好达到了"充分水化"的效果。这种新颖、激进的水化方式还需要更多实验验证。

五、水化疗法的监测

　　如何监测水化治疗的有效性及安全性是必须考虑的问题。目前国内外沿用最广泛的 CIN 诊断标准仍为 1999 年 CMSC 推荐的定义：血管内注射对比剂 3 天内 Scr 上升超过 44μmol/L（0.5mg/dl）或较基础水平上升超过 25%，并能除外其他原因所致的急性肾损伤。Reddan 分析数据显示，若仅在使用对比剂后 24 小时检测一次 Scr，会漏诊 48.2% 的 CIN（由术后 48 小时检测 Scr 诊断）[19]。McCullough 发现注射对比剂后 3~5 天 Scr 达高峰，1~3 周回落至基线或接近基线水平[20]。综上所述，PCI 术后 3 天必须检测 Scr，若为术前评估 CIN 高危人群、术中对比剂用量较大者，可增加 Scr 检测频率。

与血浆肌钙蛋白是心肌损伤的特异性标志物不同，目前尚没有公认的特异性较高的急性肾损伤标志物。与 Scr 相比，肌酐清除率（creatinine clearance rate，Ccr）和 GFR 是评估肾功能更好的指标。也有人提出将 GFR 较基线下降 25% 作为 CIN 的诊断标准，但鉴于 Ccr 和 GFR 检测需要准确的体重或尿量数据，临床工作中难以大规模采用，因此既往大多数临床研究均以 Scr 绝对或相对变化作为实验终点。目前 CIN 的诊断仍沿用 Scr 作为肾功能评价指标，期待以后的临床研究纳入更多硬终点如临床需要的透析。

水化治疗引起补液量过多是临床最为担心的问题。适可而止、过犹不及，理想的补液量既能避免过多输液引起心力衰竭的风险，又能有效预防 CIN。肾脏胱抑素 C（cystatin C）是一种仅含有 122 个氨基酸的小分子蛋白，由机体有核细胞产生，其生成率恒定，不受性别、年龄、饮食、肌肉量、体表面积等的影响，肾小管不分泌。肾脏是清除 cystatin C 的唯一场所，cystatin C 半衰期仅为 1.5 小时，因此 cystatin C 是一种理想地反映 GFR 的内源性标志物。研究显示 cystatin C 可作为急性肾损伤的早期标志物[21]。PCI 术后水化治疗过程中若使用 cystatin C 作为早期肾功能下降的标志物，结合基础肾功能及对比剂使用剂量来监测水化效果、指导水化时间，或许能帮助我们制订更加个体化的水化治疗方案。

六、特殊人群的水化疗法

急性心肌梗死尤其是急性 ST 段抬高型心肌梗死（ST-segment elevation myocardial infarction，STEMI）往往是发生 CIN 的高危因素。STEMI 患者急诊 PCI 术后 CIN 发生率高达 20%~30%，而择期 PCI 患者 CIN 发生率仅为 5%。研究结果显示[22]，基线不合并急性肺水肿及心源性休克的 STEMI 患者，静脉水化治疗对减少 PCI 术后 CIN 风险有益，早期水化组（术前尽早开始，持续至术后 12 小时，平均输液量约为 1200ml）与不进行水化治疗组相比，CIN 发生率明显降低（12.0% vs. 27.3%，P=0.001），且无一例患者因水化治疗发生急性肺水肿和急性心力衰竭。然而，对于 STEMI 患者来说，及时进行血运重建是最关键的，水化治疗不能干扰急诊 PCI 的实施。尽早评估患者左心室功能是必需的，水化过程中应密切监测有无充血性心力衰竭的征象。对于已经发生急性肺水肿及心源性休克的患者，水化治疗是禁忌的。

（罗　荷）

参 考 文 献

[1] Nash K, Hafeez A, Hou S．Hospital-acquired renalinsufficiency．Am J Kidney Dis, 2002, 39: 930-936.

[2] Levine GN, Bates ER,Blankenship JC, et al. 2011 ACCF/AHA/ASCI Guideline for Percutaneous Coronary Intervention. A report of the American College of Cardiology Foundation/American Heart Association Task Force on Practice Guidelines and the Society for Cardiovascular Angiography and Interventions. J Am Coll Cardiol, 2011, 58(24): e44-e122.

[3] 冠心病介入诊疗对比剂应用专家共识组.冠心病介入治疗对比剂应用专家共识.中国心血管研究, 2010, 8(12): 881-889.

[4] Stacul F,　van der Molen AJ,　Reimer P,　et al. Contrast induced nephropathy: updated ESUR Contrast Media Safety Committee guidelines. Eur Radiol, 2011, 12: 2527-2541.

[5] Stacul F, Adam A, Becker CR, et al. Strategies to reduce the risk of contrast-induced nephropathy. Am J Cardiol, 2006, 98: 59-77.

[6] Mueller C, Buerkle G, Buettner HJ, et al. Prevention of contrast media- associated nephropathy: randomized comparison of 2 hydration regimens in 1620 patients undergoing coronary angioplasty. Arch Intern Med, 2002, 162: 329-336.

[7] Navaneethan SD, Singh S, Appasamy S, et al. Sodium bicarbonate therapy for prevention of contrast-induced nephropathy: a systematic review and meta-analysis. Am J Kidney Dis, 2009, 53: 617-627.

[8] Kanbay M, Covic A, Coca SG, et al. Sodium bicarbonate for the prevention of contrast-induced nephropathy: a meta-analysis of 17 randomized trials. Int Urol Nephrol, 2009, 41: 617-627.

[9] Meier P, Ko DT, Tamura A, et al. Sodium bicarbonate-based hydration prevents contrast-induced nephropathy: a meta-analysis. BMC Med, 2009, 7: 23.

[10] Seeliger E, Ladwig M, Sargsyan L, et al. Proof of principle: hydration by a mannitol-glucose solution alleviates undesirable renal effects of an iso-osmolar contrast medium in rats. Invest Radiol, 2012, 47(4): 240-246 .

[11] Briguori C, Visconti G, Focaccio A, et al. Renal Insufficiency After Contrast Media

Administration Trial II (REMEDIAL II): Renal guard system in high-risk patients for contrast-induced acute kidney injury. Circulation, 2011, 124: 1260-1269.

[12] Marenzi G, Ferrari C, Marana I, et al. Prevention of contrast nephropathy by furosemide with matched hydration: the MYTHOS induced diuresis with matched hydration compared to standard hydration for contrast Induced nephropathy prevention）trial. JACC Cardiovasc Interv, 2012, 5 (1): 90-97.

[13] Weisbord SD, Mor MK, Kim S, et al. Factors associated with the use of preventive care for contrast-induced acute kidney injury. Journal of General Internal Medicine, 2009, 24: 289-298.

[14] Trivedi HS, Moore H, Nasr S, et al. A randomized prospective trial to assess the role of saline hydration on the development of contrast nephrotoxicity. Nephron Clin Pract, 2003, 93: C29-C34.

[15] Dussol B, Morange S, Loundoun A, et al . A randomized trial of saline hydration to prevent contrast nephropathy in chronic renal failure patients. Nephrol Dial Transplant, 2006, 21: 2120-2126.

[16] Hiremath S, Akbari A, Shabana W, et al. Prevention of contrast-induced acute kidney injury: Is simple oral hydration similar to intravenous? A systematic review of the evidence. PLoS ONE, 2013, 8(3): e60009.

[17] Bader BD, Berger ED, Heede MB, et al. What is the best hydration regimen to prevent contrast media-induced nephrotoxicity? Clin Nephrol, 2004, 62:1-7.

[18] Krasuski RA, Beard BM, Geoghagan JD, et al. Optimal timing of hydration to erase contrast-associated nephropathy: the OTHER CAN study. J Invasive Cardiol, 2003, 15: 699-702.

[19] Reddan D, Laville M, Garovic VD. Contrast-induced ephropathy and its prevention: what do we really know from evidence-based findings? J Nephrol, 2009, 22: 333-351.

[20] McCullough PA, Sandberg KR. Epidemiology of contrastinduced nephropathy. Rev Cardiovasc Med, 2003, 4: 53-59.

[21] Briguori C, Visconti G, Rivera NV, et al. Cystatin c and contrast- induced acute kidney injury. Circulation,   2010, 121: 2117-2122.

[22] Maioli M, Toso A, Leoncini M, et al. Effects of hydration in contrast-induced acute kidney injury following primary angioplasty: a randomized controlled trial.Circ Cardiovasc Intervent, 2011, 4: 456-462.

第七篇

慢性肾脏病与心血管疾病预后

第二十八章 透析患者的高钙负荷与心血管疾病

CKD 患者的骨骼和矿物质长期代谢异常会引起包括软组织、关节等骨外钙化，尤其是心血管钙化高发，导致心血管事件的发生率明显高于同龄的健康人 20 倍以上，对生命及预后产生严重影响。钙、磷、甲状旁腺激素（parathyroid hormone, PTH）代谢紊乱是 ESRD 透析患者最常见的一组临床症候群，目前认识到其代谢紊乱和纠正紊乱的治疗过程都可能导致心血管钙化和全因死亡率增高。因此，合理治疗，避免心血管钙化非常重要。

一、钙在机体的代谢

人体矿物质的最主要成分是钙元素，其中身体总钙的 99%以上分布在骨骼和牙齿，0.6%在软组织，血管外沉积占 0.06%，实际在血浆中的只占 0.03%。血浆中的钙有 3 种形式：48%为离子钙，46%为蛋白结合钙，其余为复合钙。所以，不能以血钙水平的高低反映总体钙负荷的高低。

食物中的钙在小肠中被吸收进入血液，$1, 25-（OH）_2D_3$ 促进肠壁合成钙结合蛋白，钙结合蛋白在钠泵或钙泵作用下促进钙吸收。骨骼每日约有 280mg 钙被吸收，又有 280mg 被释放入血。钙离子主要经尿排出，肾小球滤过的钙离子中，99%在近曲小管被重吸收。正常生理情况下，钙的吸收、排泄及骨钙与血液循环钙之间呈动态平衡，使血钙总浓度维持在 2.1～2.7mmol/L（8.4～10.8mg/dl），游离钙维持在 1.07～1.27mmol/L（4.3～5.1mg/dl），钙磷乘积维持在 35～40(mg^2/dl^2)。

维持性血液透析（maintenance hemodialysis, MHD）患者比健康人更容易发生钙磷代谢紊乱，随着肾衰竭发展而出现的低钙、高磷刺激 PTH 升高，导致骨溶解，进而诱发高钙血症，加重钙负荷。一项多中心横断面研究收集了 2004 年 6 月~2004 年 10 月于 153 个医疗机构门诊就诊的 1814 例 CKD 患者资料，分析这些患者的血清钙、磷、iPTH 和维生素 D 异常的发生率，从结果可以看出 CKD 患者高钙负荷比例较高，而低钙血症并不常见[1]。新加入透析患者的血管钙化发生率已高达约 65%，主要与肾性骨病共存，尤其更多见于高、低转运型骨病患者[2, 3]。

血清钙>2.6mmol/L 诊断为高钙血症，如果能够测定游离钙，对高钙血症诊断更为有利。此外，24 小时尿钙>250mg（女性）和>300mg（男性）诊断为高钙血症并有高钙负荷。正常人静脉输钙后，血钙浓度增高，PTH 减少，此为钙负荷试验。

但对于 CKD 并发继发性甲状旁腺功能亢进症（secondary hyperparathyroidism, SHPT）患者，血钙对 PTH 的负反馈障碍，钙负荷后 PTH 并不下降或轻度下降，而正常人明显下降，甚至抑制到 0。CKD 3 期以后的患者肾功能下降，由于尿液排钙减少，更容易发生高钙负荷，导致心血管钙化。

二、钙负荷对机体的影响

高钙血症是血液透析（HD）患者伴有 SHPT 的绝对死亡风险预测因子[4]。透析患者更容易发生高钙负荷，其危害累及消化、心血管、神经精神、肌肉等各个系统，后果极为严重。

（1）消化系统：高钙血症患者有消化不良、食欲不振、恶心、呕吐及便秘等症状，可伴有复发性消化性溃疡，药物治疗常无效，摘除甲状旁腺腺瘤后可痊愈。此外，5%～10% 的患者有急、慢性胰腺炎发作。

（2）肌肉系统：患者表现为肌无力，近端肌肉疼痛、萎缩，肌肉活检呈非特异性改变。高钙血症易沉着于血管壁、角膜、结合膜、鼓膜、关节周围和软骨，分别引起肌肉萎缩、角膜病、红眼综合征、听力减退和关节功能障碍等。

（3）神经精神系统：当血钙达 3～4mmol/L 时有神经衰弱症状，达 4mmol/L 时呈精神病症状，出现谵妄、精神错乱，接近 5mmol/L 时昏迷不醒。少数患者有头痛、脑卒中、锥体外系病变、麻痹，可能与颅内钙化有关。

（4）心血管系统：高钙血症使血管平滑肌收缩、血管硬化，形成高血压、心内膜及心肌钙化，使心功能减退、全身血液循环受阻。此外，钙离子可激活凝血因子，发生广泛性血栓。

三、合理的血钙目标值

近期，在欧洲进行的多中心、大样本、前瞻、开放、长期的 MHD 患者队列研究（COSMOS）结果推荐 HD 患者最佳的血钙值为 7.9～9.5mg/dl，低于我们通常应用的 KDIGO 指南的 8.4～9.5mg/dl[6]。中国台湾肾脏登记数据系统（2005～2015 年）研究探讨了 HD 患者血清钙在不同 PTH 和 ALP 时，其预测预后的作用不同，当 ALP 正常（50～100U/L）并 iPTH＜150pg/dl 时，血钙＜8.5mg/dl 的危险因素为 1.31，血钙＞9.5mg/dl 的危险因素为 1.33；当 ALP 正常并 iPTH＞300pg/dl 时，血钙＜8.5mg/dl 的危险因素为 1.67，血钙＞9.5mg/dl 的危险因素为 0.92[7]，即低 PTH 要警惕高钙风险，高 PTH 要警惕低钙风险。

另一项研究是分析 2001～2006 年来自美国达维塔诊所的 129 076 名血液透析患者的数据显示：异常的矿物质代谢紊乱与死亡风险增高相关，特别是高浓度的血清钙和磷与死亡风险增加有关，并且不管是否被血清白蛋白矫正，血清钙＞10.2mg/dl 时患者的死亡率均明显升高。该研究的特殊重要性在于将非矫正钙＞10.2mg/dl 作为血清钙阈值第一次引入临床矿物质代谢质控改进计划[8]。

四、如何控制钙负荷

1. 低钙透析液明显减轻钙负荷

透析液钙离子浓度为 1.75mmol/L 只适合透析前低血钙的患者，对于透析前血钙水平不低的患者常常会造成透析后高钙血症及转移性钙化的发生[9]。王梅等通过对 12 例血钙正常稳定的 MHD 患者分别使用钙离子浓度为 1.25mmol/L（DCal.25）、1.5mmol/L（DCal.5）和 1.75mmol/L（DCal.75）的透析液进行血液透析（透析液其他成分不变），每次透析 4 小时，检测透析前后血清总钙（tCa）、离子钙（iCa）、iPTH 及透析废液的 iCa 和磷（P），并对血压进行监测。发现使用 DCal1.25 的透析液时，体内钙平均丢失 5.03mmol（约 200mg）；使用 DCal1.5 的透析液时，体内钙平均蓄积 1.4mmol（56mg）；使用 DCal1.75 的透析液时，体内钙平均蓄积 3.3mmol（132mg）。说明透前血钙水平正常的患者，DCal.75 的透析液明显增加了患者的钙负荷；DCal.25 的透析液能够明显减轻钙负荷，但易致 PTH 升高，因此应监测 iPTH 水平；对于透析前轻度低血钙或在正常值低限的患者，Dcal.5 的透析液是适用的，如果发生透析后高钙血症，则应改用 Dcal.25 的透析液[10]。

此外，低钙透析液可改善患者的血管硬化。一项列入 20 例 MHD 患者的研究将透析液钙浓度由 1.75mmo/L 降至 1.5mmol/L 后，每两个月测一次脉搏波速度（PWV）和压力反射波增强指数（Alx），观察 6 个月结果显示：总钙由（9.5±1.0）mg/dl 降至（9.0±0.7）mg/dl，离子钙由（1.3±0.1）mmol/L 降至（1.1±0.1）mmol/L，Hf-PWV 由（1.548±450）cm/s 降至（1.288±345）cm/s，Alx 由（23.3±17.5）%降至（15.2±19.0）%[11]。

因此，2003 年 KDOQI 推荐透析液（血透、腹透）钙离子浓度为 1.25mmol/L，部分患者需应用较高/低钙离子浓度的透析液；2009 年 KDIGO CKD-MBD 推荐透析液钙离子浓度为 1.25mmol/L 和 1.50mmol/L；2010 年《血液净化标准操作规程》推荐一般血液透析患者使用钙离子浓度为 1.5mmol/L 的透析液，高钙血症使用钙离子浓度为 1.25mmol/L 的透析液，低钙血症患者使用钙离子浓度为 1.75mmol/L 的透析液；2013 年 CSN《慢性肾脏病矿物质与骨异常诊治指导》推荐常规血液透析患者使用钙离子浓度为 1.25～1.50mmol/L 的透析液，腹膜透析患者选择钙离子浓度为 1.25mmol/L 的腹透液。

2. 钙剂或维生素D可能增加钙负荷

近期发表在英国医学杂志上的一项健康人群的荟萃分析研究了钙剂或钙剂联合维生素 D 是否可以防治骨质疏松，结果发现每治疗 1000 例患者，持续观察 5 年，仅预防了 3 例骨折，却导致 6 例额外的心肌梗死或脑卒中事件发生。结论：无论是否添加维生素 D，钙剂防治骨折作用不大，并且还会增加心血管事件的风险，尤其会增加心肌梗死的发生风险[3]。另一项关于长期钙摄入与全因死亡和心血管死亡相关性分析也发现：绝经期女性高钙食物摄入与全因死亡和心血管事件造成的高死亡率密切相关，但与脑卒中造成的高死亡率不相关[12]。另一项囊括 38 项关于补充钙剂和维生素 D 预防骨折风险的研究发现其中有 30 项研究证明补充钙剂和维生素 D 无效，而且不良反应多，主要包括胃肠道不适、便秘、心血管事件、髋部骨折[13]。

由于非选择性维生素 D 受体激动剂（骨化三醇类）显著增加肠道钙、磷吸收及骨钙动员，而选择性维生素 D 受体激动剂（帕立骨化醇）不激活肠道、骨骼等处维生素 D 受体，减少高钙高磷血症，还能抑制血管钙化，其机制可能为通过抑制血管中成骨细胞基因的表达，从而避免血管钙化，因此 HMD 患者治疗 SHPT 应尽量应用选择性维生素 D。对已经发生血管钙化的患者，KDIGO 指南建议不选择含钙的磷结合剂，最好用非钙磷结合剂降血磷。

3. 钙敏感受体激动剂可以降低血钙

钙敏感受体激动剂，也称为西那卡塞，可以激活甲状旁腺、肾脏和骨骼等组织细胞内的钙敏感受体，模拟血钙水平升高产生相应 PTH 分泌减少的反应，即使是在高钙血症时也活化钙敏感受体，直接抑制 PTH 的分泌和 1，25-（OH）$_2$D$_3$ 的合成，减少破骨细胞的形成和骨质吸收的反应，使血钙离子向骨内转移，降低血钙、血磷及钙磷乘积。Nakayama 等通过对 23 名长期接受西那卡塞治疗（25mg，每日一次）的 SHPT 患者进行为期 4 年的随访研究，在西那卡塞治疗前 12 个月、治疗开始时、治疗后 12 个月、治疗后 24 个月及治疗后 36 个月动态观察，发现治疗前后患者 PTH、血钙、血磷水平显著降低，钙磷乘积治疗前后变化为（67.4±7.9）～（52±7.7）mg^2/dl[14]。

4. 其他降低血钙的措施

双磷酸盐可以升高血磷，使钙盐沉积在骨内而引起血钙降低；其次还可抑制1，25（OH）$_2$D$_3$的生成，导致肠钙吸收减少而降低血钙水平。但由于胃肠道反应，加上磷制剂刺激 PTH 分泌，会引起软组织异位钙化等不良反应，不推荐用于 MHD 患者。

鲑鱼及鳗鱼降钙素可抑制骨的重吸收，促进尿钙排泄，从而使血钙降低。鲑鱼降钙素剂量为 2～8U/kg，鳗鱼降钙素剂量为 0.4～1.6U/kg，每 6 小时肌内注射或皮下注射 1 次，6 小时内可使血钙降低 0.25～0.5mmol/L。但作用时间短，且在几小时或几天内出现"逸脱"现象而失效。与糖皮质激素或普卡霉素合用有协同作用，且糖皮质激素可消除前述降钙素的"逸脱"现象。

甲状旁腺切除术（parathyroidectomy，PTX）能够显著纠正甲状旁腺功能亢进，迅速改善钙、磷代谢紊乱，降低患者血管钙化进展，但也有报道术后 PTH 过低加重血管钙化的病例。SHPT 患者的骨骼病理改变为成骨细胞和破骨细胞都活跃的高转运骨病，PTX 术后全身循环血中 PTH 骤减，PTH 有激活肠道 1，25（OH）$_2$D$_3$ 受体，导致钙、磷大量吸收的作用，PTX 术后随着 PTH 浓度下降钙吸收明显减少，血钙水平降低；而骨骼原来的高转运状态受 PTH 下降的影响，表现为成骨细胞的骨重建、矿化作用增强，破骨细胞作用逐渐减慢，则血液及其他组织中大量钙、磷向骨组织中大量沉积，发生低钙血症，也称为"骨饥饿"现象，此时需要积极应用钙剂和骨化三醇类药物补充，应用高钙透析液，直到血钙恢复至正常[15]。

综上所述，MHD 患者不论 PTH 高或低，都容易诱发高钙负荷，导致心血管钙化的发生，最终影响生存质量。选择恰当的透析液钙浓度，依据血管钙化程度选择含钙或者非钙、磷结合剂，避免应用非选择性维生素 D 受体激动剂，应用钙敏感受体激动剂治疗 SHPT，伴有严重 SHPT 时及时做甲状旁腺切除术都是防治高钙负荷、避免心血管钙化的有效临床手段。

（张　凌）

参 考 文 献

[1] Levin A, Bakris GL, Molitch M, et al. Prevalence of abnormal serum vitamin D, PTH, calcium, and phosphorus in patients with chronic kidney disease:results of the study to evaluate early kidney disease. Kidney Int, 2008, 74(3): 389-390.

[2] Brandenburg VM, Floege J. Adynamic bone disease-bone and beyond. Nephrol Dial Transplant Plus, 2008, 1: 135-147.

[3] Bolland MJ, Grey A, Avenell A, et al.Calcium supplements with or without vitamin D and risk of

cardiovascular events: reanalysis of the women's health initiative limited access dataset and meta-analysis.BMJ, 2011, 19; 342-351.

[4] Fukagawa M, Kido R, Komaba H, et al. Abnormal mineral metabolism and mortality in hemodialysis patients with secondary hyperparathyroidism: evidence from marginal structural models used to adjust for time-dependent confounding. Am J Kidney Dis, 2014, 63(6): 979-987.

[5] Kim GH. Gaps between global guidelines and local practices in CKD-MBD.Electrolyte Blood Press, 2014, 12(2): 35-40.

[6] Ketteler M, Martin KJ, Cozzolino M, et al. Paricalcitol versus cinacalcet plus low-dose vitamin D for the treatment of secondary hyperparathyroidism in patients receiving haemodialysis: study design and baseline characteristics of the IMPACT SHPT study. Nephrol Dial Transplant, 2012, 27(5): 1942-1949.

[7] Lin YC, Lin YC, Hsu CY, et al. Effect Modifying role of serum calcium on mortality-predictability of PTH and alkaline phosphatase in hemodialysis patients: an investigation using data from the Taiwan renal registry data system from 2005 to 2012. PLoS One, 2015, 24;10(6): e0129737.

[8] Rivara MB, Ravel V, Kalantar-Zadeh K, et al.Uncorrected and albumin-corrected calcium, phosphorus, and mortality in patients undergoing maintenance dialysis. J Am Soc Nephrol, 2015, 26(7): 1671-1681.

[9] Catherine C, Philippe M, Didier B. Long, gastric, and soft tissue uptake of Tc-99m MDP and Ga-67 citrate associated with hypercalcemia. Clin Nucl Med, 2003, 28: 467-471.

[10] 孙鲁英, 左力, 王梅, 等.不同钙离子浓度透析液对血液透析患者钙平衡及甲状旁腺素的影响.中华肾脏病杂志, 2004, 20(3): 210-213.

[11] Kim JK, Moon SJ, Park HC, et al. Effects of lowering dialysate calcium concentrations on arterial stiffness in patients undergoing hemodialysis. Korean J Intern Med, 2011, 26(3): 320-327.

[12] Michaëlsson K, Melhus H, Byberg L, et al. Long term calcium intake and rates of all cause and cardiovascular mortality: community based prospective longitudinal cohort study. BMJ, 2013, 346: f228.

[13] Grey A, Bolland M. Web of industry, advocacy, and academia in the management of osteoporosis. BMJ, 2015, 21, 351:h3170.

[14] Nakayama K, Nakao K, Takatori Y, et al. Long-term effect of cinacalcet hydrochloride on abdominal aortic calcification in patients on hemodialysis with secondary hyperparathyroidism. Int J Nephrol Renovasc Dis, 2013, 7: 25-33.

[15] 张凌.慢性肾脏病患者甲状旁腺切除术后低钙血症的处理.中国中西医结合肾病杂志, 2014, 11（15）: 941-943.

第二十九章　运动疗法改善慢性肾功能不全患者心血管预后的研究进展

CVD 与 CKD 有着紧密的联系，两者具备共同的危险因素，如吸烟、肥胖、高血压、糖尿病、血脂紊乱，而 CKD 本身即是促进 CVD 发生的独立危险因素。研究表明肾小球率过滤（glomerular filtration rate，GFR）下降和蛋白尿出现与全因死亡及心血管因死亡紧密相关。与肾功能正常患者相比，GFR＜60 ml/（min·1.73m^2）的患者发生充血性心力衰竭、心房颤动、脑卒中、周围动脉疾病的风险升高 2 倍[1~4]，CKD 3 期和 CKD 4 期患者心血管死亡率分别增加 2 倍和 3 倍[5, 6]。并非所有 CKD 患者均进展为 ESRD，而 CVD 是所有 CKD 患者面临的高风险事件，是 CKD 患者首要致死原因。CKD 3 期以下患者心血管死亡发生率远大于进展为肾衰竭及透析的发生率，大部分 CKD 患者在进展为 ESRD 之前就罹患心血管事件甚至因此死亡。CKD 患者出现 CVD 后预后更差，合并 CKD 的急性心肌梗死患者死亡、再梗死、心力衰竭、猝死的风险均较无 CKD 患者高。因此 CKD 的治疗目的除了延缓肾功能下降外，降低 CVD 风险尤为重要。国内外指南均推荐冠心病及心力衰竭患者应在药物治疗基础上联合运动疗法进行综合心脏康复[7~9]。KDIGO 2012 年发表《CKD 评估与管理临床实践指南》推荐[10]，CKD 治疗与管理措施不仅包含药物，蛋白摄入、血糖血压管理、食盐摄入及生活方式调整均有重要意义，运动训练也位列其中，CKD 患者坚持至少每周 5 次、每次 30 分钟的规律运动可带来心血管获益。本章将对运动疗法改善 CKD 患者心血管预后进行全面介绍。

一、运动对 CKD 患者死亡率的影响

大量流行病学资料显示运动对人类健康有重要影响，缺乏运动会导致慢性非传染性疾病发病率增高、人群寿命缩短[11]。与非 CKD 患者相比，CKD 患者普遍存在运动量减少、体能下降、运动能力降低。HANES III 研究采用多元 COX 回归模型，调整性别、种族、既往心血管及肿瘤病史、肺部疾病史等多个因素后，运动缺乏仍为 CKD 患者死亡率升高的危险因素[12]。ESRD 患者低强度运动即可改善

全因死亡率[13]。对人口学资料、合并临床疾病及社会经济学指标进行调整后的数据显示，规律运动可使死亡风险降低 27%[14]。峰值摄氧量（maximal oxygen consumption，V_{O_2max}）是机体心肺储备功能的综合体现，研究表明 V_{O_2max} 是 ESRD 患者死亡强有力的预测因子，V_{O_2max} 低于 17.5ml/（kg·min）的 ESRD 患者死亡率明显升高[15]，运动训练可提升 CKD 患者的最大摄氧量[16]。

二、运动改善 CKD 患者传统心血管疾病危险因素

高血压是增加 CVD 风险独立且强有力的预测因子，即使 SBP 下降 2mmHg，冠心病、脑卒中及全因死亡率也能明显下降。高血压是 CKD 最常见的伴随症状，随着 GFR 下降、RAAS 激活、降压药物选择余地越来越小，血压越难以控制，而运动训练可有效辅助 CKD 患者控制血压，从而降低 CVD 风险。2011 年 Heiwe[17] 的荟萃分析纳入 45 个研究共 1863 名 CKD 患者，结果显示经过规律运动，CKD 患者有氧代谢能力、步行能力、营养状况、健康相关生活质量均得到明显改善，静息 SBP、静息 DBP、静息心率分别降低 6.08mmHg、2.32mmHg、6 次/分。2014 年 Heiwe 和 Jacobsen[18]再次通过 Meta 分析系统综述了 928 例 CKD 患者进行运动训练的 41 项 RCT 研究，将 CKD 患者分为 CKD 2~5 期组、透析组、肾脏移植组，结果显示运动训练对各组患者均有明显的临床获益，包括血压和心率变异性，再次佐证了 KDIGO 对运动疗法的推荐，运动可提升有氧代谢能力、肌肉力量、心血管功能和健康生活质量。

血脂参与整个动脉内膜损伤、动脉粥样硬化发生及发展、动脉粥样硬化斑块稳定性各个环节，是 CVD 及 CKD 患者预后不良的独立危险因素，也是心肾疾病二级预防的重要靶点。Kensuke Toyama 等[19]的研究显示，CKD 合并 CVD 患者经过 12 周的运动治疗，可提升无氧阈值、高密度脂蛋白胆固醇水平及 GFR，降低三酰甘油水平。

运动治疗早已作为糖尿病患者必备的治疗手段之一。基于众多循证医学证据，美国糖尿病协会（American Diabetes Association，ADA）2015 年发表最新科学声明《成人 2 型糖尿病患者心血管疾病的预防》[20]，仍强烈推荐将运动作为糖尿病患者生活方式改善的核心，运动可促进减轻体重和 HbA/C 达标，并减少高血压、高血糖、高脂血症治疗所需的药物，有利于心血管危险因素控制。

蛋白尿和微量白蛋白尿是肾脏疾病进展的预测因子，也是冠心病和 CVD 发病及死亡的重要预测因子[21]，因微量白蛋白尿代表了高 RAAS 活性及氧化应激状态，以及由于血管内皮损伤所致的炎症反应、平滑肌细胞迁移、增殖及后续心脏

和肾脏的纤维化。两项 Meta 分析显示，CKD 患者减轻体重可明显减少蛋白尿而不引起 GFR 的下降，每减轻 1kg 体重可减少蛋白尿 110mg，这种效应独立于降压效应之外，而运动训练是减轻体重最有效的途径[22, 23]。

三、运动改善 CKD 患者血管功能

在传统危险因素之外，其他因素如炎症、氧化应激、NO 生物利用度降低、矿物质代谢紊乱可引起 CKD 患者血管壁内膜及中膜受损，增加心血管事件风险。临床研究显示，血管内皮功能紊乱在肾脏病早期即可发生，肾功能下降会加速动脉粥样硬化的进程，最终导致不良心血管事件[24]。肾脏大部分切除的大鼠规律运动 4 周，胸主动脉内皮功能可得到有效改善[25]。CKD 患者血管中膜最典型的病变是钙化，钙化可改变血管弹性，引起血管僵硬。颈股动脉脉搏波传导速度（carotid-femoral pulse wave velocity，CF-PWV）是评估大动脉僵硬度的无创性指标，CF-PWV 在 CKD 早期就开始升高，随着肾功能下降逐步进展。动脉僵硬可导致 SBP 升高、左室肥厚、心脏后负荷增加、心内膜下心肌灌注减低、舒张功能障碍和逐步进展的心力衰竭。动脉僵硬是 CKD 患者心血管死亡率增加强大且独立的预测因子，Blacher 等[26]发现 CF-PWV 每增加 1m/s，ESRD 患者全因死亡率增加 39%。在 GFR 为 15~59ml/（min·1.73m^2）的患者和 ESRD 患者中，均有研究显示长期运动训练可改善动脉僵硬度[27]。基础及临床研究已经揭示，运动之所以能够改善血管功能，正是针对炎症、氧化应激、NO 生物利用度降低这些因素发挥了作用[28]。

四、CKD 患者运动治疗的安全性

虽然指南推荐和循证证据已表明运动应作为 CKD 患者标准治疗的一部分，但在肾脏病治疗中应用尚少[29]，原因包括临床诊疗活动没有充足的时间去做运动的评估及推荐，肾病科医师缺乏足够的知识及经验制订合适的运动处方，患者缺乏运动意识而难以产生运动的想法并保持运动积极性。对运动安全性的考虑也是肾脏病医师和患者共同面临的疑问。

Kirsten L. Johansen 综述了非透析 CKD 患者采取中等强度、逐步增加运动量的运动是安全的，获益远大于运动风险[30]。在部分研究报道中出现了 CKD 患者对运动的不良反应，包括血压升高、血压降低、心电图 ST-T 改变及出现异位心律，但并无恶性心脏事件，且以上运动不良反应均发生在合并 CVD 及糖尿病患

者中。规律运动已经被国内外指南推荐用于 CVD 甚至更高风险人群，正是基于大量流行病学资料、临床及基础研究的结论。激烈的运动容易出现急性心脏事件，在所有人群中均如此。因此提倡规律、循序渐进的运动方式，与这种良性运动方式相比，久坐的生活方式反而会出现更高的心脏事件风险。目前尚无运动训练诱发 CKD 患者致命或严重不良事件的研究报道[17]。

五、CKD 患者的运动处方

2015 年最新发布的《CKD 患者运动治疗专家声明》[31]再次肯定了所有 CKD 患者均能从运动治疗中获益。对每位 CKD 患者进行运动处方制订前首先要进行充分的评估，包括询问既往疾病、目前合并疾病，测量血压、心率、BMI，检测相关血液学生化指标，并完成心电图，必要时行超声心动检查及动态心电图，进行心功能、心律评估，通过运动心肺测试仪进行最大摄氧量、无氧阈值等评估，以期制订合理的运动方案，排除目前不适合进行运动的患者，尽可能减少运动带来的临床、生化、血流动力学方面的不良反应，避免药物治疗与运动训练之间的不良相互作用。ESRD 患者常常体质较差，合并骨代谢异常引起的肾性骨病，进行运动训练需循序渐进，给机体足够的适应时间。腹膜透析患者推荐在腹膜腔无透析液状态下进行运动，血液透析患者可在非透析日或透析开始前 2 个小时进行运动，上肢动静脉瘘未完全愈合之前避免该侧上肢的运动训练，此后也应该避免在该侧上肢进行功能学检测如测量血压。

获益与风险来自于不同的运动形式（有氧、抗阻或两者结合）、运动强度、持续时间。2012 年 KDIGO 指南推荐，CKD 患者应坚持至少每周 5 次，每次 30 分钟的规律运动，运动形式应该包括有氧、抗阻及柔韧性训练。2013 年澳大利亚体育与运动协会关于 CKD 患者运动声明中详细推荐了 ESRD 接受透析患者应采用的运动处方，有氧运动形式以步行、骑车为主，持续时间推荐每次持续 30～45 分钟，每周 180 分钟，达到最大心率 55%～70% 的运动强度较适宜。2015 年最新《CKD 患者运动治疗专家声明》推荐，在评估患者适合接受运动训练之后，按照 FITT（Frequency，Intensity，Time，Type）原则制订运动计划，并做了详细推荐。综合文献及指南可以看出，有氧运动是各种研究中采用最多的运动形式，运动频率、强度及持续时间要根据患者基础疾病状况和体能评估进行个体化订制，总体原则是从中等强度开始、分组训练、循序渐进。

（罗 荷）

参 考 文 献

[1] Kottgen A, Russell SD, Loehr LR, et al. Reduced kidney function as a risk factor for incident heart failure: the Atherosclerosis Risk In Communities (ARIC) study. J Am SocNephrol, 2007, 18: 1307-1315.

[2] Abramson JL, Jurkovitz CT, Vaccarino V, et al. Chronic kidney disease, anemia, and incident stroke in a middle-aged, community-based population: the ARIC study. Kidney Int, 2003, 64: 610-615.

[3] Wattanakit K, Folsom AR, Selvin E, et al. Kidney function and risk of peripheral arterial disease: results from the Atherosclerosis Risk In Communities (ARIC) study. J Am Soc Nephrol, 2007, 18: 629-636.

[4] Alonso A, Lopez FL, Matsushita K, et al. Chronic kidney disease is associated with the incidence of atrial fibrillation: the Atherosclerosis Risk In Communities (ARIC) study. Circulation, 2011, 123: 2946-2953.

[5] Matsushita K, van der Velde M, Astor BC, et al. Association of estimated glomerular filtration rate and albuminuria with all-cause and cardiovascular mortality in general population cohorts: a collaborative meta-analysis. Lancet, 2010, 375: 2073-2081.

[6] van der Velde M, Matsushita K, Coresh J, et al. Lower estimated glomerular filtration rate and higher albuminuria are associated with all-cause and cardiovascular mortality: a collaborative meta-analysis of high-risk population cohorts. Kidney Int, 2011, 79: 1341-1352.

[7] 中华医学会心血管病学分会预防学组, 中国康复医学会心血管病专业委员会. 冠心病运动治疗中国专家共识.中华心血管病杂志, 2015, 43(7): 575-588.

[8] 中国康复医学会心血管病专业委员会, 中国老年学学会心脑血管病专业委员会. 慢性稳定性心力衰竭运动康复中国专家共识.中华心血管病杂志, 2014, 42(9): 714-720.

[9] King M, Bittner V, Josephson R, et al. Medical director - responsibilities or outpatient cardiac rehabilitation/secondary prevention programs: 2012 update: a statement for health care professionals from the American Association of Cardiovascular and Pulmonary Rehabilitation and the American Heart Association. Circulation, 2012, 126(21): 2535-2543.

[10] Kidney Disease: Improving Global Outcomes (KDIGO) CKD Work Group. KDIGO 2012 clinical practice guideline for the evaluation and management of chronic kidney disease. Kidney Int Suppl, 2013, 3: 1-150.

[11] Lee IM, Shiroma EJ, Lobelo F, et al. Effect of physical inactivity on major noncommunicable diseases worldwide: an analysis of burden of disease and life expectancy. Lancet, 2012, 380(9838): 219-229.

[12] Beddhu S1, Baird BC, Zitterkoph J. Physical activity and mortality in chronic kidney disease (NHANES Ⅲ). Clin J Am Soc Nephrol, 2009, 4(12): 1901-1906.

[13] Johansen KL, Kaysen GA, Dalrymple L S, et al.Association of physical activity with survival among ambulatory patients on dialysis: the comprehensive dialysis study. Clin J Am Soc Nephrol, 2013, 8: 248-253.

[14] Tentori F, Elder SJ, Thumma J, et al. Physical exercise among participants in the Dialysis Outcomesand Practice Patterns Study(DOPPS): correlates and associated outcomes. Nephrol Dial Transplant, 2010, 25(9): 3050-3062.

[15] Sietsema KE, Amato A, Adler SG, et al. Exercise capacity as apredictor of survival among ambulatory patient swith end- stage renaldisease. Kidney Int, 2004, 65(2): 719-724.

[16] Johansen KL, Painter P. Exercise in individuals with CKD. Am J Kidney Dis, 2012, 59:126-134.

[17] Heiwe S, Jacobson SH. Exercise training for adults with chronic kidney disease. Cochrane Database Syst Rev, 2011, 10: CD003236.

[18] Heiwe S, Jacobson SH. Exercise training in adults with CKD: a systematic review and meta-analysis. Am J Kidney Dis, 2014, 64(3): 383-393.

[19] Kensuke Toyama, Seigo Sugiyama, Hideki Oka. Exercise therapy correlates with improving renal function through modifying lipid metabolism in patients with cardiovascular disease and chronic kidney disease. Journal of Cardiology, 2010, 56:142-146.

[20] Fox CS, Golden SH, Anderson C, et al. Update on prevention of cardiovascular disease in adults with type 2 diabetes mellitus in light of recent evidence: a scientific statement from the American Heart Association and the American Diabetes Association. Diabetes Care, 2015, 38(9): 1777-1803.

[21] Sukhija R, Aronow WS, Kakar P, et al. Relation of microalbuminuria and coronary artery disease in patients with and without diabetes mellitus. Am J Cardiol, 2006, 98:279-281.

[22] Navaneethan SD, Yehnert H, Moustarah F, et al. Weight loss interventions in chronic kidney disease: a systematic review and meta-analysis. Clin J Am Soc Nephrol, 2009, 4: 1565-1574.

[23] Afshinnia F, Wilt TJ, Duval S, et al. Weight loss and proteinuria: systematic review of clinical trials and comparative cohorts. Nephrol Dial Transplant, 2010, 25: 1173-1183.

[24] Stam F, van Guldener C, Becker A, et al. Endothelial dysfunction contributes to renal function-associated cardiovascular mortality in a population with mild renal insufficiency: the Hoorn study. J AmSoc Nephrol, 2006, 17: 537-545.

[25] Shelkovnikov S, Summers SM, Elahimehr R, et al. Effect of exercise training on aortic tone in chronic renal insufficiency. Am J Hypertens, 2008, 21: 564-569.

[26] Blacher J, Asmar R, Djane S, et al. Aortic pulse wave velocity as a marker of cardiovascular risk

in hypertensive patients. Hypertension, 1999, 33: 1111-1117.

[27] Mustata S, Groeneveld S, Davidson W, et al. Effects of exercise training on physical. impairment, arterial stiffness and health-related quality of life in patients with chronic kidney disease: a pilot study. Int Urol Nephrol, 2011, 43: 1133-1141.

[28] Gielen S, Schuler G, Adams V. Cardiovascular effects of exercise training: molecular mechanisms. Circulation, 2010, 122: 1221-1238.

[29] Delgado C, Johansen KL. Deficient counseling on physical activity among nephrologists. Nephron Clin Pract, 2010, 116(4): c330-c336.

[30] Kirsten L, Johansen, Patricia Painter. Exercise in individuals with CKD. Am J Kidney Dis, 2012, 59(1): 126-134.

[31] Koufaki P, Greenwood S, Painter P, et al. The BASES expert statement on exercise therapy for people with chronic kidney disease. Journal of Sports Sciences, 2015, 33（18）: 1902-1907.

第三十章　女性心肾血管疾病的研究进展

近年来，越来越多的证据表明 CKD 是 CVD 的高危因素，同时，CVD 也是 CKD 患者死亡的重要原因。国外研究[1]表明，CKD 在女性中更为流行，并且容易出现相应的心血管事件，肾功能减退常常与心肌缺血的女性冠状动脉血流储备减低有重要关联，冠状动脉微血管功能障碍增加了 CKD 患者心血管事件的风险。对于缺血性胸痛的女性，不管冠状动脉硬化性心脏病（coronary atherosclerotic heart disease，CAD）的严重程度如何，只要存在轻度 CKD，都是全因死亡和心源性猝死的独立预测因子[2]。检测中度以上女性 CKD 患者血液中骨保护素（osteoprotegerin，OPG）水平，可以早期识别高危 CVD 患者[3]。

但目前从流行病学方面尚未见国内外对女性肾脏疾病发病率及病死率的统一调查研究，对于女性 CKD 研究进展甚少。自 20 世纪 70 年代开始，女性冠心病相关危险因素的研究大量涌现，除传统的冠心病危险因素外，与男性不同，与女性生殖相关的因素（如产前子痫、多囊卵巢综合征、雌激素水平等）被发现与冠心病风险相关[4]。

尽管如此，目前国内外 CVD 女性患者仍然得不到公众与医务人员的足够重视，而早期绝经又是独立于传统冠心病危险因素的另一项冠心病独立危险因素，且与人种、地域无关[5]。

2011 年美国心脏病协会（American Heart Association，AHA）及 2012 年 ESC 分别制订了针对女性群体的心血管病预防指南，我国也提出了中国女性 CVD 预防专家共识。可见近年来国内外对女性 CVD 的重视广泛提高。对女性心肾血管疾病的研究进展进行讨论，旨在进一步增强和提高对女性心肾血管疾病危害的认识及防治水平，提高其健康水平。

一、女性心肾血管疾病的危险因素

（一）年龄

从发病年龄看，45 岁以前女性 CAD 患病率明显低于男性，随着绝经期雌激素分泌量减少，女性 CAD 患病率在绝经之后几年逐渐增高，直至 60 岁左右与男性可达平衡[6]；女性 CAD 发病年龄普遍高于男性，首次出现 CAD 临床症状的时间与男性相比平均晚 10 年左右，出现心肌梗死或猝死等事件的时间较男性晚约 20 年[6]。

（二）吸烟及吸二手烟

吸烟是 CVD 重要的独立危险因素。香烟中尼古丁、一氧化碳等多种有害物质是引起冠状动脉粥样硬化的主要有害因素，其中血脂变化、血小板功能及血液流变异常起着重要作用[7]。美国国家健康和营养流行病学调查资料显示：吸烟可使 45% 的男性及 88% 的女性患者发生 CHF 的风险增加；吸烟女性心肌梗死的发病风险是非吸烟女性的 6～9 倍，女性吸烟者 CVD 风险显著高于男性[7]。

（三）肥胖和缺少运动

美国研究显示，过去 10 年肥胖人群增加了 74%，其中大部分是女性，近 1/3 以上的女性呈肥胖体型，数量比男性多 200 万[7]。超重女性 CVD 病死率是正常体重者的 7 倍。女性的运动量普遍小于男性，据统计 30% 的女性几乎不做任何运动。生理绝经妇女体重指数，特别是内脏脂肪都会增加，这将导致 CVD 的风险增加。控制绝经妇女体重指数的过度增加将有助于预防其发生 CVD。

（四）抑郁

Sundel 等[8]研究发现抑郁可增加女性冠心病的发病风险。抑郁患者能够激活 HPA 轴及 SNS，引起血管紧张素 II 及盐皮质激素的释放，进而激活盐皮质激素受体，促进心脏病的发生[9]。Wan CF 等[10]证实，冠心病合并抑郁症患者单核细胞 CD40 的表达及血浆 IL-8 的水平明显高于单纯冠心病组，且其炎症因子的水平与抑郁症的严重程度呈明显正相关。

（五）血糖和血脂异常

有研究显示，糖尿病患者的性别差异尤为突出，女性患糖尿病的风险明显高于男性。校正年龄差异后，患糖尿病的女性发生冠心病的危险是非糖尿病患者的 8 倍，而男性仅为 3 倍。Von Eynatten 等[11] 的研究表明，在冠心病患者中脂联蛋白与 HDL-C 呈正相关，与 TG 呈负相关，提示脂联蛋白可能通过动脉粥样硬化性血脂异常与冠心病的进展相联系。一项研究表明[12]，绝经后女性血清脂联蛋白水平与冠心病无相关性，而与糖脂代谢指标相关，提示脂联蛋白在冠心病发生和发展中可能通过影响糖脂代谢而起作用，确切的机制有待进一步研究。

（六）雌激素水平

传统观念认为女性绝经期前因有雌激素对心血管发挥保护作用而极小可能患冠心病，因而使医生降低了对绝经期前女性冠心病的警惕。事实上绝经期前女性的冠心病并不罕见。

绝经期前女性冠心病的发病机制主要有以下几个方面[13]。

（1）雌激素在一定条件下可产生促炎作用，可刺激内皮细胞 RAGE 表达，其诱导作用使 AGE-RAGE 相互作用增强，进而加剧糖尿病患者的血管炎症，促进绝经期前合并糖尿病的女性冠心病发病率增加。

（2）雌激素受体数量和功能异常可影响雌激素对心血管系统的保护作用。雌激素通过多种受体对心血管系统发挥保护作用，主要包括 α 雌激素受体和 β 雌激素受体。β 雌激素受体是人类冠状动脉中的主要雌激素受体，与冠状动脉钙化相关，是严重动脉硬化的标志物。β 雌激素受体表达增加与绝经期前和绝经期女性早期动脉粥样硬化密切相关。

（3）卵巢功能障碍可引起雌激素生成紊乱，使雌激素对心血管系统的各种保护作用减弱，从而提高绝经期前女性冠心病发病率。

（4）血小板反应性增高使粥样硬化斑块破裂后的炎症反应加剧，血管阻塞严重，因而提高了绝经期前女性冠心病发病率，但由于目前相关研究甚少，血小板高反应性与绝经期前女性冠心病的相关性尚无更加确切的证据，仍需进一步的深入研究。

（5）不同个体对冠脉粥样硬化的遗传易患性也是影响绝经期前女性冠心病发病率的重要因素。

（七）纤维蛋白原和同型半胱氨酸

纤维蛋白原（fibrinogen，FIB）和同型半胱氨酸（homocysteine，HCY）为冠心病新的危险因素[14]。FIB 为一种急性相血浆糖蛋白，能够参与体内的免疫活性和炎性反应，还可特异性地与糖蛋白 II b/III a 受体相结合，促进血小板聚集，参与血液凝固[15]。HCY 为蛋氨酸的中间代谢产物，能够造成内皮细胞的损伤，并且被认为是较强的炎症诱导因子[16]。因此可以于适当时间窗选择雌激素替代[16]，补充叶酸、维生素 B_{12} 预防女性冠心病的发生、发展。

二、女性心血管疾病的临床特点

（一）冠心病

女性冠心病发病年龄晚，伴随症状多，临床症状多不典型，容易误诊和漏诊。国外研究表明，女性患者运动试验的假阳性率是男性的 4.5 倍。女性具有较高的血液凝固性，可增加其凝血块形成风险；女性的冠状动脉相对较细，女性冠心病患者中较大部分为小血管病变；女性的动脉粥样硬化斑块纤维成分含量较少，而脂质泡沫细胞含量较丰富，更易导致斑块破裂和血栓形成；雌激素具有保护血管内皮、抑制血小板聚集等作用，绝经期前冠状动脉病变程度较轻[6]；内皮功能障碍、血管细小及弥漫性动脉粥样硬化常被认为是女性心肌缺血原因而非冠状动脉狭窄。一项 [17]早期绝经与冠心病冠状动脉严重程度的相关性研究结论为阴性结果，即尚未发现两者的相关性。

（二）心力衰竭

女性心力衰竭发病率高于男性，特别是在缺血性心脏病合并心力衰竭患者，女性发病年龄大，多合并高血压，糖尿病，血管病变广泛，但左心室收缩功能较好。合并心肌梗死较男性患者低，合并心房颤动的概率高于男性，发生肺栓塞的概率也明显高于男性。

（三）糖尿病

合并糖尿病患者由于其自主神经功能紊乱、痛觉阈值提高、敏感性及反应性下降，因此较男性更易出现无症状性心肌梗死。无论是否存在冠心病，女性糖尿病患者发生心力衰竭的危险均高于男性，与心血管病死亡相关。糖尿病只是轻度增加男性患者发生心力衰竭的危险性，但女性患者的危险性将增加 3 倍。推论性别差异可能与雌激素、内皮功能、血脂异常和血栓等因素有关。

（四）高血压

有研究表明，女性高血压患者冠脉事件的风险提高 2～3 倍[6]。女性更年期原发性高血压患者体内的血清雌二醇（E2）水平严重降低，加重了胰岛素抵抗，促进血管收缩、血压升高。较高的孕激素水平可使心率加快、心肌收缩力加强，增强胰岛素释放，增加血容量，升高血压，以及性激素比例失衡，其共同的作用可能是参与更年期女性高血压的发生和发展[18]。由于睾酮的代谢产物为 E2 或雌酮，血清睾酮的升高通过 E2 的作用可引起血压升高。血压变异性是定量评价心血管自主神经活动的无创指标，主要反映交感和迷走神经对心血管的动态平衡。而更年期女性因内分泌紊乱和自主神经功能失调，血压控制不稳定，可能会出现血压短暂性升高，变异性更大。

　　由于生理上的差异，女性比男性在情感方面更为细腻，情绪波动更为明显，一旦患高血压，女性更易出现不安、恐惧、紧张，进而产生焦虑、抑郁，使高血压治疗复杂化。

三、女性心肾血管疾病的防治

（一）去除危险因素，干预生活方式

　　通过良好的生活方式，如戒烟，控制体重，增加体力活动，适量饮酒，限制食盐摄入，增加新鲜水果、蔬菜摄入和低脂肪饮食，调节和保持良好的心情，避免焦虑和抑郁，有利于女性预防 CVD。

（二）女性心血管疾病的二级预防

　　女性心血管疾病的二级预防包括规范冠心病二级预防治疗，如抗栓、调脂稳定斑块、降压、降糖、激素替代等对症治疗。迄今为止绝经激素治疗（menopause hormone therapy，MHT）与冠心病获益仍存在许多疑问和争论[4]。激素治疗一度成为女性健康的"守护神"。然而，近年来多项前瞻随机研究否定了 MHT 的冠心病获益[4]。首个关于激素与冠心病二级预防的前瞻随机研究 HERS 研究Ⅲ发现 MHT 不能减少冠心病女性心血管事件（非致死性心肌梗死和冠心病所致死亡），因此不建议 MHT 用于已经存在冠心病的绝经后女性。

（三）女性介入治疗的特殊性

　　近 10 年来很多研究发现[19]，在年龄<55 岁的患者中，女性较同龄男性更容

易出现冠状动脉损伤、出血、穿刺部位血肿等并发症，而这些不能用冠状动脉管径大小及患者的其他特征来解释。同时，该试验发现心肌梗死后立即 PCI，男性和女性在终末事件（包括死亡、心肌梗死、急性冠状动脉旁路移植术等）方面的差异无统计学意义。总之，早期积极行血运重建治疗将明显减小女性和男性在心肌梗死早期的病死率差异，而使各患者受益。急性心肌梗死心源性休克女性病死率高，多归因于延迟治疗。这些都揭示女性早期接受 PCI 才能受益的特点。此外，女性冠心病患者的冠状动脉管径细，加大了进行血运重建的难度，无论是 PCI 还是外科冠状动脉旁路移植术，均有较高的病死率。患 AMI 或心源性猝死的年轻女性，冠状动脉狭窄程度一般较老年人轻，提示易损斑块破裂在她们的发病过程中起着更主导的作用。总之，女性冠心病患者具有与男性不同的发病特征及 PCI 效果，因此，我们应该加强对男性和女性冠心病性别差异，尤其是女性冠心病特殊性的认识；充分重视女性冠心病的特点，及早进行女性冠心病的诊治；针对女性不同年龄及不同危险因素进行危险分层，全方位控制危险因素。

总之，随着女性冠心病发病逐渐被认识，临床医生也应转变传统观念，充分认识女性冠心病的临床特点及危害，提高对广大女性 CVD 患者的关爱程度及警惕性。同时，建议政府建立积极的公共卫生政策，减少 CVD 预防的性别差异，为女性 CVD 的防治提供策略。

（张筠婷）

参 考 文 献

[1] Mohandas R, Segal M, Huo T, et al. Renal function and coronary microvascular dysfunction in women with symptoms/signs of ischemia.PLOS ONE, 2015, 10(5): e0125374.

[2] Mohandas R, Segal M, Titte R, et al. Mild renal dysfunction and long-term adverse outcomes in women with chest pain: results from the National Heart, Lung, and Blood Institute-sponsored Women's Ischemia Syndrome Evaluation (WISE). Am Heart J, 2015, 169: 412-418.

[3] Lewis JR, Lim WH, Ueland T, et al. Elevated circulating osteoprotegerin and renal dysfunction predict 15-year cardiovascular and all-cause Mortality: a prospective study of elderly women. PLOS ONE, 2015, 10(7): 0134266.

[4] 张琳琳, 周玉杰, 柴萌, 等.早期绝经与女性冠心病研究进展.中华心血管病杂志, 2014, 42(8): 706-709.

[5] Wellons M, Ouyang P, Schreiner PJ, et al. Early menopause predicts future coronary heart disease and stroke: the Multi-Ethnic Study of Athemsclerosis. Menopause, 2012, 19: 1081-1087.

[6] 赵云凤, 黄贤胜. 女性冠心病研究进展.现代养生, 2015, 4:2.

[7] 张航向，宁晓暄，王晓明.女性心血管疾病的研究进展.中华老年心脑血管病杂志, 2015, 1(17): 95-97.

[8] Sundel KL, StainMahngren R, Andersson A, et al. Hish frequency of anxiety and angina pectofis in depressed women with coronary heart disease. Gend Med, 2007, 4(2): 146-156.

[9] Kubzansky LD. Key 2010 publications in behavioral medicine. Cleve Clin J Med, 2011, 78: 65-68.

[10] Wan CF, Li ZH, Xu GJ, et al. Effects of depressive disorder on monocytic expression of CD (40) and plasma IL-8 concentration in senile coronary heart disease patients. Zhong Hua Yi Xue Za Zhi, 2011, 91(35): 2459-2463.

[11] Von Eynatten M, Hamann A, Twardell D, et al.Relationship of adiponectin with markers of systemic inflammation, atherogenicdysl-ipidemia, and heart failure in patients with coronary heart disease.Clin Chem, 2006, 52(5):853-859.

[12] 颜翠萍，赵宇，韩江莉.绝经后女性血清脂联素与冠心病的相关性.临床荟萃, 2015, 30(6): 624-625.

[13] 张冬，窦克非. 绝经期前女性冠心病发病机制研究进展. 中国循环杂志, 2012, 27(5):397-398.

[14] Moscal, Bankacl, Benjamin EJ, et al. Evidence based guidelines for cardiovascular disease prevention in women: 2007 update. J Am Coll Cardiol, 2007, 49(11): 1230-1250.

[15] Fibrinogen Studies Collaboraation, Danesh J, Lewington S, et al. Plasma fibrinogen level and the risk of major cardiovascular diseases and nonvascular mortality: an individual participant meta analysis. JAMA, 2005, 294 (14): 1799-1809.

[16] 贾亚丹，杨帆，赵洛沙.性激素水平与女性冠心病及同型半胱氨酸、纤维蛋白原的相关性研究. 实用医学杂志, 2013, 29(1): 67-68.

[17] Nasri H, Mayel Y, Sheikhvatan M, et al. Premature menopause and severity of coronary artery disease. J Res Med Sci, 2011, 16: 1026-1031.

[18] 宋平瑞，林雪，王静.女性更年期高血压病血压变异性的研究进展. 新疆中医药, 2014, 6: 86-88.

[19] 陈韵岱.关注女性冠心病介入治疗的特殊性.中华老年心脑血管病杂志, 2012, 14(2): 113-114.

第三十一章　糖尿病肾病患者的超声心动图评价

糖尿病肾病是由糖尿病引起的肾脏损伤，是糖尿病最主要的微血管并发症之一，以往用 DN（diabetic nephropathy）表示，2007 年美国肾脏病基金会（National Kidney Foundation，NKF）和肾脏病患者生存质量指导指南（Kidney Disease Outcomes Quality Initiative，KDOQI）建议用 DKD（diabetic kidney disease）取代 DN。2014 年美国糖尿病协会（American Diabetes Association，ADA）与 NKF 达成共识，认为 DKD 是指由糖尿病引起的慢性肾病，主要包括 GFR 低于 60ml/（min·1.73m^2）或尿白蛋白/肌酐比值（urinary albumin/creatinine ratio，ACR）高于 30mg/g 持续超过 3 个月。国外流行病学研究资料显示，20 年以上病程的 DKD 患者发展为 ESRD 的发生率为 40.8/1000（人·年），需要进行透析或移植等肾脏替代治疗。我国 DKD 的患病率亦呈快速增长趋势，2009～2012 年我国 2 型糖尿病患者的 DKD 患病率在社区患者中为 30%～50%，在住院患者中为 40%左右[1]。

糖尿病患者存在多种代谢紊乱，包括高血糖、高血压、高脂血症及肥胖等，均是引起心血管病变的高危因素。已有研究表明，糖尿病心肌病（diabetic cardiomyopathy）是由糖代谢紊乱触发心肌细胞学改变，导致亚临床心功能异常，在心肌小血管病变、微循环障碍的基础上逐步引发心肌广泛局灶性坏死，最终进展为心脏结构改变和心力衰竭的一类疾病。自 1972 年 Rullber 等首次提出糖尿病心肌病以来，多项研究结果均提示糖尿病特异性心肌病的存在。早期流行病学研究发现，糖尿病患者心血管疾病（cardiovascular disease,VCD）的发病率较非糖尿病患者高 2～3 倍。AusDiab 研究表明：糖尿病前期（包括空腹血糖受损、糖耐量减低及空腹血糖受损合并糖耐量减低）的患者即存在心脏病变[2]。

当糖尿病患者合并肾功能损害时，左心室的结构和功能往往短时间内出现异常反应，CVD 的罹患率和病死率显著增高是导致糖尿病患者死亡的首要病因。另有研究显示：糖尿病患者左心室舒张功能减退与病程长短、血糖水平、24 小时尿微量白蛋白（urinary microalbumin，UMA）定量等密切相关，糖尿病患者的左心室增厚可通过严格控制血糖等治疗得到部分逆转，而肾移植后肾功能正常的患者左心房室结构均有显著改善。超声心动图是诊断心脏结构及功能的主要手段，通过超声心动图严格监测 DKD 患者左心室结构和功能状况，可为其早期防治提供依据[2~5]。

一、DKD 患者心脏病变的发病基础及病理表现

糖尿病心肌病早期主要表现为心室舒张功能受损，表现为劳力性呼吸困难、不典型胸痛等；随病情进展可出现左心室肥大的解剖结构改变，进而发生心力衰竭，表现为疲乏、端坐呼吸、胸痛、心悸、呼吸困难等。导致心室舒张功能异常的原因复杂，目前认为主要与糖、脂代谢异常和钙离子失衡等因素有关。胰岛素抵抗可导致脂代谢紊乱，其中乳酸与游离脂肪酸代谢增强，心肌对游离脂肪酸的摄取增加，引起心肌游离脂肪酸堆积，脂肪酸 β 氧化减少，线粒体和过氧化物酶体中活性氧的产生或过度氧消耗、能量代谢障碍，造成心室舒张功能降低。Chiu 等利用特异性过度表达脂肪酸转运蛋白 I 转基因小鼠研究发现，建模后小鼠双侧心房增大，电压依赖性 K^+ 外流减少，心肌细胞复极时间延长，心室舒张功能异常。血液中葡萄糖水平升高将引起钙稳态失调、细胞内钙超负荷。肌膜上的 Na^+-K^+-ATP 酶活性降低、Ca^{2+} 泵活性降低、肌浆/内质网 Ca^{2+}-ATP 酶活性降低，以及过氧化反应增强、细胞膜及相关酶的损伤、膜通透性增加，均可导致细胞内钙蓄积、心肌细胞电生理活动异常、复极时间延长。这可能是导致心室舒张功能障碍的主要原因之一[2, 6]。

糖尿病可使心肌细胞代谢异常与心肌纤维化，导致心室肥厚。持续的高血糖状态可致心脏质量增加，病程较长的患者均可出现心脏增大，心肌细胞肥大、坏死和凋亡，心肌细胞肌丝稀疏，线粒体肿胀，心肌间质胶原增生，间质纤维化。有尸检研究证实：40 例老年糖尿病患者 90% 伴有微小心肌细胞坏死，92.5% 伴有微小心肌间纤维灶形成，明显高于非糖尿病者。由于血液中过多的葡萄糖与血红蛋白结合成 HbA1c，晚期糖基化终末产物（advanced glycation end product，AGE）与胶原等大分子物质结合聚集，刺激成纤维细胞生长因子释放，增加心肌细胞炎性反应；过多的 AGE 亦会导致活性氧簇增多，影响细胞线粒体功能，引起细胞功能障碍。此外，还会导致心肌细胞肥大，细胞内大量糖原、脂质和糖蛋白沉积，细胞核一端可见脂褐素沉积，心肌间质有灶性纤维化甚至局灶性坏死。另有研究显示，转化生长因子 β1（transforming growth factor-β1，TGF-β1）在糖尿病发生中的主要作用是使成纤维细胞合成胶原纤维、纤维粘连蛋白和蛋白多糖增加，促使心肌组织纤维化，进而导致心脏相关结构改变[2, 6]。

微血管病变是糖尿病心肌病的另一主要基础病变，其机制可能为微血管糖蛋白类物质和玻璃样物质沉积，心肌微血管基底膜增厚，内皮下酸性黏多糖堆积，导致微血管管腔变窄和血管瘤形成，单位体积内毛细血管数量减少，心肌血液灌

注减少，心肌缺血缺氧[2]。

此外，DKD 可通过多种机制激活全身和局部的 RAAS，导致 Ang Ⅱ 合成和分泌增加。Ang Ⅱ 可以促使细胞有丝分裂，激活许多与增生有关的原癌基因，参与血管壁增生和动脉粥样硬化等过程，是导致心血管重构的重要原因。Ang Ⅱ 能促进心肌细胞增殖和肥大，促进心脏重构；Ang Ⅱ 不仅有强烈的收缩血管、增加血压的作用，还能够促进血管平滑肌细胞增生，使血管内膜增生肥厚，在血管重塑方面起作用；其他体液因子如前列腺素、缓激肽等也可能参与肾功能损害对心血管重构的影响[3]。DKD 心脏重构是一个渐进过程，早期表现为舒张功能障碍，晚期则合并收缩功能障碍及全心扩大，也是导致心源性猝死的重要原因。早期舒张功能障碍与左心室顺应性降低有关，晚期病变可能与肾损害时心脏压力负荷和容量负荷增大、肾性贫血、甲状旁腺激素、RASS 激活等因素有关，尤其是 GFR 下降后导致的水钠潴留是导致心脏重构的重要因素[5]。

二、DKD 患者心脏病变的超声心动图评价

（一）常规超声心动图成像[7]

1. 左心房室构形的超声表达

（1）左心房前后径（left atrial diameter，LA）：M 型和二维超声测量左心房前后径，一般其随着年龄和体重、身高的增加而增大，导致正常人左心房个体差异较大。因此左心房前后径不能准确地反映某些人群左心房的大小。

（2）左心房前后径/主动脉根部内径（left atrial diameter/aortic root diameter，LA/AOD）：主动脉根部内径也随着年龄和体重的增加而增大，LA/AOD 在一定程度上能够减小年龄和体重因素的影响。然而，糖尿病患者升主动脉会发生不同程度的增宽，导致 LA/AOD 减小，部分患者左心房扩大可能被掩盖。

（3）左心室舒张末期内径、收缩末期内径：M 型和二维超声测量能较准确地反映左心室舒张末期内径、收缩末期内径，同样其也随着年龄和体重的增加而增大。在糖尿病心肌病患者中，左心室会发生不同程度的增大。

（4）左心室后壁厚度、室间隔厚度：在糖尿病心肌病患者中可出现室间隔、左心室后壁厚薄不均，受损心肌常有变薄，局部心肌收缩幅度减弱或消失。随着病情的不断进展，其将有不同程度的变化。

2. 左心功能的超声表达

（1）二尖瓣前叶 EF 斜率：在 M 型图像上测量二尖瓣前叶 EF 斜率，即二尖瓣前叶舒张早期关闭速率，可用直角三角法测得。在无二尖瓣狭窄的情况下，可反映左室舒张期心肌的顺应性。

（2）二尖瓣前叶 E 峰与室间隔左室面的间距（E-point of septal separation，EPSS）：正常人 EPSS 值为 2～7mm，目前大多数文献认为左心室内径扩张、室间隔前移、左心室收缩功能减低均使 EPSS 增大，是反映左心室收缩功能下降的一项简易指标。但是少数学者认为，当左心室内径无明显变化、收缩功能尚正常，而左室舒张早期充盈量减小时，二尖瓣 E 峰降低，因此认为 EPSS 增大是评价左室舒张功能降低的一项指标。此外，E 波还受左心房压力的影响，当左心房压力升高时，左心房壁在一定范围内收缩增强，从而在舒张早期左室充盈时即使左心室顺应性已经降低，E 波仍会表现为正常，因此造成假阴性结果。以上分析表明，EPSS 尚不能作为一项评估左心功能的准确指标。

（3）舒张早期、晚期充盈峰值流速（peak velocity of the early/late diastolic wave，PVE/PVA）：应用多普勒超声定量测定 PVE、PVA。心室在舒张早期充盈，在多普勒血流频谱上产生 E 峰。心房内存留的部分血液在舒张晚期靠心房收缩主动地排入心室，此即晚期充盈，在多普勒血流上表现为 A 峰。正常人 E 峰的振幅和面积值明显大于 A 峰，计算 PVE、PVA 比值通常 E/A≥1.2。

（4）左心室射血分数（left ventricular ejection fractions，LVEF）：为每搏排血量占舒张期末心室容积的百分比。心脏大小、个体差异，以及心率快慢等均对 EF 值影响较小，因而它是反映左室泵血功能的敏感指标，其计算公式为 EF%=（舒张末期容积－收缩末期容积）/舒张末期容积*100%。现用仪器多采用立方体积法（cube method）：$V=D^3$，自动计算并显示左心室容积、左心室射血分数、左心室短轴缩短率，以估测左心室收缩功能。

（二）背向散射积分[6]

背向散射积分（integrated backscatter，IBS）作为超声心动图的一种无创性的超声组织声学密度定量新技术，在糖尿病心肌病的研究中应用较多。

（1）原理：超声背向散射是指超声波在组织内传播过程中遇到远小于波长的组织内的微细结构（小界面）而产生散射效应，其中与入射波方向呈 180°（朝向探头）的散射波称为背向散射。IBS 技术是利用超声背向散射原理，背向散射回声能量被探头接收后，使射频信号不经过放大、滤波、压缩等处理直接提供原始数据进行组织背向散射成像或用曲线计算背向散射积分来定量分析组织声学特征和组织病理学特征。

（2）心肌背向散射的影响因素：IBS 是一种超声组织定征技术。研究认为，心肌间质胶原沉积、心肌纤维化、心肌纤维走向、心肌收缩功能及心肌灌注是 IBS 的重要影响因素，其中心肌间质胶原沉积是主要影响因素，并且背向散射积分强度与心肌胶原沉积间存在线性关系。

（3）临床应用：背向散射积分技术可以反映心肌的病理改变。糖尿病患者室间隔 IBS 更能较好地反映糖尿病早期的心肌纤维化程度。有研究显示，糖尿病组 HbAlc 与 IBS％呈正相关，提示血糖控制欠佳的糖尿病患者声学密度增高，即心肌胶原蛋白沉积及纤维化可能性大。此外，心动周期变化幅度（cyclic variation of IBS，CVIB）降低也可能反映糖尿病早期收缩功能储备的降低。IBS％与心脏舒张功能指标相关，提示 IBS 可以反映糖尿病患者舒张功能的异常。因此，IBS 不仅可以反映糖尿病早期心肌病理结构的改变，并且有望成为反映左心室舒张功能的超声指标之一。

（4）优点和局限性：心肌 IBS 参数能够比较敏感、客观、定量评价早期糖尿病心肌病心肌的病变程度，也可以定量评价糖尿病患者心肌收缩功能储备，为糖尿病心肌病的早期诊治提供客观依据。但其也有一定的局限性：由于 IBS 存在各向异性，受超声探头的位置和声束入射角的差异影响，其参数可受图像质量、仪器的影响，其定量分析对二维超声图像的依赖性也很大，胸骨旁左室长轴切面使声束与心肌纤维排列方向垂直以尽量减少误差。此外，图像的储存、感兴趣区的追踪等操作过程较为费时，也是 IBS 尚未能在临床广泛应用的原因。

（三）组织多普勒成像技术

（1）原理：组织多普勒成像（tissue doppler imaging，TDI）[2, 6] 技术是基于超声多普勒效应原理，用于分析心肌组织低速运动的一种超声心动图新技术，该技术应用心肌组织的多普勒频移信号进行彩色编码，并删除高速血流信号，以二维彩色图像或频谱曲线形式将心脏运动的信息实时地显示出来。组织运动可以由心脏的收缩、舒张和呼吸运动等引起，如同血流运动，其也可以产生超声多普勒效应，但是与血流运动相比，组织运动的振幅大、频移小。组织多普勒以低速运动（<10cm/s）的心肌组织为观察对象，系统利用低通滤波器来删除高速（10～150cm/s）运动的血流信号，得到低速、高振幅的心肌运动信号，并减少全程增益，最后通过自相关器对心肌组织运动的速度信息和振幅信息进行彩色编码等处理，

以速度图、加速度图和能量图 3 种主要模式显示出来。

（2）临床应用：心肌的运动速度与心功能直接相关，所以通过 TDI 来测定某处心壁组织的收缩、舒张速度就可以评价该处心壁组织的功能状态。采用链脲霉素诱导 Wistar 大鼠糖尿病模型实验表明，采用 TDI 检测糖尿病患者舒张功能障碍先于收缩功能障碍出现，在光学显微镜下并未发现冠状动脉病变。Marwick 研究发现用 TDI 可有效评价糖尿病患者心肌收缩和舒张功能异常。Kosmala 等的研究显示，应用 TDI 可有效评价糖尿病患者的心脏功能，糖尿病早期可出现收缩和舒张功能同时受损，并且与高血压关系密切。另有研究表明糖尿病心肌病早期常规超声检测心脏整体收缩和舒张功能正常时，应用 TDI 可测出二尖瓣环舒张早期 E 峰速度降低，晚期 A 峰速度升高，E/A 下降，舒张延迟且不完全。临床研究表明，糖尿病组与正常对照组相比，收缩期室间隔中部组织收缩期速度（V_S）、房缩期速度（V_A）及射血分数值无差别（$P>0.05$），但糖尿病组室间隔中部舒张期速度（V_E）绝对值和 V_E/V_A 较正常对照组显著降低（$P<0.05$），室间隔组织速度成像测得 V_E/V_A 值可反映糖尿病患者早期心脏舒张功能的改变。另有研究显示，糖尿病早期及糖耐量异常患者当心脏整体收缩功能与正常对照组尚无统计学差异时，已有局部心肌的收缩、舒张功能降低，并且随着病程的延长而加重。Gul 等对 81 例 1 型糖尿病患者和 51 名健康志愿者进行对比研究，结果发现：糖尿病组患者左心室后壁厚度、左心房内径、二尖瓣舒张期 A 峰速度明显高于对照组（$P=0.019$ 和 $P=0.033$）。采用 TDI 测量的糖尿病患者室间隔运动速度 E'和侧壁运动速度 E'较正常对照组明显降低，E/间隔 E'和 E/侧壁 E'比率在糖尿病组明显降低（$P<0.001$），表明 TDI 较传统超声可更为敏感地检出糖尿病患者心肌运动异常，可间接评价心脏舒张功能。

（3）优点与局限性

1）优点：TDI 对心功能的检测是通过测量心壁组织多普勒频移的大小，所以不受左心室前负荷大小的影响，其对左心室舒张功能的评价较常规二尖瓣血流多普勒敏感。

2）局限性

A. 由于 TDI 技术基于超声多普勒效应的原理，所以存在角度（室壁运动方向与超声束的夹角）限制，不能对心肌径向、周向运动的同步性进行评价。

B. 仪器的增益、心脏的摆动、呼吸运动等均可影响 TDI 对心脏运动分析的准确性。

（四）速度向量成像技术[2, 6]

速度向量成像（velocity vector imaging，VVI）技术是一项新的无创心血管影像诊断技术，用于研究心肌结构力学、分析局部心功能。

（1）原理：速度向量成像技术不依赖超声多普勒效应，而是基于斑点追踪成像原理，通过声学采集方式，利用像素空间相干技术采集原始二维像素的振幅及相位信息，跟踪每帧图像上的像素点，获取研究对象的运动信息，经过计算后得到以向量方式显示的局部心肌组织真实的活动方向、速度、距离、时相等。向量是通过分析两个连续帧幅中某点的位移来自动计算其运动速度和方向，箭头的长度即向量的长度，代表组织运动的变化幅度，向量的方向（箭头所指的方向）代表组织运动的方向。速度向量成像技术还能同时提供心脏整体和各节段心肌运动参数来综合评价和判断心脏整体和局部心肌功能。评价整体心肌运动的参数包括整体 EF、容积、旋转角度、旋转角速度和扭转度；评价局部心肌运动的参数包括节段心肌速度、应变、应变率、节段 EF 和节段容积；评价同步化的参数包括速度达峰时间、应变达峰时间和应变率达峰时间。

（2）临床应用：Zhang 应用 VVI 技术研究了 30 名志愿者正常左室心肌室壁加速度的特性，分别记录了 16 节段的早期收缩期及舒张期加速度峰值、早期收缩期加速度达峰时间，观察到加速度从心底到心尖呈递减分布，在不同室壁同一水平分布均衡，左室壁长轴及短轴早期收缩达峰时间一致。Jarnert 等利用传统多普勒超声心动图、TDI、VVI 技术对 87 例处于不同病程阶段（无症状、轻微症状、中等症状）的 3 组 2 型糖尿病患者的左心房进行分析显示：中等症状患者的左心房明显大于其他两组，与其他分析技术相比，VVI 技术在分析早期糖尿病左心房功能障碍方面具有一定的优势。

（3）优点和局限性

1）优点

A. 与组织多普勒成像相比，VVI 无角度和帧频依赖性，并且克服了呼吸、心脏整体运动及相邻心肌节段运动或限制效应的影响，噪声显著减少。

B. 不受分析切面限制，可测量与计算心肌纵向、径向、环向及扭转运动的速度向量和形变。

C. 空间、时间分辨率很高。

2）局限性

A. 二维图像的清晰度尤其是心内膜的清晰勾画与否可影响分析结果，存在一定的主观性。

B. VVI 技术较 TDI（帧频>100Hz）的帧频低。

C. 采集图像后的后处理比较费时，工作量比较大。

（五）实时三维超声心动图[2,8]

实时三维超声心动图（real-time three-dimensional echocardiography，RT-3DE）在观察心脏血管解剖结构、心腔容积和心脏整体及局部收缩舒张功能等方面具有良好的应用前景。

（1）原理：RT-3DE 不依赖于任何几何假设，能够快速再现左心室内膜面的立体形态，通过不同方向、部位的切割和旋转，可以很好地多方位观察心脏结构的立体形状，无创、快速、准确测量左心室整体和节段的容积和功能。

（2）临床应用：Bauer 等在 40 例心肌病患者中应用 RT-3DE 和 MRI 测定左心房、左心室容积，发现 RT-3DE 与目前作为临床心脏腔室容积测量金标准的 MRI 有良好相关性。有研究显示，采用 RT-3DE 成像技术进行容积-时间曲线分析，发现左心室舒张功能减低的患者其左心室最大充盈速率明显降低。Murata 等应用 RT-3DE 获得左心房容积-时间曲线，左心室舒张功能减退者左心房容量增加、左心房射血分数下降，该方法可准确评价左心室的舒张功能。

尽管采用 RT-3DE 技术评价糖尿病患者心脏病变的研究尚少，但根据以上研究表明，RT-3DE 有望成为评价糖尿病早期心脏功能异常的一种新方法。RT-3DE 较二维成像模式在观测心脏结构、心腔容积等方面更接近心脏的真实形态，能更为真实、准确地定量评价心脏整体、局部功能及心肌各节段的力学状态，因此应充分利用该技术对糖尿病心肌病进行深入研究。

（六）心肌超声造影[2]

（1）原理：心肌超声造影通过观察心肌内对比剂充填和消退的时间顺序及显影程度来评估心肌微循环状态，其不仅可用于检测心肌灌注及鉴别存活心肌与死亡心肌，还可应用于估测冠状动脉微循环血流状态。心肌的显影强度与显影时间存在明确的指数函数关系，可利用某些指标对心肌的微循环灌注情况进行定量评价。

（2）临床应用：Yokoyama 等对 2 型糖尿病患者心肌灌注的正电子发射计算机断层扫描研究发现，所有 2 型糖尿病患者的心肌血流灌注均较正常人低。另有研究表明，应用心肌超声造影及应变率显像技术评价 2 型糖尿病患者心肌微循环状态可发现，无冠状动脉主干病变的患者存在心肌微循环障碍，冠状动脉血流储备降低。实时心肌超声造影可无创快速评价 2 型糖尿病患者心肌微循环灌注的早期改变。有研究表明糖尿病患者局部心肌血容量（α）、局部心肌血流灌注速度（β）及局部心肌血流量（α·β）较正常对照组降低，表明 2 型糖尿病患者静息状态下存在一定程度的心肌微循环障碍。动物实验证实，犬在高血糖状态时应用双嘧达莫后局部心肌血容量（α）、局部血流速度（β）和局部心肌血流量（α·β）较基础状态显著降低，而对大血管的血流储备无明显影响。表明高血糖状态时心肌微血管的血流储备减少、微血管密度降低。有研究证实，采用较低的机械指数和适当滴速的对比剂 Optison 可以同时评价心肌灌注和左心室功能，即实时心肌显像技术具有同时评价心肌对比剂强化程度和显示心肌增厚率及室壁运动的能力，为发现糖尿病早期心脏功能和微循环障碍提供了新的手段。

（3）优点和局限性：尽管心肌声学造影可为评价糖尿病早期心肌微循环障碍提供形态学改变和心肌灌注等重要信息，但是该技术也存在一些局限性：对比剂安全性问题、对比剂价格昂贵等均限制了其广泛应用于临床。但该技术有其独特优势，可以从毛细血管水平评价心肌灌注，发现更早期的心肌病变，有望在评价糖尿病心肌病方面发挥更大的作用。

（七）血流向量成像[2]

基于多普勒技术原理的血流向量成像（vector flow mapping，VFM）技术可获得血流速度、方向及心腔内血流的流线模式图、涡流模式图、速度向量模式图，能够进行简单的流场状态量化评价，为心脏室壁运动和心腔内流体运动的关联性研究提供了可能。

目前尚未见 VFM 应用于糖尿病心肌病的研究，但已有研究报道 VFM 用于评价左心室血液流场状态时，发现心功能不全患者心尖部至左心室流出道的速度阶差降低，收缩早期涡流持续时间增加。另有研究表明，左心室不同节段心肌力学状态的改变可致左心室腔内血液流场特征发生变化，提示 VFM 有助于精确评估糖尿病早期心腔内流体力学异常的范围和程度。

作为一种应用于心脏功能研究尚不久的新技术，VFM 用于评价心腔内血液流场状态尚存在以下局限性：多普勒角度依赖、图像帧频较低、量化评价技术方法不足、二维模式难以完整反映血流在三维空间的真实情况等问题有待解决。

（八）二维斑点追踪显像技术

（1）原理：应变率显像（strain rate imaging，SRI）技术是在 TDI 基础上发展起来的用于评价局部心肌运动速度阶差的新技术，其较 TDI 的优势在于它可以更直接精确地区分心肌形变在不同时相上的细微差别。应变率是指局部心肌组织运动速度阶差，即心肌两点的速度差与其距离之比，它反映的是局部心肌形变发生的速度，并较少受到拖带效应的影响，目前可以定量分析心肌在纵向、径向、环向及扭转方面的形变能力，具有很大的临床应用价值。

（2）方法：同步连接心电图，采集左室长轴观（包括心尖四腔、两腔及三腔）和短轴观（包括二尖瓣水平、乳头肌水平、心尖水平）的二维图像各 3 个心动周期存储图像。进入 QLAB 工作站进行脱机分析，分别在上述切面左室手动勾画出心内膜面和心外膜面，软件自动跟踪心肌运动。系统自动生成左室各节段心内膜下、中层，外膜下心肌的 16 节段纵向应变、16 节段的环向应变及左室整体心内膜下、中层，外膜下心肌的纵向应变、左室整体环向应变。

右心室室壁应变则采用心尖四腔心切面灰阶动态图像将右心室侧壁（lateral wall）及室间隔（septum）均分为基底段（basal segment）、中间段（mid segment）和心尖段（apical segment），分别命名为 lat-b、lat-m、lat-a 和 sep-b、sep-m、sep-a。应用 QLAB 软件分析上述 6 个节段的纵向应变值。

（3）临床应用：连续的左心室心肌带收缩和舒张产生了缩短、延长、增厚、变薄等复杂的左心室运动。左室基底段、中间段及心尖段心肌不均一的形变最终提供了左室整体收缩运动的协调性及一致性，最终完成正常的射血功能。心肌由 70% 的纵行纤维和 30% 的环形纤维组成，心肌纤维的解剖结构具有"内纵、中环、外斜"的分布特点，心内膜下心肌的纤维主要负责纵向收缩运动，在维持正常心功能方面具有重要作用，并对缺血改变更敏感。糖尿病对于各层心肌应变均有影响，其中以心内膜下心肌影响最为显著。研究显示糖尿病首先影响纵向应变，随着病情进展，继而影响环向和径向应变。在糖尿病患者 LVEF 正常的情况下，二维斑点追踪技术可定量评价心肌在不同节段、不同心肌层的收缩功能，为临床及早发现糖尿病患者心功能异常提供了一种新的方法，以便及早进行干预治疗[9]。

另有研究发现，反映舒张功能的应变率指标舒张早期峰值应变率的平均值、舒张晚期峰值应变率的平均值在 DKD 蛋白尿患者中明显降低，DKD 微量蛋白尿患者亦低于 DKD 正常尿蛋白和正常对照组，但差值无统计学意义。该结果表明在心脏 LVEF 正常且还未出现大血管并发症的 DKD 患者中，其心肌结构与功能已经发生变化，并且随着微量蛋白尿的增多，其心脏舒张功能受损的程度也越严重[10]。

此外，有研究显示右心室壁 3 个节段（lat-m、sep-m 和 sep-b）的纵向应变绝对值在糖尿病组较对照组下降，提示应变参数比 TAPSE 等更加敏感，能够检测右心室收缩功能的早期受损，对预后评估、随访、临床干预指导等均有积极意义。在 6 个右心室节段中，仅有 3 个节段（lat-m、sep-m 和 sep-b）应变值的组间差异有统计学意义（P=0.001、0.000 和 0.005），原因可能如下：①从心尖四腔心切面观察右心室时，lat-m、sep-m 和 sep-b 比较平直规整，而 lat-b 段存在弯曲；②右心室的 lat-a 和 sep-a 段可能受较丰富的肌小梁、调节束等回声干扰；③QLAB 工作站的 2D-SRI 软件最初是为检测左心室应变而设计的，而左、右心室的形态不同。一方面，2D-SRI 法对二维图像清晰度、信噪比要求较高，在实际计算机软件自动识别图像的过程中，对弯曲段、不适形段心肌的追踪可能不够准确。另一方面，既往研究发现在右心压力、容量负荷正常的状态下，室间隔的活动主要贡献于左心室功能，故研究者认为 lat-m 是右心室应变检测的最理想节段。研究显示糖尿病患者右心室舒张功能参数改变早于收缩功能异常，右心室游离壁增厚、主肺动脉增宽较右心腔的增大出现更早，其机制均与肺动脉高压无显著相关性[11]。

综上所述，DKD 患者心脏结构和功能的改变与多种因素相关，而心脏与肾脏损害两者相互影响、相互促进，早期识别脏器功能有助于早期防治心肾功能障碍的共同进展。超声心动图是当前左心室监测简便易行的检查方法，比单纯心电图结果更为准确，且能够对左心室结构和功能进行综合评价。随着超声心动图新技术的不断发展，其已经为实现早期、准确、综合评价 DKD 心脏结构及功能和微循环功能提供了新的技术平台。超声技术可以提供 DKD 患者心脏病变的某些组织病理特征和与之相关的心脏整体功能的异常变化、节段心肌力学状态，以及心腔内血流动力学改变的系统性重要信息。超声生物力学及超声造影技术的进一步应用还可以从细胞分子水平了解疾病的本质，揭示心脏力学状态变化与组织病理重构的关系。但是，在 DKD 患者心肌力学状态与血液流场力学状态发生异常的病理生理机制、不同时相病变特征及心肌固体力学与心腔内流体力学的时空关联性及糖尿病早期心脏病变是否存在有别于其他心脏疾病的特征性等影像学改变方面，尚需要深入研究探明。若能应用超声显像这一无创、实时的影像技术综合准确把握心脏病变，将实现对糖尿病心肌病早期和全面诊断，并为病情严重程度评估和疗效监测提供更为丰富的可视化量化评价依据（图 31-1）[2]。

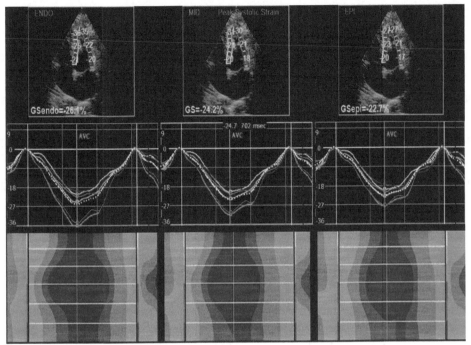

图 31-1　正常对照者心尖四腔观左室心内膜下、中层，外膜下心肌纵向应变的测量[9]

（王嘉莉）

参 考 文 献

[1] 中华医学会糖尿病学分会微血管并发症学组.糖尿病肾病防治专家共识 (2014 年版). 中华糖尿病杂志, 2014, 6(11): 792-801.

[2] 沈洁, 尹立雪. 糖尿病心肌病的超声心动图研究进展. 中华医学超声杂志, 2011, 08 (10): 2207-2214.

[3] 秦春梅, 刘波, 尹福在, 等. 2 型糖尿病早期肾损害与心室重构的关系. 山东医药,2011, 51(37): 10-12.

[4] 郭能武.经胸超声心动图评价糖尿病肾病患者的左心结构及功能研究. 中外医学研究,2013, (29): 47-47, 48.

[5] 张义德, 刘志红, 谢红浪, 等. 2 型糖尿病肾病患者心脏病变与肾脏损害的相关分析. 肾脏病与透析肾移植杂志, 2009, 18(6): 513-518, 541.

[6] 袁亮辉, 周启昌.超声心动图新技术在糖尿病心肌病中的应用进展. 当代医学, 2012, 18(10): 25-27.

[7] 高蔚然, 孙志丹. 超声心动图对糖尿病心脏病变的研究进展. 心血管病学进展, 2009, 30(2): 326-327.

[8] 陈林丽, 李国杰, 彭成忠, 等. 实时三维超声心动图评价 2 型糖尿病患者左室局部功能早期损害的临床研究. 临床超声医学杂志, 2014, 16(10): 671-673.

[9] 薛衍敏, 潘翠珍, 李政, 等. 分层二维斑点追踪显像技术评价糖尿病患者左室心肌各层收缩功能的变化. 中华超声影像学杂志, 2015, (12): 1024-1027.

[10] 王慧慧, 郭文彬, 朱梅, 等. 应变率显像定量评价不同分期糖尿病肾病患者左心纵向舒张功能.中国老年学杂志, 2011, 31(2): 213-215.

[11] 俞霏, 许幼峰, 毛锋, 等. 二维斑点追踪成像评估 2 型糖尿病患者右心室功能.中华超声影像学杂志, 2015, (8): 657-660.

第三十二章 肾脏去神经治疗与心房颤动
——原理、现状及未来

心房颤动是临床上最常见的持续性心律失常，在我国总患病率达 0.77%，其发病率随年龄增加而增长，在 80 岁以上人群中患病率高达 7.5%。心房颤动会增加患者死亡率，影响生活质量，随着人口快速老龄化，心房颤动的疾病负担也在不断加重。目前，肺静脉电隔离（pulmonary veins isolation，PVI）是经药物治疗无效心房颤动患者的主要介入干预方法，其有效率可达 60%～90%，但仍存在较高的复发率，原因可能与心房颤动发生和维持的机制较为复杂有关，除肺静脉触发灶之外，肺静脉外触发灶，以及高血压、心力衰竭、呼吸睡眠暂停等危险因素都会增加心房颤动射频消融术术后复发率。因此，寻找其他干预靶点成为心房颤动治疗研究的热点。自主神经系统在心房颤动的发生、进展、维持和复发方面也扮演着重要角色。经导管肾脏去交感神经治疗（renal denervation，RDN）是近年来新兴的介入治疗方法，主要目的是通过降低肾脏和全身的交感神经活性治疗难治性高血压。由于高血压和心房颤动之间存在共同的病理、生理基础和发病机制，RDN 对心房颤动的治疗作用也逐渐受到关注。

一、肾脏去神经治疗心房颤动的病理、生理机制

（一）肾脏交感神经系统

肾脏交感神经系统（sympathetic nervous system，SNS）包括传入和传出神经、化学和压力感受器。其中传入神经连接肾脏和下丘脑，可由肾脏缺血、局部肾素浓度增高等因素激活，能够增加中枢交感神经活性[1]。传出神经可促进肾脏水钠重吸收，收缩肾血管，减少肾血流量，激活 RASS[2]。因此，肾脏并非被动地作为 SNS 激活的调节对象，而是调节 SNS 活性的重要器官。肾脏 SNS 走行于肾动脉外膜浅表部位，为介入干预提供了解剖学基础。在 RDN 术中，通过导管在肾动脉部位进行射频消融，选择性破坏肾交感神经，进而达到降低全身交感神经活性的目的。

（二）高血压与房颤

高血压是房颤最重要的危险因素，且血压升高幅度和房颤风险呈正相关[3]。高血压可影响心房血流动力学，增加心房张力，引起左心房机械重构和纤维化，从而形成房颤的发生基质[4]。

此外，RASS 在高血压和房颤的发病中都起着重要作用。RASS 过度激活可通过促进心房纤维化、心肌肥厚导致心房结构重构，并通过细胞内钙超载等机制导致心房电重构。以上机制共同导致了房颤的发生和维持[5]。肺静脉隔离治疗房颤并未消除导致房颤的心房基质，这可能是其失败率较高的主要原因之一。

2009 年，Krum 等首次报道使用 RDN 治疗难治性高血压，即 Symplicity HTN-1 研究，结果显示 RDN 治疗可使患者术后 1 年血压水平降低 27/17mmHg[6]。2010 年的 Symplicity HTN-2 试验进一步采取了随机对照设计，结果显示 RDN 治疗使难治性高血压患者诊室血压降低了 32/12 mmHg，而药物治疗组患者血压无明显改变[7]。RDN 有望通过降低全身血压及抑制 RASS 来预防房颤发作与维持。

（三）自主神经系统与房颤

房颤的病理机制包括触发和折返。自主神经系统对心脏离子通道具有重要影响。接受心脏移植的患者房颤发病率显著低于一般人群，这可能与心脏去交感神经化相关。β-肾上腺素能够增强 L 型钙通道，增加心肌细胞内钙瞬变，导致心脏钙超载，显著缩短心脏动作电位时程，促进早期后除极倾向，从而引起触发活动，导致房颤[8]。肺静脉的动作电位时程本身即较短，故易于成为钙瞬变导致的心律失常触发灶。房颤能够缩短心房的有效不应期，导致局部传导异常，促进折返环的产生。

β-肾上腺素激活还可增加细胞内钙离子和钙调素结合蛋白，增加蛋白钙调磷酸酶，诱导肥厚和成纤维基因表达，并通过钙调蛋白依赖蛋白激酶Ⅱ、氧化应激等途径促进心房的机械重构，导致房颤维持[9]。

因此，自主神经系统可能成为干预房颤的有效靶点，早期外科手术切除交感神经方法由于损伤大、并发症多，目前已被淘汰。消融心脏神经丛则在治疗阵发性和持续性房颤患者方面取得了一定成功。近年来兴起的 RDN 治疗通过消融交感神经、降低肾脏局部和全身的交感神经张力，有望实现逆转心脏电重构和机械重构的目标。研究显示 RDN 能够降低高血压患者的静息心率，并延长 PR 间期，且该作用独立于血压降低，提示 RDN 治疗具有独立于血压之外的交感抑制作用[10]。

此外，心力衰竭、呼吸睡眠暂停、胰岛素抵抗、代谢综合征等合并症在房颤的发病中均起一定作用，RDN 能够通过抑制交感神经活性在一定程度上改善以上危险因素[11~13]。

二、肾脏去神经治疗房颤的研究现状

（一）RDN 治疗房颤的动物实验

一系列动物实验证实了 RDN 对房颤的抑制作用，并对其机制进行了探讨。RDN 治疗能够抑制犬模型中左星状神经节和快速心房起搏诱发的房颤，其机制与抑制有效不应期缩短、降低去甲肾上腺素水平相关[14]。在睡眠呼吸暂停猪模型中，RDN 能够减少房颤发作，抗心律失常的可能机制是降低血压和 RASS 活性[15]。动物实验还证实 RDN 通过抑制交感神经减少快速心房起搏诱发的房颤，并且能够抑制持续性房颤导致的心房重构[16, 17]。

（二）RDN 治疗房颤的临床研究

在临床研究中，目前 RDN 治疗房颤的有效性尚缺乏大规模随机对照试验证据。来自个案报道和小规模初步研究的证据显示 RDN 能够预防房颤射频消融术后复发。

个案报道显示 RDN 可降低症状性、药物难治性房颤患者的血压水平和房颤发作次数[18]。一项小规模研究入选了 27 例难治性阵发或持续房颤合并难治性高血压患者，随机分配至 PVI 组或 PVI 联合 RDN 组，术后随访 6 个月，结果显示 PVI 组仅有 29% 的患者无房颤发作，而 PVI+RDN 组 69% 的患者无房颤发作[19]。另一项小规模研究入选了 76 例阵发或持续性房颤的高血压 1 期（血压≥140/90mm Hg 并<160/100mmHg）和重度高血压（血压≥160/90mmHg）患者，随机分配至 PVI 组或 PVI+RDN 组，结果显示重度高血压合并持续性房颤的患者能够从 RDN 治疗中取得更多获益[20]。

RDN 治疗房颤的作用与其改善心脏重构的作用相关。在动物实验中，RDN 治疗能够降低持续性房颤山羊模型的心房交感神经新生，抑制心房重构，并降低房颤的复杂程度，这些效应独立于血压的变化[21]。

一项单中心研究入选了 14 例难治性高血压患者，经 RDN 治疗后，24 小时平均血压从 152/84 mmHg 降低至 6 个月后的 141/80 mmHg，使用心脏 MRI 和 Carto 3 系统检测显示，心房传导速度显著增快，碎裂电位减少，左心室重量和心室纤维化程度降低，并且以上变化与血压降低程度呈正相关。提示 RDN 治疗能够改善心脏电重构和结构重构，其作用可能与血压和交感神经活性降低相关[22]。

目前正在进行的多项 RDN 治疗房颤的临床试验设计多为比较 RDN+PVI 与单独使用 PVI 治疗的效果。其中规模最大的是 H-FIB 研究，研究设计为随机、双盲、平行对照，在美国和欧洲 11 个国家进行，入选者为阵发性或持续性房颤，并有严重高血压（≥160/120 mmHg，在使用至少 1 种降压药）。治疗组接受房颤射频消融+肾去交感神经治疗，对照组仅接受房颤射频消融术，主要终点为第 12 个月时不使用抗心律失常药物未发生房颤的患者比例。试验预期将于 2017 年 7 月结束。这些研究结果有望为 RDN 治疗房颤提供有价值的临床证据。

三、肾脏去神经治疗房颤的前景

房颤是一种机制复杂的疾病，心房机械重构、电重构等基质，高血压、心力衰竭、呼吸睡眠暂停等危险因素，RAS 和交感神经激活等神经体液调节机制都通过不同方式参与房颤的发病和维持。单纯的 PVI 治疗并未消除房颤基质，是目前房颤射频消融术复发率较高的重要原因。对房颤的治疗有赖于多靶点的综合干预。RDN 能够改善血压控制，降低交感神经活性，有望在房颤治疗方面起到上游干预的作用，但目前临床证据较少，尚需要大规模临床研究进一步验证。

值得关注的是，在 2014 年 3 月美国心脏病学院年会上，首次设置假手术组，并以 24 小时动态血压设置为临床终点的 Symplicity HTN-3 研究结果公布[23]，结果显示 6 个月后，RDN 组平均 SBP 降低 14.13mmHg，对照组平均降低 11.74mmHg，两组无统计学差异。24 小时平均 SBP 的改变同样无统计学差异（6.75mmHg vs. 4.79mmHg）。在安全性方面，与假手术组相比，全因死亡、终末期肾脏疾病、栓塞事件及肾动脉或血管并发症等复合主要安全终点事件发生率均无显著差异。Symplicity HTN-3 研究结果可能与患者药物依从性不足、样本量不够及患者未经审慎选择相关。RDN 治疗难治性高血压可能会从普适性治疗转向更加精准的个体化治疗道路。其中难治性高血压合并房颤的患者多存在交感活性亢进，有可能对 RDN 治疗的反应更好，在后续研究中应当是更值得关注的患者亚组。RDN 联合 PVI 有望成为高血压合并房颤患者的重要治疗手段。

（刘　芃　周益锋）

参 考 文 献

[1] Esler M. The 2009 Carl Ludwig Lecture: pathophysiology of the human sympathetic nervous system in cardiovascular diseases: the transition from mechanisms to medical management. J Appl Physiol, (1985) 2010, 108: 227-237.

[2] Sobotka PA, Mahfoud F, Schlaich MP, et al. Sympatho-renal axis in chronic disease. Clin Res Cardiol, 2011, 100: 1049-1057.

[3] Huxley RR, Lopez FL, Folsom AR, et al. Absolute and attributable risks of atrial fibrillation in relation to optimal and borderline risk factors: the Atherosclerosis Risk in Communities (ARIC) study. Circulation, 2011, 123: 1501-1508.

[4] Schotten U, Verheule S, Kirchhof P, et al. Pathophysiological mechanisms of atrial fibrillation: a translational appraisal. Physiol Rev, 2011, 91: 265-325.

[5] Lau DH, Mackenzie L, Kelly DJ, et al. Hypertension and atrial fibrillation: evidence of progressive atrial remodeling with electrostructural correlate in a conscious chronically instrumented ovine model. Heart Rhythm, 2010, 7: 1282-1290.

[6] Krum H, Schlaich M, Whitbourn R, et al. Catheter-based renal sympathetic denervation for resistant hypertension: a multicentre safety and proof-of-principle cohort study. Lancet, 2009, 373: 1275-1281.

[7] Esler MD, Krum H, Sobotka PA, et al. Renal sympathetic denervation in patients with treatment-resistant hypertension (The Symplicity HTN-2 Trial): a randomised controlled trial. Lancet, 2010, 376: 1903-1909.

[8] Burashnikov A, Antzelevitch C. Reinduction of atrial fibrillation immediately after termination of the arrhythmia is mediated by late phase 3 early afterdepolarization-induced triggered activity. Circulation, 2003, 107: 2355-2360.

[9] Lymperopoulos A. Physiology and pharmacology of the cardiovascular adrenergic system. Front Physiol, 2013, 4: 240.

[10] Ukena C, Mahfoud F, Spies A, et al. Effects of renal sympathetic denervation on heart rate and atrioventricular conduction in patients with resistant hypertension. Int J Cardiol, 2013, 167: 2846-2851.

[11] Parati G, Esler M. The human sympathetic nervous system: its relevance in hypertension and heart failure. Eur Heart J, 2012, 33: 1058-1066.

[12] Mahfoud F, Schlaich M, Kindermann I, et al. Effect of renal sympathetic denervation on glucose metabolism in patients with resistant hypertension: a pilot study. Circulation, 2011, 123:

1940-1946.

[13] Witkowski A, Prejbisz A, Florczak E, et al. Effects of renal sympathetic denervation on blood pressure, sleep apnea course, and glycemic control in patients with resistant hypertension and sleep apnea. Hypertension, 2011, 58: 559-565.

[14] Hou Y, Hu J, Po S, et al. Catheter-based renal sympathetic denervation significantly inhibits atrial fibrillation induced by electrical stimulation of the left stellate ganglion and rapid atrial pacing. PLoS One, 2013, 8: e78218.

[15] Linz D, Hohl M, Nickel A, et al. Effect of renal denervation on neurohumoral activation triggering atrial fibrillation in obstructive sleep apnea. Hypertension, 2013, 62: 767-774.

[16] Zhao Q, Yu S, Zou M, et al. Effect of renal sympathetic denervation on the inducibility of atrial fibrillation during rapid atrial pacing. J Interv Card Electrophysiol, 2012, 35: 119-125.

[17] Wang X, Zhao Q, Huang H, et al. Effect of renal sympathetic denervation on atrial substrate remodeling in ambulatory canines with prolonged atrial pacing. PloS One, 2013, 8: e64611.

[18] Vollmann D, Sossalla S, Schroeter MR, et al. Renal artery ablation instead of pulmonary vein ablation in a hypertensive patient with symptomatic, drug-resistant, persistent atrial fibrillation. Clin Res Cardiol, 2013, 102: 315-318.

[19] Pokushalov E, Romanov A, Corbucci G, et al. A randomized comparison of pulmonary vein isolation with versus without concomitant renal artery denervation in patients with refractory symptomatic atrial fibrillation and resistant hypertension. J Am Coll Cardiol, 2012, 60: 1163-1170.

[20] Pokushalov E, Romanov A, Katritsis DG, et al. Renal denervation for improving outcomes of catheter ablation in patients with atrial fibrillation and hypertension: early experience. Heart Rhythm, 2014, 11: 1131-1138.

[21] Linz D, van Hunnik A, Hohl M, et al. Catheter-based renal denervation reduces atrial nerve sprouting and complexity of atrial fibrillation in goats. Circ Arrhythm Electrophysiol, 2015, 8: 466-474.

[22] McLellan AJ, Schlaich MP, Taylor AJ, et al. Reverse cardiac remodeling after renal denervation: Atrial electrophysiologic and structural changes associated with blood pressure lowering. Heart Rhythm, 2015, 12: 982-990.

[23] Bhatt DL, Kandzari DE, O'Neill WW, et al. A controlled trial of renal denervation for resistant hypertension. N Engl J Med, 2014, 370: 1393-1401.